癫痫影像病例图解

Imaging of Epilepsy: A Clinical Atlas

原　著　John M. Stern
　　　　Noriko Salamon

主　审　艾　林　范国光　杨　立

主　译　田树平　卢　强　范　淼

副主译　杨　光　王芙昱　董佳佳

人民卫生出版社
·北京·

版权所有，侵权必究！

图书在版编目（CIP）数据

癫痫影像病例图解 /（美）约翰·M.斯特恩
(John M. Stern)，（美）则子·萨拉蒙
(Noriko Salamon) 原著；田树平，卢强，范淼主译 .
北京：人民卫生出版社，2024. 7. -- ISBN 978-7-117
-36511-6

Ⅰ. R742.1-64

中国国家版本馆 CIP 数据核字第 2024TJ5473 号

人卫智网	www.ipmph.com	医学教育、学术、考试、健康，购书智慧智能综合服务平台
人卫官网	www.pmph.com	人卫官方资讯发布平台

图字：01-2023-1810 号

癫痫影像病例图解
Dianxian Yingxiang Bingli Tujie

主　　译：田树平　卢　强　范　淼
出版发行：人民卫生出版社（中继线 010-59780011）
地　　址：北京市朝阳区潘家园南里 19 号
邮　　编：100021
E - mail：pmph @ pmph.com
购书热线：010-59787592　010-59787584　010-65264830
印　　刷：天津市光明印务有限公司
经　　销：新华书店
开　　本：889×1194　1/16　印张：22
字　　数：650 千字
版　　次：2024 年 7 月第 1 版
印　　次：2024 年 7 月第 1 次印刷
标准书号：ISBN 978-7-117-36511-6
定　　价：198.00 元

打击盗版举报电话：010-59787491　E-mail：WQ @ pmph.com
质量问题联系电话：010-59787234　E-mail：zhiliang @ pmph.com
数字融合服务电话：4001118166　E-mail：zengzhi @ pmph.com

译者名单

主　审　艾　林　首都医科大学附属北京天坛医院核医学科
　　　　范国光　中国医科大学附属第一医院放射科
　　　　杨　立　中国人民解放军总医院第二医学中心放射科

主　译　田树平　卢　强　范　淼

副主译　杨　光　王芙昱　董佳佳

秘　书　董　惠

译　者（以姓氏笔画为序）
　　　　万　林　中国人民解放军总医院第一医学中心儿科
　　　　王芙昱　中国人民解放军总医院第一医学中心神经外科
　　　　王俊丽　浙江大学医学院附属第一医院放射科
　　　　卢　强　北京协和医院神经科
　　　　田树平　全景医学影像诊断中心
　　　　史丽静　中国人民解放军总医院第六医学中心放射科
　　　　任爱军　中国人民解放军总医院第六医学中心放射科
　　　　李春平　中国人民解放军总医院第六医学中心内分泌科
　　　　杨　光　中国人民解放军总医院第一医学中心儿科
　　　　张　璟　中国人民解放军总医院第一医学中心儿科
　　　　范　淼　中山大学附属第一医院广西医院放射科
　　　　林　楠　北京协和医院神经科
　　　　周建收　成都市第三人民医院放射科
　　　　赵林芬　南京中医药大学附属常州市武进中医医院放射科
　　　　贾　新　空军军医大学西京医院老年病科
　　　　崔志强　中国人民解放军总医院第一医学中心神经外科
　　　　董　惠　徐州全景医学影像诊断中心
　　　　董佳佳　北京美中爱瑞肿瘤医院放射科
　　　　蒋思飞　徐州全景医学影像诊断中心
　　　　翟菲菲　北京协和医院神经科
　　　　熊　昆　徐州全景医学影像诊断中心
　　　　霍梦娟　广州中医药大学第二附属医院（广东省中医院）放射科

中文版前言

近年来多模态影像融合技术在癫痫的诊治过程发挥着越来越重要的作用，尤其是正电子发射体层成像（positron emission tomography，PET）与磁共振成像（magnetic resonance imaging，MRI）的融合使这种应用达到了一个新的高度，PET和 MRI 分别从代谢及解剖形态的角度去发现和理解病变，后者具有多参数、多方位成像的优势，对软组织分辨率高，还可以通过弥散加权成像、灌注加权成像及磁敏感加权成像等不同序列成像来观察水分子运动、组织灌注以及有无钙化、细微出血等情况，这对于有解剖形态改变的致痫灶的观察是非常有利的；以 ^{18}F- 氟代脱氧葡萄糖（fluorode-oxyglucose，FDG）为示踪剂的 PET 能够观察组织的葡萄糖代谢情况，锚定代谢异常的致痫灶，联合应用 PET 和 MRI，明确其病灶的解剖结构异常以及代谢异常，发挥不同成像方法的优势，可最大限度地探测和诊断出癫痫灶，达到 1+1>2 的效果。

"形（'行'）影不离"这个词大家一定不陌生；在癫痫诊治过程中，除了影像评估外，一定不能忽略癫痫发作的行为表现，一定不能得意忘"行"，因此"问计临床"至关重要，一定要同时关注患者的癫痫发作病史、癫痫表现、脑电图、脑磁图、神经心理学检测、颈动脉内异戊巴比妥试验等重要的临床信息。只有影像与临床充分融合才能创造出更多更好的癫痫诊疗奇迹，朝着"精于诊断、善于融合、聚焦癫痫、系统解决"的方向努力，必将使癫痫的诊疗取得更加完善的效果。

本书的作者均来自著名的美国加州大学洛杉矶分校的癫痫诊疗中心，内容融合了诸多癫痫相关临床知识，按照癫痫的影像表现进行章节划分，同时每一小节中兼顾影像表现和相关的临床信息，使读者在阅读过程中能全面地了解与掌握癫痫的影像及临床知识，对包括影像、内科、外科相关医师均具有明显的拓展知识结构的作用。本书章节层次以癫痫的 PET 与 MRI 融合的多模态影像学表现为核心进行讲解，尤其符合临床诊疗过程的真实场景。本书翻译团队涵盖了我国军队及地方的影像和神经内、外科专业等专家。本书翻译过程中，在忠实原文的前提下，专家们结合自己丰富的工作经验进行仔细推敲和润色，行文更适合国人的阅读习惯、语言更为精准，加之全书图文并茂，具有很强的阅读性。本书内容涉及神经病学、放射学、心理学、外科学、精神病学、护理学和临床神经生理学等癫痫相关的临床学科，对于这些专业的研究生、规培生及其他各层级医师以及渴望了解掌握癫痫相关知识的读者，具有很高的参考价值。

本书的付梓出版首先要感谢整个翻译团队呕心沥血的付出，正是大家相互鼓励、坚持不懈才有这本书的面世。对于本书的完成，要衷心感谢家人、朋友的理解和支持，使得我们有更多的时间和精力完成翻译工作，谢谢！最后要跟广大读者说的是,全书翻译过程中,我们本着精益求精、追求完善的态度,力争做到准确、精炼,但百密总有一疏,难免会有错误甚或谬误之处,在此真诚希望你们不吝指正,以便于我们改进和提高,谢谢!

田树平
2024 年于中国北京

原 著 前 言

近数十年来，癫痫的临床评价已经发展到越来越多地将颅脑成像作为癫痫症状学和脑电图的补充。虽然癫痫的诊断可以完全依赖于无诱因的癫痫发作病史，但对特殊类型癫痫——广泛性癫痫或局灶性癫痫，则取决于将影像检查结果与其他诊断信息整合的综合判断，此外，随着可供选择治疗方法的增多，特定癫痫的确诊亦显得越来越重要，其中对耐药性癫痫患者选择手术治疗时，影像检查结果尤为重要。目前，为提供最佳的诊疗服务，从事癫痫诊疗专业的临床医生，其必备的技能必然包括对癫痫的影像表现的熟练认识，而培养这种技能的挑战在于对细微、明显到普遍异常表现的认知，以及对于偶然发现或源于癫痫治疗后产生的影像特征的认识。

通过掌握可能导致癫痫发生的疾病的影像表现及不同临床表现间的相互关系有助于精准解读癫痫影像特征。虽然许多类型的影像学异常都可能提示癫痫，但在所有放射学异常中，与癫痫相关的异常范围很小，值得将其归纳总结。为此我们在美国癫痫学会年会的框架下创建了一个工作组，旨在归纳总结与癫痫相关的影像学表现、筛选典型病例图像。几年来，工作组通过模拟临床病例讨论，其中对临床资料和影像资料的复习，建立了一个在综合临床病史和诊断模式的流程，从过程和机制上讲，是专家们从基础到临床常规实践方法中推出的教 - 学互动的培训程序。

在此非常感谢出版商的建议，将工作组工作内容整理出版成书。众所周知，临床背景对于医学影像解读尤为重要，特别是与癫痫相关的临床知识，对癫痫的诊疗至关重要。本书对癫痫的影像学表现和与之相关的详尽的临床病情进行了全面、系统的回顾和归纳。而对放射学回顾分析的目的就是通过了解患者的临床表现和其他的诊断检查信息，让大家熟知与癫痫相关的影像学表现并掌握如何将影像学特征与癫痫临床信息整合。

本书依据影像学表现的一般类别划分章节，每个影像表现都通过既有影像资料又有相关病史的病例举例，应用多模态影像资料集来展示。通过对各个影像类别的回顾分析来完善每种影像表现的详尽展示，以便在相关表现的背景下更广泛地理解该种影像表现。总体而言，结合临床病史和典型影像检查图像，对典型病例从临床表现、治疗和结局的全程加以理解，是从理论到图像的高效学习过程。

我们由衷感谢加州大学洛杉矶分校癫痫中心的同事，他们的专业涵盖了癫痫治疗相关的多个学科，包括神经病学、放射学、心理学、外科学、精神病学、护理学和临床神经生理学。我们也由衷感谢那些相关患者们的理解和支持，正是因为分享了他们的接受诊疗的经历和体会,为我们一起攻克癫痫诊疗中的困难注入了巨大的推动力。

John M. Stern

Noriko Salamon

2022 年于美国加州洛杉矶

目　录

第一部分
海 马 硬 化

海马硬化（hippocampal sclerosis，HS）的主要MRI表现包括海马体积缩小、T2加权成像信号强度增加和内部结构破坏。其他常见但不重要的表现包括颞叶萎缩，侧脑室颞角不对称性增大，海马头部海马趾消失，海马旁回内白质萎缩，穹窿和乳头体萎缩，同侧颞极内灰质和白质交界处模糊。这些额外的发现作为HS的指标不太可靠，单侧颞角扩大常见于对照组，不应孤立地认为是病理性改变。HS无强化表现。

T1加权序列更容易显示海马体积的减少，提供更多的解剖细节，明显的体积损失与神经细胞数量的减少相关。经典的HS在CA1和CA3区有细胞丢失，但严重的HS可能有更多的弥漫性细胞丢失，并包括CA2。局限于CA1的细胞丢失是一种罕见的HS类型，局限于CA4的细胞丢失可由边缘系统脑炎引起。诊断与海马区域差异相关的细微结构变化需要高分辨率MRI和3T或7T的较高场强。

信号强度增加在T2加权成像中明显，但在液体抑制反转恢复（fuid-attenuated inversion recovery，FLAIR）脉冲序列中更容易显示；然而，由于场强不均匀伪影引起的信号强度增加，FLAIR序列更易于产生假阳性表现。而且，在约三分之一的正常对照中，无海马萎缩的海马也出现了FLAIR高信号，因此单独出现海马FLAIR高信号时并不一定都是异常表现。故此FLAIR的表现必须通过T2加权图像来证实，T2加权图像提供了内部结构的更详细的可视化表现，以便全面观察海马。T2信号的增高可能反映了胶质细胞增生，并且可能受齿状回胶质细胞增生的影响最大。

由于诊断是基于观察双侧海马体积和信号的不对称性做出的，故双侧对称性、不严重的HS难以诊断。当怀疑时，容积定量可以帮助识别。海马体积可以用人工或自动化方法测量。人工测量海马体积需要在垂直于海马长轴的T1加权MR容积扫描的连续层面上对海马进行分段。专家手工容积法比自动化方法灵敏，需要专门训练；自动化方法也是一种可行的选择。

FDG PET鉴别HS比MRI更依赖于可视化的不对称性，定量方法可能有更大的价值。由于颞叶内侧的正常代谢信号比其他脑区低，因此与对侧颞叶比较是有用的，但当双侧都有异常时，就不太准确了。由于与海马的功能整合，HS的代谢信号减少既包括颞叶内侧，也包括颞极和颞前外侧叶。即低代谢的空间范围并不一定表明组织病理学异常的空间分布。

主要参考文献

Berkovic SF, Andermann F, Olivier A, et al. Hippocampal sclerosis in temporal lobe epilepsy demonstrated by magnetic resonance imaging. Ann Neurol. 1991;29:175–82.

Blumcke I, Coras R, Miyata H, Ozkara C. Defining clinico-neuropathological subtypes of mesial temporal lobe epilepsy with hippocampal sclerosis. Brain Pathol. 2012;22:402–11.

Briellmann RS, KalninsRM, Berkovic SF, JacksonGD. Hippocampal pathology in refractory temporal lobe epilepsy: T2-weighted signal change reflects dentate gliosis. Neurology. 2002;58:265–71.

Henry TR, Chupin M, Lehericy S, et al. Hippocampal sclerosis in temporal lobe epilepsy: Findings at 7 T. Radiology. 2011;261:199–209.

Malmgren TM. Hippocampal sclerosis: origins and imaging. Epilepsia. 2012;53(Suppl. 4):19–33.

轻度单侧海马硬化 **1**

临床病史

12 岁时第一次癫痫发作,表现为双侧强直-阵挛。在这次癫痫发作后不久,发生了凝视和轻微意识混乱,现在回想在第一次确认的癫痫发作之前的几年内这些表现就已经发生了。

习惯性癫痫发作表现为先有七上八下的或刺痛的腹部感觉,然后是强烈而混乱的恐惧,类似于从噩梦中迷失方向的觉醒。在初始阶段,深呼吸是典型的表现,然后会进展为意识和注意力受损。经常发生右手、左手或双手的手自动症和口自动症,但癫痫发作也会发生在没有任何运动活动的情况下。有时,左眼的凝视伴意识损伤。癫痫发作持续时间通常为 30 秒,缓解伴随着疲劳和立即恢复语言能力。很少进展为双侧强直-阵挛的癫痫发作。治疗包括多种抗癫痫药物,癫痫发作频率为每月 2~3 次。

其癫痫的危险因素是有一位患有癫痫的姨妈的家族史。

神经系统检查正常。神经心理学测试发现视觉推理有轻度困难,言语推理和语言正常,以及言语和视觉情节记忆正常。

发作间期脑电图描绘了右颞叶和左颞叶独立发作的癫痫样放电。视频脑电图监测记录的癫痫发作表现为烦躁不安,面部表情混乱,右手自动症,有时还有口自动症。发作性脑电图的癫痫发作发生在右侧颞前区域。

MRI 发现右侧海马轻度硬化。PET 发现右侧颞叶代谢减低。语言的功能磁共振成像确定了语言的左半球优势,包括双侧颞叶基底语言区和韦尼克(Wernicke)区。对于癫痫手术评估,进行了颈内动脉异戊巴比妥试验,并确定了左半球对语言的主导地位,并且存在显著的右半球语言功能,这在左颈内动脉注射期间继续大声计数是显而易见的。右侧和左侧注射实验表明情节记忆完全完整。

病史和评估提示右颞叶内侧癫痫。先兆具有上腹部感觉和情感体验的特征性边缘系统特征,边缘系统性癫痫也由意识受损的局灶性癫痫发作的发生支持,很少进展为双侧强直-阵挛。侧位化在 EEG 的右颞发作、海马硬化的 MRI 证据、右颞代谢减低的 PET 证据和右半球认知功能障碍中很明显。左转头可能与右侧发作一致,但在局灶性癫痫发作期间,头部转动并不总是可靠的侧向特征,不会进展为双侧强直-阵挛。非侧向化的手自动症;双侧、独立的发作间期癫痫样放电,以及双侧完整的海马记忆系统不会导致侧向化。未受损的视觉记忆功能可能与 MRI 所示的轻度海马硬化症有关。

根据药物耐药性和诊断性实验的结果,选择了右前内侧颞叶切除术作为治疗方案。组织病理学检查结果为轻度海马硬化和邻近颞极的局灶性皮质发育不良(FCD,Ⅲa 型)。硬化的轻度程度对应于 MRI 表现和记忆功能的完整性。自手术以来的 2 年内没有发生过癫痫发作。

影像表现

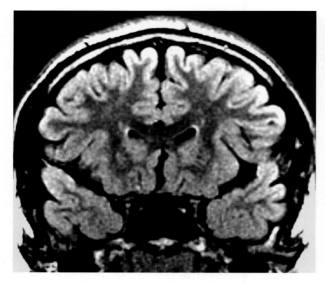

图 1.1 颞极水平的冠状位 FLAIR 序列 MR 图像。右侧颞极略小于左侧。在两个颞极内,灰白质分化正常,灰质或白质未见信号异常

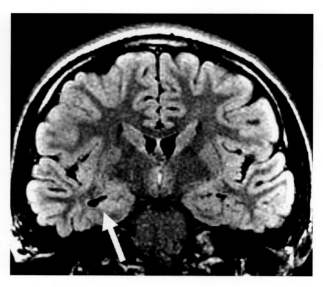

图 1.3 海马头部水平的冠状位 FLAIR 序列 MRI。可见右侧海马头部异常高信号(箭头所示),右侧颞叶萎缩,致使右侧颞角变大。双侧颞叶下和外侧灰质分界未见异常

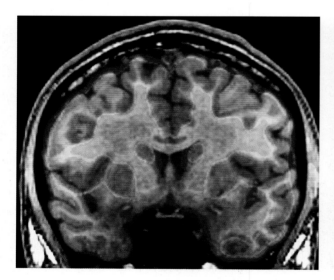

图 1.2 冠状位 MRI 与 FDG-PET 彩图的配准融合图像,与图 1.1 的颞极水平相同。右侧颞极内侧明显低代谢。右侧颞极外侧和下皮质的代谢较低。左侧颞极正常

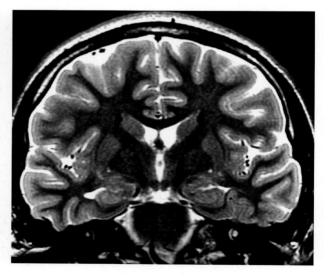

图 1.4 与图 1.3 相同海马头部水平的冠状位 T2WI MRI。海马头部是不对称的,与左侧相比,右侧海马信号略微增加,内部结构模糊,上凹痕平滑,灰白质分界正常、对称

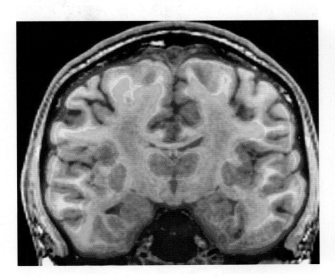

图 1.5　与图 1.3 和图 1.4 相同水平,冠状位 MRI 与 FDG-PET 彩图的配准融合图像。右侧海马头部、海马旁回、梭状回和颞下回的代谢明显减低。左侧海马头部代谢正常

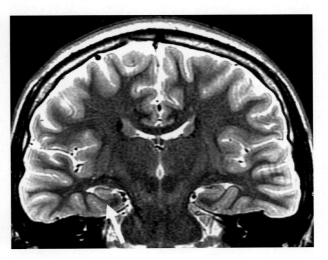

图 1.7　与图 1.6 相同的海马体水平冠状位 T2WI MRI。右侧海马 CA1 信号轻度增高,右侧海马也略小于左侧。右侧颞叶内侧灰白分界清晰(箭头所示)

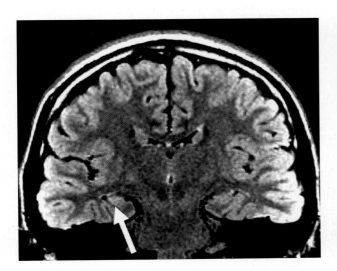

图 1.6　海马体水平的冠状位 FLAIR 序列 MRI。右侧海马内信号明显增高(箭头所示)。双侧灰白分界正常,颞叶大小对称

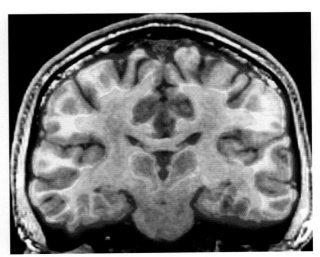

图 1.8　海马后部水平冠状位 MRI 与 FDG-PET 彩图的配准融合图像。右侧颞叶内侧包括海马和颞叶下部皮质代谢明显减低。两侧颞叶正常。右侧丘脑代谢轻度下降

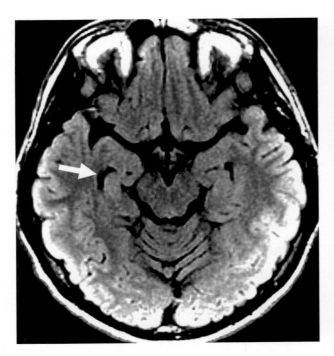

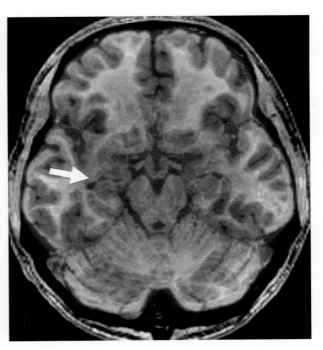

图 1.9   海马水平的轴位 FLAIR 序列 MRI。右侧海马萎缩，呈稍高信号，右侧颞角增大（箭头所示）

图 1.10   与图 1.9 相同水平，海马头部水平横轴位 MRI 与 FDG-PET 彩图的配准融合图像。与左侧相比，右侧海马头部代谢减低，右侧海马内明显的低代谢（箭头）。双侧颞叶外侧代谢正常

临床病史

第一次被识别的癫痫发作发生在 7 岁时,当时是一次看到星星的发作,并进展为颤抖。

习惯性癫痫发作以腹胀为先兆,然后发展为呼吸急促,有时进展为意识丧失和记忆空白,伴有自动症和无目的的徘徊。癫痫发作持续时间约为1~2 分钟,随后出现发作后恐惧和头痛。大约一半的癫痫发作是孤立的先兆。相反,只有在没有服用抗癫痫药物时才会罕有双侧强直-阵挛性癫痫发作发生。

治疗包括多种抗癫痫药物,癫痫发作频率为每周一次。不存在癫痫危险因素。神经系统检查正常。

发作间期脑电图显示双侧、独立的前颞叶癫痫样放电,左侧更频繁。视频脑电图监测记录了 15次继习惯性先兆之后的癫痫发作,表现为双侧手自动症,非逆向左转,有时左手肌张力障碍姿势。发作性脑电图的癫痫发作表现为 9 次跨越左前颞区发作,6 次跨越右前颞区发作。左手肌张力障碍姿势发生在一些右侧的癫痫发作期间,而在左侧发作期间未见发生。

MRI 发现左侧海马萎缩和信号异常。PET 发现左颞叶代谢轻度减低。

病史和评估诊断为颞叶内侧癫痫。先兆包括支持颞叶内侧癫痫的边缘系统特征,但这些特征并不表示侧化或癫痫是单侧还是双侧的。影像检查结果支持左颞叶内侧癫痫,但视频脑电图监测记录了左侧和右侧癫痫发作。双侧独立颞叶前部发作间期癫痫样异常并不一定提示双侧颞叶内侧病变,左侧放电量越多,就越支持左颞叶内侧癫痫的影像学检查结果。有必要进行额外的测试,以确定癫痫手术是否有利于控制习惯性癫痫发作,因为仅靠MRI 和 PET 检查结果无法确定这一点。

影像表现

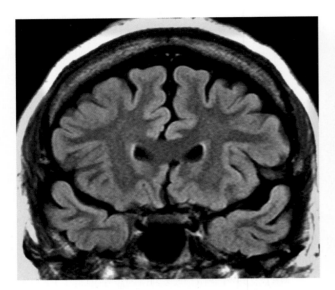

图 2.1　颞极水平的冠状位 FLAIR 序列 MR 图像。左颞极内侧灰白质交界处模糊不清。双侧颞叶外侧和下部灰白质交界处呈树枝状正常分布

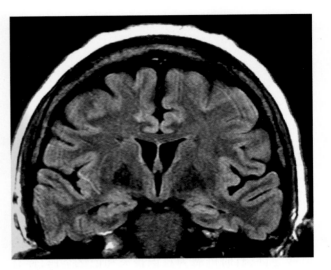

图 2.3　海马头水平的冠状位 FLAIR 序列 MR 图像。左海马体较小，呈异常高信号，上表面变平。相比之下，右海马体的上表面具有清晰的压痕。双侧颞叶灰白质分界清楚

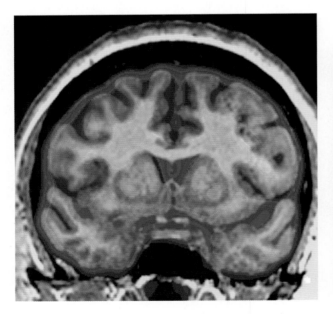

图 2.2　与图 2.1 相同的颞极水平的冠状位 MRI 与 FDG-PET 彩图的配准融合图像。左上、中、下颞回代谢明显减低。颞极内侧具有对称的代谢信号

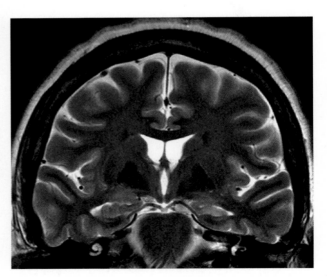

图 2.4　与图 2.3 相同的海马头水平的冠状位 T2 序列 MR 图像。左海马体较小，呈异常高信号，上表面变平。双侧灰白质分界清楚。表现与图 2.3 相同，但由于 MRI 序列不同，所见亦不同

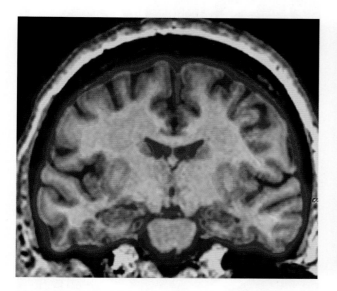

图 2.5　与图 2.3 和图 2.4 相同水平,冠状位 MRI 与 FDG-PET 彩图的配准融合图像。左颞叶内嗅皮质和左颞叶的下表面可见不对称性的更大的代谢减低区。左丘脑也存在代谢减低区

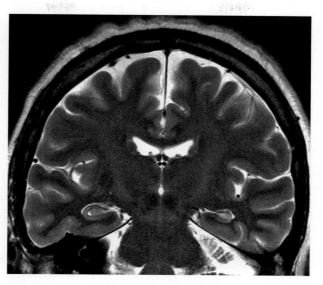

图 2.7　与图 2.6 在同一海马体水平的冠状位 T2 序列 MR 图像。左海马体较小,高信号。与正常的海马体相比,它的内部结构破坏。然而,左海马体的 CA1、齿状回和下托是可见的,特别是左 CA1 和齿状回比右侧信号高

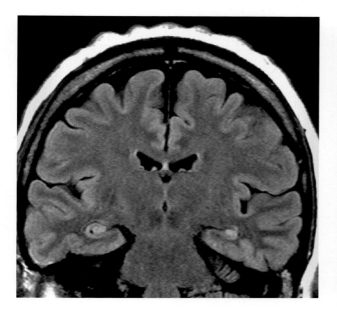

图 2.6　海马体水平的冠状 FLAIR 序列 MR 图像。左海马体呈高信号,明显小于右侧海马体。双侧灰白质分界正常

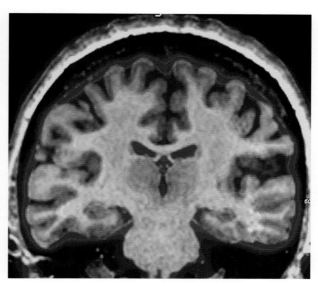

图 2.8　与图 2.6 和图 2.7 相同的海马水平的冠状位 MRI 与 FDG-PET 彩图的配准融合图像。左侧海马体和颞叶下部皮质呈低代谢。颞叶外侧皮质和丘脑具有对称的代谢信号

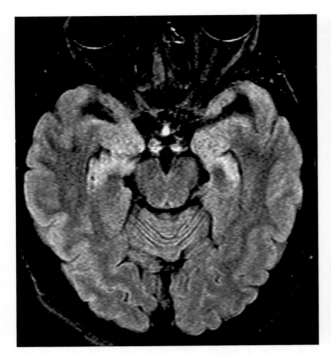

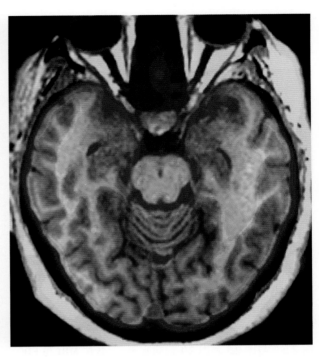

图 2.9 海马头水平的轴位 FLAIR 序列 MR 图像。右侧海马头部可见正常的海马压痕。相比之下,沿着左海马头的异常平滑是显而易见的。海马信号和体积是双侧对称的

图 2.10 与图 2.9 相同水平,海马头部水平的横轴位 MRI 与 FDG-PET 彩图的配准融合图像。左颞极、杏仁核和海马体代谢减低。颞叶外侧叶具有正常、对称的代谢

重度单侧海马硬化

临床病史

第一次被识别的癫痫发作发生在儿童早期,表现为凝视和喃喃自语的发作,伴随着双手的重复开合。童年后期多次复发,但这些发作未被识别为癫痫发作,因此直到成年才进行评估和治疗。

习惯性癫痫发作不包括先兆。发作行为与童年时期的行为相似,只是进展到持续几分钟的明显的意识混乱。如果独处,患者并不知道这些是癫痫发作。极少数情况下,癫痫发作会进展为双侧强直-阵挛。强直-阵挛发作也会在没有先兆的情况下发生,包括侧向特征等表现可能观察不到。总共发作了4或5次。治疗包括多种抗癫痫药物,估计癫痫发作频率为每月1或2次,但实际频率会更高。

不存在癫痫危险因素。

由于认知能力受损,神经系统检查异常。神经心理学测试发现边缘叶全功能低,左半球功能障碍更明显。语言优势型颞叶内侧和外侧均存在功能障碍,颞叶外侧异常相对较明显。病史包括隐源性肝病伴肝硬化,需要在儿童早期进行肝移植。

发作间期脑电图(EEG)显示罕见的左前颞叶癫痫样放电。视频脑电图监测记录局灶性癫痫发作,发作期脑电图的癫痫发作跨越左颞区。

MRI确定了明显的左侧海马硬化,PET确定了一致的左颞叶代谢减低以及左丘脑代谢减低。考虑到癫痫手术,进行了颈动脉内异戊巴比妥试验,并确定了左半球语言优势,左右侧注射时记忆功能完整,右侧注射的记忆表现更好。

病史和诊断评估支持左颞叶癫痫的诊断,如发作性脑电图发作所示,但其他诊断性检查包括内侧和外侧颞叶癫痫的特征。作为习惯性癫痫发作和罕见的双侧强直-阵挛发作,发生意识受损的局灶性癫痫发作支持颞叶内侧癫痫,这进一步得到了左海马硬化症和一致性PET代谢减低的MRI证据的支持。此外,缺乏先兆和明显的左外侧颞叶功能障碍将定位扩展到颞叶新皮质。相反,双侧颞叶功能障碍的神经心理学检测证据和右、左海马系统完整发作记忆功能的颈总动脉窦内异戊巴比妥试验鉴定表明,双侧颞叶内侧神经功能障碍。因为致痫区的不确定性和前颞叶切除术产生记忆缺陷的风险,未提供切除手术。

影像表现

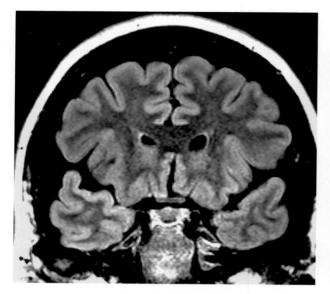

图 3.1　颞极水平的冠状位 FLAIR 序列 MRI。左颞极较小，内侧下部的灰白质分界模糊。右颞极灰白质分界是正常的

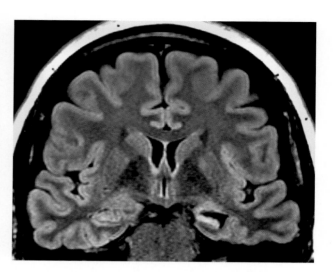

图 3.3　海马头部水平的冠状位 FLAIR 序列 MRI。左海马头明显萎缩和信号增高，伴有上表面凹痕的丧失。由于海马体积减小，左颞角明显增大。右海马头和双侧灰白质分界正常

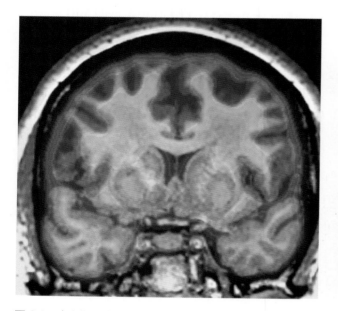

图 3.2　与图 3.1 相同的颞极水平的冠状位 MRI 与 FDG-PET 彩图的配准融合图像。左颞极较小，内侧和下部皮质明显代谢减低。与右侧相比，左外侧颞叶皮质代谢稍有减低

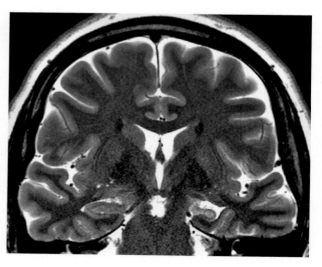

图 3.4　类似于图 3.3,海马头水平的冠状位 T2W 序列 MRI。左海马头明显萎缩、内部结构分界的丧失。随着萎缩，左颞角明显增大。右海马头内部结构的正常条纹可见。双侧灰白质分化正常

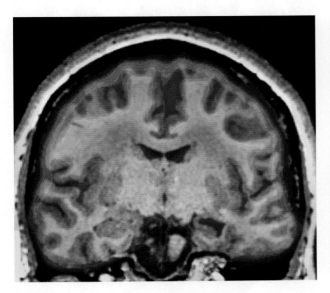

图 3.5　与图 3.3 和图 3.4 相同水平,冠状位 MRI 与 FDG-PET 彩图的配准融合图像。显而易见,左海马头的代谢明显减低,左颞叶下表面的实质代谢轻微减低。与右侧丘脑相比,左丘脑代谢轻度减低

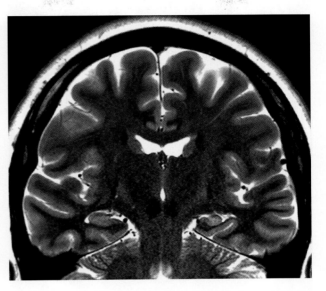

图 3.7　与图 3.6 在同一海马体水平的冠状位 T2 序列 MR图像。左侧海马体萎缩,呈异常高信号,内部结构缺失。右侧海马体细微的内部结构显而易见、并未见异常。双侧灰白质分化正常

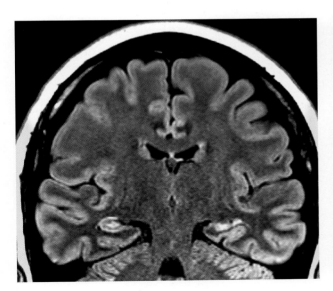

图 3.6　海马体水平的冠状位 FLAIR 序列 MRI。左海马体萎缩,信号异常增高。与右侧海马体相比,其内部结构模糊不清。双侧灰白质分化正常

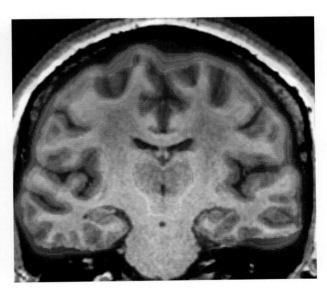

图 3.8　与图 3.6 和图 3.7 相同的海马水平的冠状位 MRI与 FDG-PET 彩图的配准融合图像。左侧海马体和颞叶内侧和下侧可见明显的代谢减低。丘脑在这个水平上是对称的。右侧颞叶皮质的代谢正常

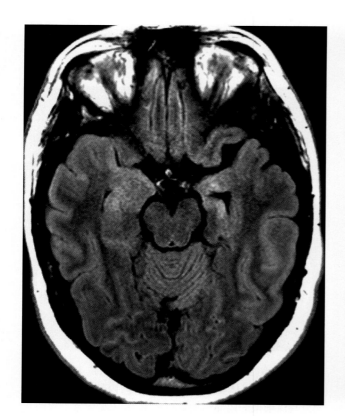

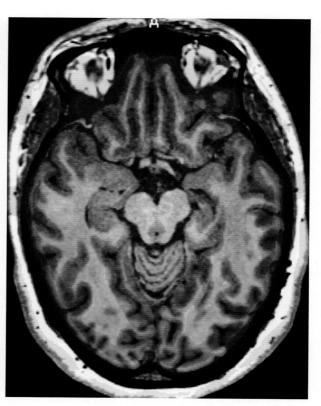

图 3.9   海马头水平的轴位 FLAIR 序列 MR 图像。左海马头萎缩,呈高信号,左侧颞角明显增大。左杏仁核萎缩和左颞极轻微萎缩

图 3.10   与图 3.9 相同水平,海马头部水平横轴位 MRI 与 FDG-PET 彩图的配准融合图像。左侧海马头和杏仁核代谢明显减低。左颞极也可见代谢减低。颞叶外侧代谢正常、对称

轻度双侧海马硬化 4

临床病史

　　第一次被确认的癫痫发作是在 18 岁时,发生在严重创伤性脑损伤数月后,表现为双侧强直-阵挛发作。

　　习惯性癫痫发作表现为 4 种发作行为。首先出现的表现是双侧强直-阵挛发作,发作前不一定有先兆表现。持续时间为 1~3 分钟,发作后睡眠 1 小时。这些在数年无癫痫发作期很少见。第二种表现是意识受损的凝视和转向右侧,随后是右侧颤抖和偶尔的尿失禁。这些症状不伴随先兆,持续时间为 30~60 秒,伴有 1 小时的发作后混乱。除了月经期每天发作 5~10 次外,癫痫发作的频率为每周 1~3 次。第三种癫痫发作表现是似曾相识的感觉,上腹部饱胀,感知清晰度增强,导致短暂的呼吸骤。保留单字答案响应能力有限以及偶尔的口自动症。事后,疲劳感持续了几分钟。这些癫痫发作每天发生 1 次到数十次。第四种癫痫发作是最近才出现的。发生在睡眠期间,表现为持续 30 秒的右手紧握的胡言乱语。频率为每周 1~2 次。治疗包括多种抗癫痫药物和迷走神经刺激器。

　　癫痫的危险因素是机动车事故造成的创伤性脑损伤。损伤导致左颞叶水肿和左大脑外侧裂后部出血。事故发生前 1 年存在逆行性遗忘症。

　　神经学检查发现近期记忆障碍,进一步通过神经心理学测试进行表征,确定了执行功能和言语和非言语学习的缺陷与完整的视觉空间能力。

　　发作间期脑电图描绘了双侧独立颞叶放电减慢和双侧独立颞叶癫痫样放电,更常见于左侧。视频脑电图监测记录了所有 4 种发作行为,发作性脑电图识别癫痫发作独立跨越右和左颞区与大多数发生在右侧。

　　MRI 发现轻度双侧海马硬化,PET 发现双侧但不对称颞叶代谢减低,右侧代谢减低更明显。考虑到癫痫手术,进行了颈动脉内异戊巴比妥试验。它确定了左半球的语言优势和情景记忆对左颞叶内侧结构的依赖性。

　　病史和评估表明癫痫可能具有多个致痫区,这在严重头部创伤的背景下是合理的。频繁的双侧强直-阵挛发作和不对称的运动性发作与新皮质发作一致。不对称的运动性癫痫发作可能累及额叶内侧皮质,这是尿失禁的原因。相反,先兆的发生具有边缘叶特征和局灶性癫痫发作伴有意识损伤,但未进展为双侧强直-阵挛,提示边缘系统性癫痫发作,无广泛累及。发作期脑电图和神经心理学测试进一步支持不止一个致痫区和双侧癫痫的可能性。

　　由于与癫痫发作相关的残疾和发病率,考虑进行姑息性癫痫手术。发作期脑电图、PET 和颈动脉内异戊巴比妥试验结果支持右颞叶前内侧切除术的获益和安全性的可能性,该切除术的实施预期不会完全控制癫痫发作。切除组织的组织病理学检查发现轻度局灶性皮质发育不良,无创伤性损伤的证据。

　　手术后,记忆障碍和焦虑增加。由于对细微癫痫发作的关注,进行了视频脑电图监测,并确定了左颞区发作,没有明显的行为变化。通过教育,这个家庭随后能够识别这些行为癫痫发作,并且发现频率为每月 5 次,这比癫痫术前的频率显著降低。几年后,在左内嗅皮质和海马头部植入了带有电极的反应性神经刺激器。颅内记录发现左前颞叶癫痫发作,刺激器刺激随后将癫痫发作频率降低至每月两次。

影像表现

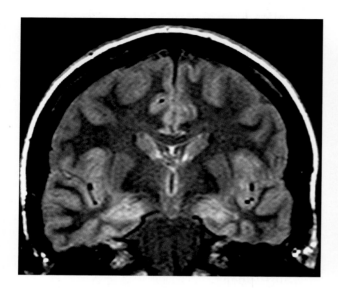

图 4.1   海马头水平的冠状位 FLAIR 序列 MRI。双侧海马头可见异常高信号，但无萎缩。然而，FLAIR 在描述海马头体积方面不及 T1 序列、T2 序列。颞叶体积正常，灰白质分界明显

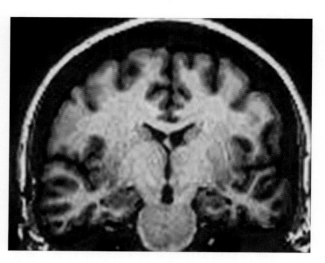

图 4.3   与图 4.1 和图 4.2 相同的海马头水平的冠状位 MRI 与 FDG-PET 彩图的配准融合图像。双侧海马头部代谢减低，右侧可见更明显的代谢减低。右颞叶在海马旁回内也存在不对称性更大的代谢减低区。丘脑代谢减低也很明显，但左侧丘脑代谢水平减低更明显

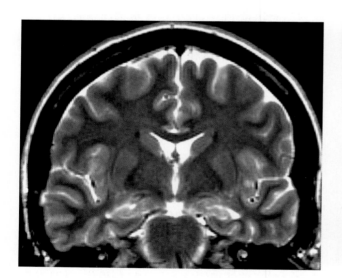

图 4.2   与图 4.1 相同海马头水平的冠状位 T2 序列 MRI。双侧海马头既有高信号又有萎缩，伴有侧脑室颞角增大。两个海马的内部结构都是模糊的。颞叶在其他方面未见异常，灰白质分界明显

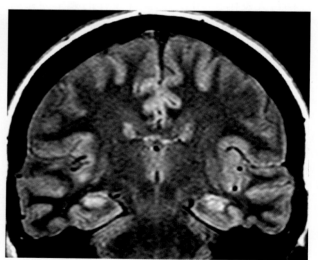

图 4.4   海马体水平的冠状位 FLAIR 序列 MRI。双侧海马体异常高信号，内部结构模糊

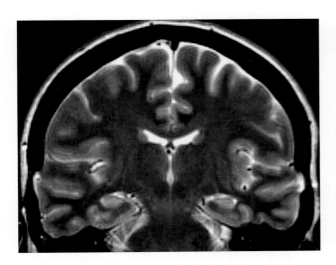

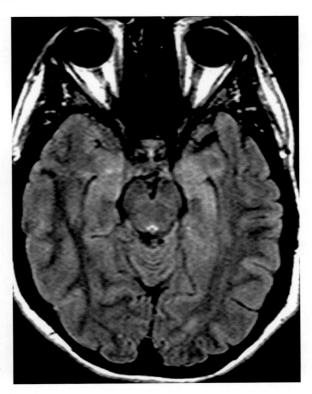

图 4.5　类似于图 4.4 的海马体水平的冠状位 T2 序列 MRI。双侧海马萎缩内部结构模糊和信号轻度增高

图 4.7　海马头水平的轴位 FLAIR 序列 MR 图像。双侧海马头和杏仁核高信号,但体积正常。双侧颞极体积正常的,并且灰白质分界清晰

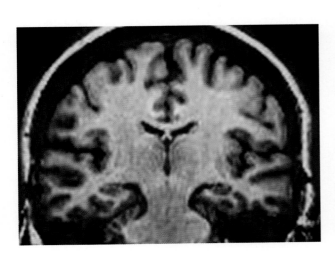

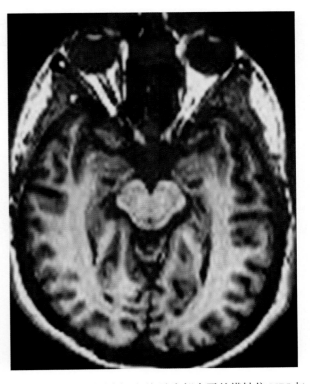

图 4.6　与图 4.4 和图 4.5 相同水平海马体水平的冠状位 MRI 与 FDG-PET 彩图的配准融合图像。双侧海马体代谢明显减低,右侧下颞叶可见更广泛的代谢减低。丘脑是对称的

图 4.8　与图 4.7 相同水平,海马头部水平的横轴位 MRI 与 FDG-PET 彩图的配准融合图像。双侧海马和右杏仁核代谢明显减低。双侧颞叶外侧皮质正常

5 重度双侧海马硬化

临床病史

第一次确认的癫痫发作发生在 20 岁时,表现为意识受损,强直-阵挛性颤抖。

习惯性癫痫发作表现为双侧手臂刺痛和寒战的先兆,伴有窒息或喉咙闭合感。随后是口腔自动性和无反应性凝视约 30 秒。强迫性向上注视偏移和双侧强直-阵挛运动的进展在许多年内都没有发生,但在癫痫发作后的第一年内是典型的。治疗包括多种抗癫痫药物,癫痫发作频率为每月 1~2 次。

癫痫的危险因素是近亲中有癫痫患者。

神经系统检查正常。神经心理学测试发现言语和非言语记忆受损,学习能力差,遗忘迅速。视觉感知功能受损,提示颞叶外侧功能障碍。病史包括抑郁症的治疗。

发作间期脑电图显示轻度异常的广泛性慢波,伴有双侧、独立的颞前部癫痫样尖波。视频脑电图监测记录的局灶性癫痫发作有时表现为最小的行为改变,有时表现为口自动症。发作性脑电图的癫痫发作定位是双侧独立的颞前部区域。

MRI 发现双侧海马硬化,PET 发现双侧颞前区域的对称性代谢减低。

病史和评估提示双侧颞叶内侧癫痫。先兆具有边缘形态特征,包括可能与岛叶受累有关的窒息感和弥漫性躯体感觉体验。双侧独立发作与 MRI、PET 和神经心理学检查显示的双侧海马异常证据一致。根据评估,候选切除性癫痫手术质证不明确。神经刺激通过对双侧颞前叶或迷走神经刺激作出反应。患者选择了迷走神经刺激,4 年来患者的癫痫发作严重程度明显降低而且情绪得到改善。

影像表现

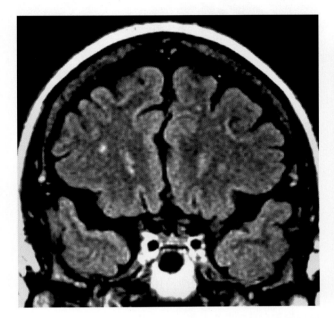

图 5.1 颞极水平的冠状位 FLAIR 序列 MRI。双侧颞极的内侧灰白质分化模糊

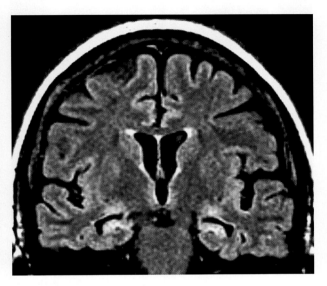

图 5.3 海马头部水平的冠状位 FLAIR 序列 MRI。双侧海马头明显萎缩和并呈高信号。由于海马凹痕的缺失，双侧海马头的上表面异常平直。双侧轻度脑萎缩

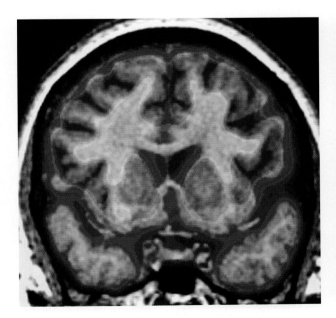

图 5.2 与图 5.1 颞极水平相同的冠状位 MRI 与 FDG-PET 彩图的配准融合图像。双侧颞极包括颞叶内侧和外侧面代谢减低

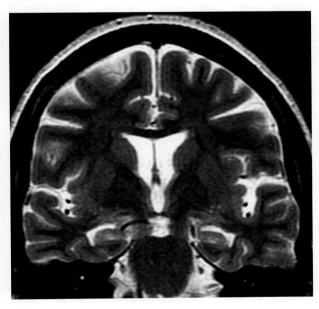

图 5.4 与图 5.3. 相同水平在海马头水平的冠状位 T2 序列 MRI。双侧海马头萎缩，海马内部结构模糊。双侧颞角增大。双侧海马之外颞叶正常，灰白质分化明显。双侧轻度脑萎缩

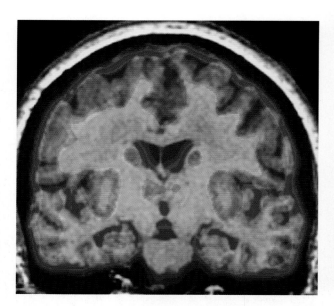

图 5.5   与图 5.3 和图 5.4 相同水平的冠状位海马头水平的 MRI 与 FDG-PET 彩图的配准融合图像。双侧海马体和下颞叶对称性代谢减低。与右丘脑相比,左丘脑的代谢轻度下降

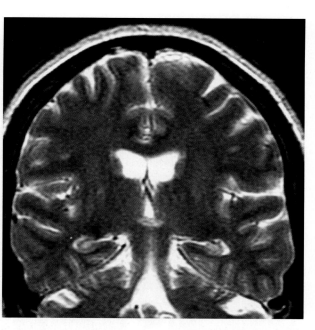

图 5.7   与图 5.6 相同的海马体水平上的冠状位 T2 序列 MRI。双侧海马萎缩、并呈高信号,双侧颞角突出。双侧颞叶内侧灰白质交界处正常

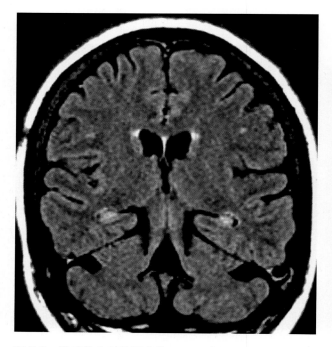

图 5.6   海马体水平的冠状位 FLAIR 序列 MRI。双侧海马体明显萎缩、体积和信号对称

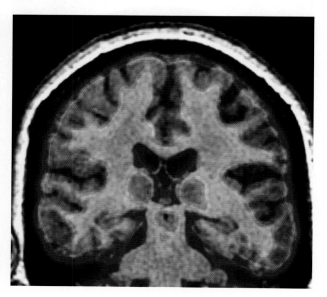

图 5.8   与图 5.6 和图 5.7 相同水平的海马体水平的冠状位 MRI 与 FDG-PET 彩图的配准融合图像。双侧海马体和颞叶内侧对称性代谢减低。双侧下颞叶代谢轻微减低。双侧丘脑对称、代谢正常

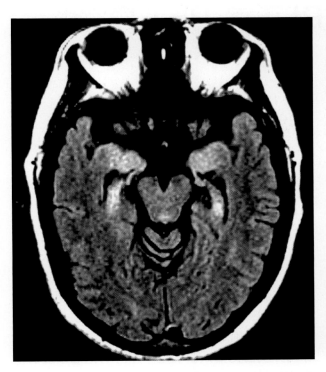 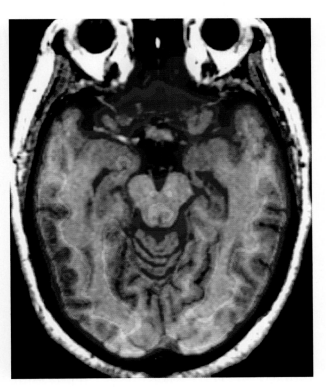

图 5.9 海马头部水平轴位 FLAIR 序列 MRI。双侧海马头部明显萎缩、并呈高信号。双侧杏仁核高信号,但未见萎缩

图 5.10 与图 5.9 相同的海马头部水平的冠状位 MRI 与 FDG-PET 彩图的配准融合图像。双侧海马和杏仁核代谢减低,左侧海马和杏仁核代谢稍低

6 海马硬化伴 MRI 正常、PET 异常

临床病史

第一次确认的癫痫发作发生在 7 岁时,表现为伴有发热的双侧强直-阵挛发作。诊断为癫痫发作复发,并在 30 岁时发展为习惯性癫痫发作。

习惯性癫痫发作最初表现为仅夜间的双侧强直-阵挛发作,大约每周发生 1 次,直到治疗开始。使用抗惊厥药物后,癫痫发作仅发生在清醒期间。这些癫痫发作是在胃部有一种情绪和感觉的先兆之后发生的,这种情绪和感觉为可怕的事情已经发生或即将发生。先兆之后是意识和互动的障碍,伴随着茫然的凝视和流口水。癫痫发作持续时间为 1 分钟。治疗包括多种抗惊厥药物,癫痫发作频率约为每周 3 次。

唯一的癫痫危险因素是儿童时期发热,体温41.7℃,致使双侧强直-阵挛发作。

神经系统检查正常。神经心理学测试发现视觉空间记忆轻度减弱,言语记忆高于平均水平。

发作间期脑电图显示左前颞部频繁的癫痫样放电,偶尔有右前颞叶癫痫样放电。视频脑电图监测记录的局灶性癫痫发作表现为口自动症和右手肌张力障碍姿势,进展为右面部收缩和向右转。发作期脑电图的癫痫发作跨越左前颞区。

MRI 正常,PET 发现左前颞叶代谢减低。脑磁图发现左侧颞叶内侧区有癫痫样偶极子。颈动脉内异戊巴比妥试验发现左半球语言优势、左侧注射记忆完整,右侧注射无记忆。

病史和评估提示左颞叶内侧癫痫。先兆的特征性情绪特征和局灶性癫痫发作的发生提示定位于边缘系统,但未进展为双侧强直-阵挛。肌张力障碍姿势、扭转性转位和偏侧发作的脑电图癫痫发作定位是一致的,提示左侧偏侧性癫痫。虽然神经心理学测试确定了轻度的非语言记忆障碍,但颈动脉内异戊巴比妥试验确定了左海马记忆系统的损伤,提示情节记忆的非典型偏侧化。虽然 MRI 上未见海马硬化的证据,但 PET 进一步证实了左颞叶癫痫的定位。除了正常 MRI 表现之外,在开始治疗前夜间强直-阵挛发作是颞叶内侧癫痫的另一个非典型特征。

癫痫手术的考虑因素包括前颞叶切除术后的言语记忆下降,因为 MRI 正常且言语记忆完整。因此,基于颈动脉内异戊巴比妥试验结果和与标准前内侧颞叶切除术相比消融对语言记忆的潜在较低风险,对左侧海马体进行立体定向激光消融。较低的风险是采用消融术降低癫痫发作可能性的理由。术后 2 年中,癫痫控制从每周 3 次局部性癫痫发作(功能损害)改善至仅数次夜间强直性-阵挛性癫痫发作。手术取得了有意义的成功,尽管没有完全控制癫痫发作,但在清醒时已无癫痫发作。夜间强直-阵挛性癫痫的复发进一步加深了非典型颞叶内侧癫痫的原始印象。

影像表现

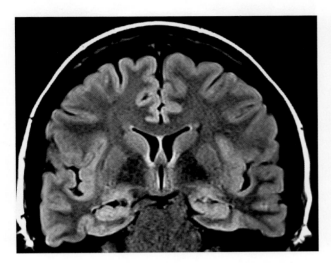

图 6.1　海马头水平的冠状位 FLAIR 序列 MRI。双侧海马的信号和体积正常。右侧海马内部结构轻微改变，左侧未见异常。双侧海马体的上部凹痕未见异常

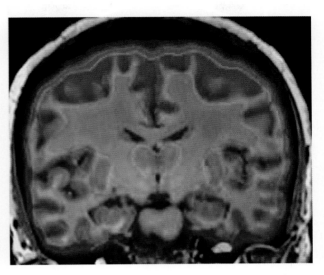

图 6.3　与图 6.1 和图 6.2 相同的海马头水平冠状位 MRI 与 FDG-PET 彩图的配准融合图像。左侧海马头和颞叶下部不对称性较大的代谢减低区，左颞叶外侧不太明显的不对称性代谢减低。双侧丘脑是对称的

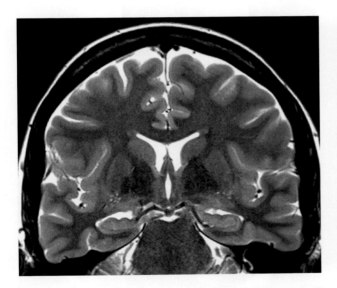

图 6.2　与图 6.1 相同海马头部水平的冠状位 T2 序列 MRI。双侧海马的信号和体积正常，双侧内部结构正常。双侧颞角突出，但未见异常。双侧颞叶的灰白质分化正常

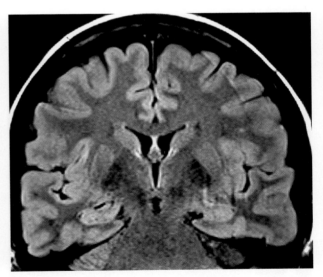

图 6.4　海马体水平的冠状位 FLAIR 序列 MRI。双侧海马体在信号和体积上是对称的，颞叶也是对称的，具有正常的灰白质分化

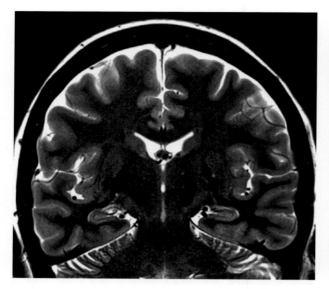

图 6.5   类似于图 6.4 的海马体水平上的冠状位 T2 序列 MRI。双侧海马体在信号和体积上是对称的,颞叶也是对称的,具有正常的灰白质分化

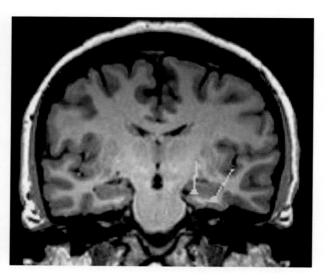

图 6.7   海马体水平的 MEG 与冠状位 T1 序列 MRI 共同记录。MEG 癫痫样偶极子源分析表明两个偶极子映射到左侧海马旁回

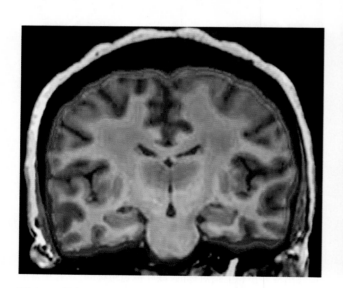

图 6.6   类似于图 6.4 和图 6.5 的海马体水平的冠状位 MRI 与 FDG-PET 彩图的配准融合图像。左侧海马体和颞叶下部显示不对称性代谢减低。双侧丘脑是对称的

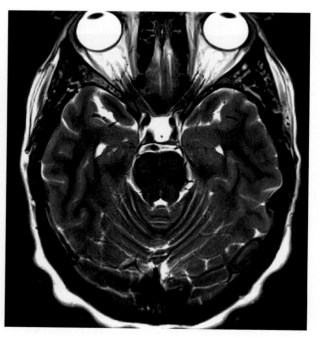

图 6.8   海马头水平的轴位 T2 序列 MRI。双侧海马、杏仁核和颞极正常

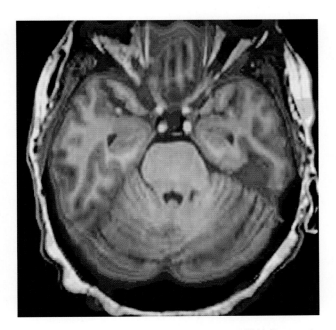

图 6.9　与图 5.8 相同水平海马头部水平的横轴位 MRI 与 FDG-PET 彩图的配准融合图像。左侧海马头、颞极和颞叶外侧可见不对称性明显的代谢减低

第二部分
脑 畸 形

　　根据国际抗癫痫联盟的分类,局灶性皮质发育不良(focal cortical dysplasias,FCD)分为 3 种类型。在组织学上,Ⅰ型定义为放射状(Ⅰa型)、切向型(Ⅰb型)或放射状和切向(Ⅰc型)的大脑皮质神经元分层异常。对于Ⅰ型 FCD,癫痫通常在成年期发病,异型增生Ⅱ通常在颞极。Ⅱ型 FCD 被定义为皮质发育不良与畸形神经元结合,分为Ⅱa型和Ⅱb型,Ⅱb型表示存在球囊细胞。Ⅱ型通常是颞叶外的,并且倾向于额叶。Ⅱ型 FCD 引起的癫痫经常在儿童时期出现。Ⅲ型 FCD 是Ⅰ型 FCD 和与癫痫相关的结构异常的组合,可以是海马硬化症(Ⅲa型),神经胶质或神经胶质神经元肿瘤(Ⅲb型),血管畸形(Ⅲc型),或早期生活中的其他畸形,例如缺血,脑炎或创伤(Ⅲd型)。

　　脑部 MRI 通常不能识别Ⅰ型 FCD,但通过与 FDG PET 的融合配准图像可以增加对这种异常的敏感性。相比之下,大多数Ⅱ型 FCD 通常通过 MRI 显示明显。然而,当Ⅰ型可见时,Ⅰ型和Ⅱ型具有相似的成像特征。这些特征包括:新皮质增厚、白质和灰质之间的边缘模糊、皮质下的异常信号、白质内异常信号伴有邻近皮质的异常信号(Transmantle征)、灰质内 T2 信号增高、脑沟或脑回模式异常以及节段性脑萎缩。在 T2 加权图像上,Ⅱ型相比于Ⅰ型更容易观察到灰质信号增高,与海马硬化症相关Ⅲ型病变好发于的同侧颞极内。当与肿瘤(如 DNET 或神经节胶质瘤)相关时,FCD 好发于与肿瘤相邻的部位。

灰质异位

　　灰质异位源于神经元从萌发基质沿侧脑室壁迁移到发育中的大脑皮质的过早停止。灰质异位分为三大类:带状异位、脑室周围灰质异位和结节性皮质下异位。可以通过沿脑室周围边缘分布或异常分布于脑白质中的灰质信号来诊断这 3 种病变。当发生在皮质下白质中时,灰质异位可以表现为平行于表面皮质的重复(双)皮质。

多小脑回

　　多小脑回是一种发生在妊娠第 17~26 周的发育障碍或损伤,有时与遗传异常有关。当患者年龄小于 12 个月时,多小脑回表现为小的起伏的皮质。当年龄超过 12 个月时,皮质具有凹凸不平的轮廓,并且看起来异常增厚。两种外观之间的差异与皮质下白质的髓鞘化有关。

脑裂畸形

　　脑裂畸形是一种发育性畸形,其特征是大脑半球出现异常狭缝或裂隙,其方向朝向脑室系统。多小脑回通常跨越裂隙,伴有从裂隙到轻微皮质表面压痕不等的沟壑样异常。

无脑回畸形

无脑回畸形是一组罕见的脑部疾病,其特征在于大脑表面整体或部分表面的异常光滑改变。异常是由妊娠第 12~24 周的神经元迁移缺陷引起的,导致脑回和脑沟发育不足。

半侧巨脑畸形

半侧巨脑畸形是一侧大脑半球的错构瘤性过度生长,是皮质发育过程中的增殖性异常,伴有畸形神经元。当同侧脑干和小脑也扩大时,使用术语全半脑巨脑畸形。在 6 个月之前,受累半球的白质高髓鞘化是一个特征性改变。

6 个月后,未受影响的半球内的髓鞘超过受累的半球,因此受累的半球出现髓鞘减退。受累半球也可能有带状异位、多小脑回和无脑回畸形。偶尔,未受累的半球可能有相对较小的异常,包括灰质异位或轻度局灶性皮质发育不良。综合征异常可能与半侧巨脑畸形有关,包括 Klippel-Trenaunay-Weber 综合征、伊藤黑素沉着症、线型皮脂腺痣、神经纤维瘤病、结节性硬化综合征、表皮痣和变形杆菌综合征。

脑膨出

脑膨出通常是先天性的,是指大脑通过骨骼中的间隙,突出到正常大脑轮廓之外。突出可以从轻微到延伸至颅骨外表之外。脑组织可能在脑膨出部位显示信号异常,但这不是必需的,正常信号并不能排除局灶性组织学异常的可能性。CT 优于显示骨骼情况,故能更清楚地识别脑膨出。

主要参考文献

Barkovich AJ. Current concept of polymicrogyria. Neuroradiology. 2010;52:479–87.

Barkovich AJ, Koch TK, Carrol CL. The spectrum of Iissencephaly: report of ten patients analyzed by magnetic resonance imaging. Ann Neurol. 1991;30:139–46.

Blumcke I, Thom M, Aronica E, et al. The clinicopathologic spectrum of focal cortical dysplasias: a consensus classification proposed by an ad hoc Task Force of the ILAE Diagnostic Methods Commission. Epilepsia 2011;52:158–74.

Flores-Sarnat L. Hemimegalencephaly: part 1. Genetic, clinical, and imaging aspects. J Child Neurol. 2002;17:373–84.

Salamon N, Kung J, Shaw SJ, et al. FDG-PET/MRI coregistration improves detection of cortical dysplasia in patients with epilepsy. Neurology. 2008;71:1594–601.

局灶性皮质发育不良，I 型

临床病史

患者第一次确认的癫痫发作发生在 3 岁时，初始发作表现为惊恐或焦虑表情后的刻板样凝视。患者第一次癫痫发作时未被注意到不正常，在多次刻板样凝视复发后才进行了症状评估。回想起来，其可能在 7 个月大时就已经有其他的癫痫症状，表现为持续 15 秒钟的向右偏视伴眼睑抖动。患者在婴儿期的癫痫发作在几周后自然消退，未去就医。

习惯性癫痫发作表现为伴有咕哝声的口自动症，有时表现为手自动症。没有明显的先兆或警示。癫痫发作持续时间为 1~2 分钟，随后是 2 小时的疲劳或睡眠。未见双侧强直-阵挛性发作。多种抗癫痫药物治疗后未有自发癫痫出现。

癫痫的危险因素为 2 岁时的脑炎。没有找到感染源，推断脑炎可能是病毒引起的。婴儿期的发作提示脑炎之前可能有癫痫发作。

神经学检查正常；然而，神经心理测试发现存在听觉处理障碍伴轻度学习障碍。

发作间期脑电图显示双侧额叶多棘放电和右侧额颞叶局灶性放电。5 岁时发作间期脑电图显示右侧额叶区域变慢和衰减。视频脑电图监测记录的癫痫表现为突然无反应地凝视，左侧面部抽搐和左手肌张力障碍姿势。癫痫发作期的脑电图在右侧额颞区广泛分布。

5 岁时 MRI 显示正常。7 岁时 MRI 发现右侧颞叶皮质下白质信号异常，从极部到后约 5.5cm，包括缘上回。5 岁和 8 岁时的 PET 显示右侧颞上叶和右侧顶叶前部代谢减低。8 岁时的脑磁图显示双侧外侧裂周围区发作间期偶极子，右侧明显占优势。

病史及评估显示右侧颞叶癫痫。恐惧或焦虑的面部表情，非强迫横向凝视偏离，缺乏双侧强直-阵挛或其他抽搐发作提示边缘系统性发作。然而，发病年龄较早，发作间期脑电图双额叶多棘状癫痫样放电提示为新皮质癫痫。尽管大部分异常在右颞叶内，MRI、PET 和脑磁图证实了除海马体和颞极以外的异常。

基于诊断测试，切除右侧颞叶，其后边界超出了颞叶内侧癫痫的标准切除范围。切除范围延伸至颞极 8cm 处，但出于功能方面的考虑，缘上回异常未做处理。组织病理学检查发现深层神经元轻度的局灶性聚集，并伴有皮质分层失调。皮质下白质中存在异位神经元。未见畸形神经元。

手术切除后，癫痫发作的频率降低，持续时间增加，而且多无意识受损。10 岁时，视频脑电图监测发现癫痫发作在右侧颞叶后部最严重，提示在切缘附近可能存在致痫区。由于担心会造成功能缺陷，就没有进行额外的手术切除，仅调整了治疗用药。

影像表现

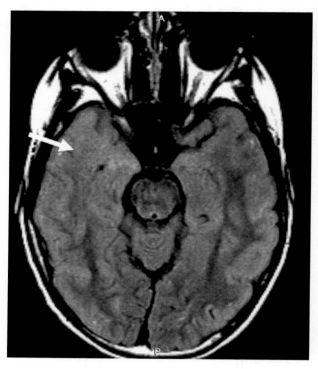

图 7.1　颞叶水平的轴位 FLAIR 序列 MR 图像。右前颞叶灰白分界(箭头)模糊,皮质灰质无异常信号。海马的体积和信号正常且对称

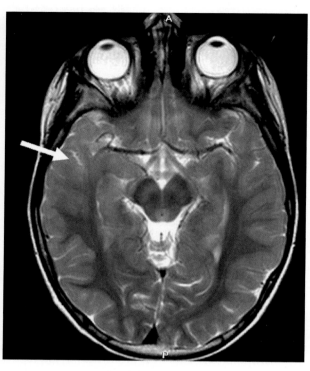

图 7.3　中脑水平,略高于图 7.1 的位置,轴位 T2 序列 MR 图像。右侧颞中回灰白质交界处模糊(箭头)。双侧颞叶的体积对称。海马体和杏仁体均正常

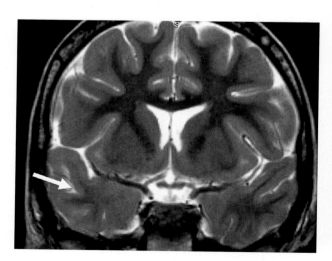

图 7.2　颞叶前部水平冠状位 T2 序列 MR 图像。在右侧杏仁核外侧的颞极处灰白交界处模糊。杏仁核前部可见且正常。颞上回(箭头)和颞中回的白质中可见呈灰色的信号增高影

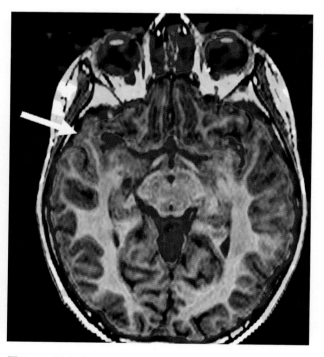

图 7.4　颞叶水平轴位 MRI 与 FDG-PET 彩图的配准融合图像。右侧颞中回前部(箭头)代谢明显低,代谢分界清晰。与左侧相比,后侧区域可见轻微的不对称性低代谢

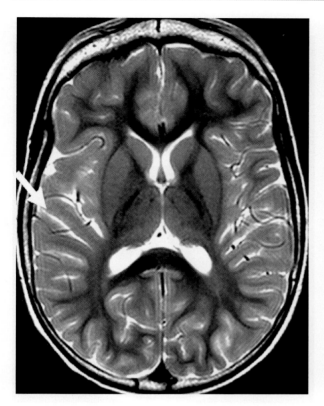

图 7.5　岛叶水平轴位 T2 序列 MR 图像。右侧颞上回（箭头）灰白质分界模糊。特别是与左岛盖区相比，邻近的后岛盖区也很模糊，灰质内缺乏白质分支。颞上回后方灰白质分界和白质分支更为明显

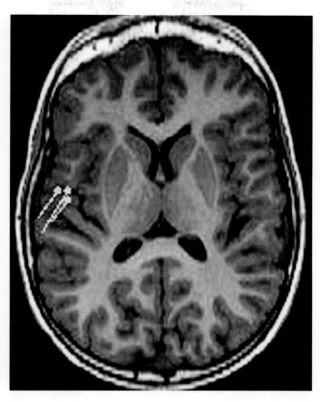

图 7.7　在岛叶水平，MEG 与轴位 MR T1 序列图像配准图。脑磁图癫痫偶极子源分析显示 3 个发作间期偶极子位于右侧颞上回

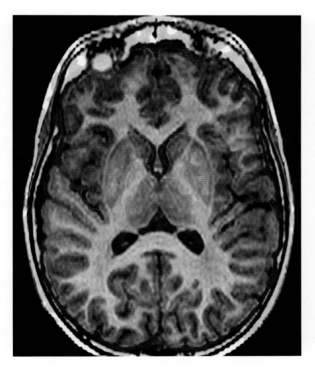

图 7.6　类似于图 7.5 的岛叶水平轴位 MRI 与 FDG-PET 彩图的配准融合图像。右侧颞上回和缘上回明显低代谢。右侧岛叶和岛盖正常，且与左侧同对称

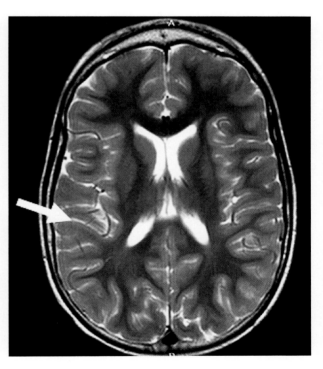

图 7.8　略高于图 7.5 的轴位 T2 序列 MRI。颞上回和缘上回之间的灰白交界处模糊（箭头）。右岛盖正常，灰白分化正常，与左岛盖对称

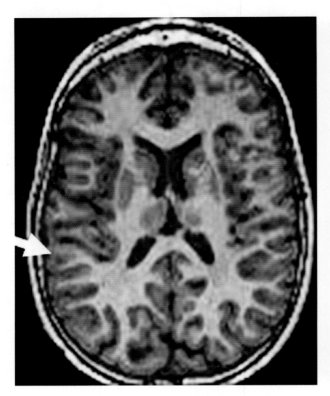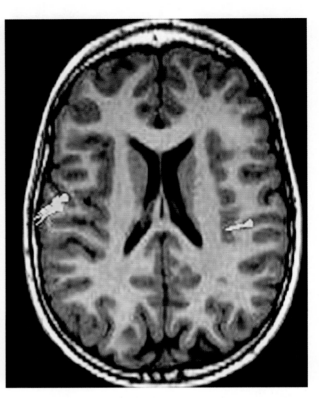

图 7.9　与图 7.8 同水平的轴位 MRI 与 FDG-PET 彩图的配准融合图像。右侧颞上回和缘上回存在明显低代谢区域（箭头）

图 7.10　与图 7.8 和图 7.9 同水平的 MEG 与 MR 轴位 T1 序列图像进行配准。来源分析显示，在右侧顶盖有一簇重叠的癫痫样偶极子，在左侧缘上回有一偶极

局灶性皮质发育不良，IIa型 8

临床病史

　　确认的第一次癫痫发作于11岁，表现为右小腿感觉异常和强直性姿势。

　　每次习惯性癫痫发作症状都类似，表现为右小腿强直性姿势，同时伴感觉减退、发痒或疼痛。如果挠痒会导致大笑。在这类感觉-运动性癫痫，意识和互动是正常的。一些癫痫随着感觉体验延伸到右臂而进展，更罕见的是，变为双侧强直-阵挛并意识丧失。治疗包括多种抗癫痫药物，发作频率为每天4~5次。

　　未发现癫痫危险因素。神经系统检查正常。

　　其他方面病史正常。

　　发作间期脑电图正常，视频脑电图监测记录到右小腿姿势异常的局灶性癫痫发作。癫痫发作脑电图没有识别出相关的癫痫样异常。

　　MRI可见轻度的皮质发育不良，累及左侧前旁中央小叶和左侧额上回后部。左侧中央沟有明显的引流静脉。血管造影证实左旁正中发育性静脉异常。PET在皮质发育不良区域发现低代谢区。

　　病史和评估提示左侧大脑半球中心区域新皮质性癫痫。心理正常状态下的局灶性感觉和运动性癫痫提示病变在这一部位，MRI证实了该部位的结构异常。脑电图正常不会改变诊断，因为脑电图对中线新皮质癫痫发作和无意识损害的癫痫发作不敏感。

　　考虑到癫痫手术，采用硬膜下网格电极在低代谢区域和覆盖结构异常及周围功能异常的区域进行颅内脑电图检查。发现了额叶区起病的局灶性癫痫，并对发病区域进行了切除，根据脑电图显示的癫痫发作间期和发作性异常情况确定切缘范围。

　　组织病理学检查发现灰白质交界处模糊，皮质结构紊乱，神经元拥挤，局灶性巨细胞神经元。未见球囊细胞。因此，切除的组织与皮质发育不良IIa型一致。术后7年内未见癫痫发作，3年前就停用了抗癫痫药。

影像表现

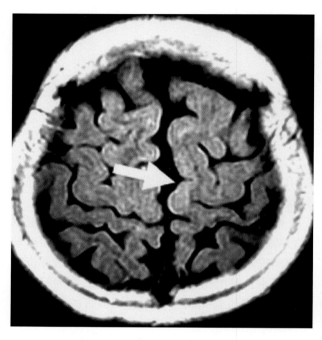

图 8.1　大脑高凸位水平的轴位 FLAIR 序列的 MR 图像。额上回后部和左侧中央旁小叶灰质内信号异常增加（箭头）。这些结构有明确的轻微萎缩

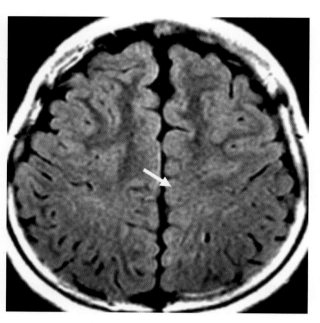

图 8.3　略低于图 8.2 水平的半卵圆中心的轴位 FLAIR 序列 MR 图像。病变的下边界由分化正常、正常信号的灰白质确定（箭头）

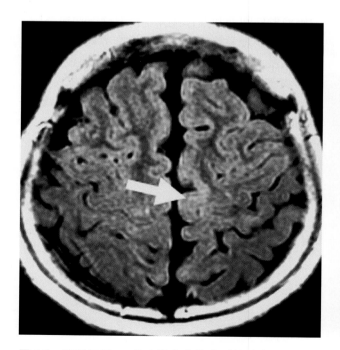

图 8.2　略低于图 8.1 的大脑高凸位水平的轴位 FLAIR 序列 MR 图像。左侧中央旁小叶前部信号异常增高（箭头）。在图像评估期间更改窗口级别设置可以改善这一发现的可视化效果。周围额叶灰白质分化正常

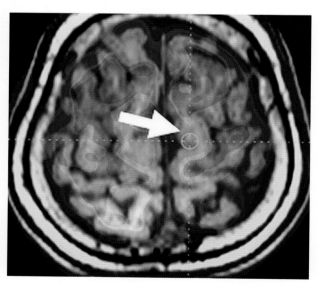

图 8.4　与图 8.1 相似的大脑高凸位的轴位 MRI 与 FDG-PET 彩图的配准融合图像。额上回后部和左侧中央旁小叶可见明显的低代谢区（箭头），并向后延伸到顶上小叶。对侧额上回和旁中央小叶也可见低代谢区,但低代谢区未向后方延伸

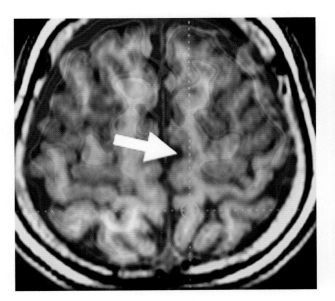

图 8.5　与图 8.2 相似的大脑高凸位的轴位 MRI 与 FDG-PET 彩图的配准融合图像。左侧中央旁小叶和顶上小叶可见明显的低代谢区（箭头）。右侧中央旁小叶可见较少的低代谢区，未向上顶叶延伸

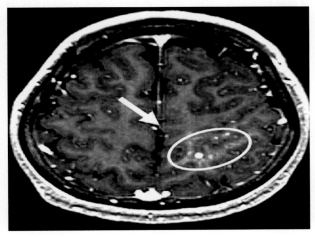

图 8.7　大脑高凸位的轴位 T1 序列 MR 增强图像。曾在 T2 序列和 PET 显示为异常区域（箭头所示）在 T1 序列图像上未见异常。左侧顶叶区域内有多个点状强化灶（椭圆形），与发育性静脉异常相一致

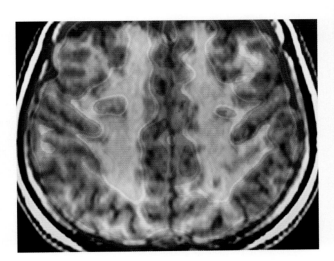

图 8.6　与图 8.3 相似的半卵圆中心水平的轴位 MRI 与 FDG-PET 彩图的配准融合图像。双侧大脑半球包括旁中央皮质和顶叶代谢正常

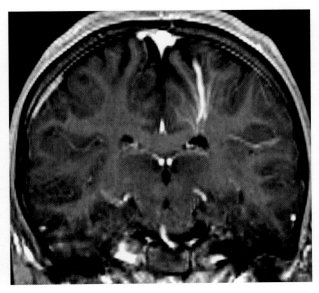

图 8.8　顶叶的冠状位 T1 序列 MR 增强图像。左侧顶叶可见一条明显高信号线状增强影，这是发育性静脉异常的引流静脉所致

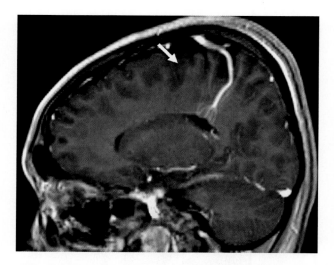

图 8.9 左侧矢状旁水平 T1 序列 MR 增强图像。顶叶可见明显强化的曲线影。下半部分分支成多个与室管膜表面相连的髓内小静脉。旁中心小叶内的矢状旁沟与局灶性皮质发育不良相对应(箭头)

局灶性皮质发育不良，Ⅱb 型 **9**

临床病史

第一次确认的癫痫发作发生在 5 岁时，表现为右臂僵硬，偶伴意识障碍。

习惯性癫痫与上述两种症状相似，有两种不同的表现。一种表现是右臂僵硬，伴有轻微的右面部下垂，没有意识受损。持续时间为 30~45 秒。另一种表现包括同样的右臂僵硬和意识障碍，伴随着重复的言语或清喉咙。持续了几分钟。两种癫痫发作均无意识混乱。第一种症状每天出现，第二种症状每月出现一次。未发生伴双侧强直-阵挛的癫痫发作。治疗包括多种抗癫痫药物。

未发现癫痫危险因素，神经系统常规检查正常。神经心理学测试发现存在着注意力和知觉推理方面的障碍。

发作间期脑电图显示左侧缓慢的广泛性癫痫样棘波伴放电开始时就始终存在的左侧不对称。在中央和左侧多处的局灶性癫痫样放电较少发生。视频脑电图监测记录了右侧面部下垂习惯性癫痫发作。这些癫痫发作期脑电图表现是普遍性的。MRI 发现左侧颞中、下回后部灰白质交界处模糊。

PET 可见相应区域代谢减低。

病史和评估提示左侧癫痫具有新皮质和边缘系统特征。不伴意识障碍和发作后错乱的局灶性运动性癫痫提示左侧新皮质定位。发作间期脑电图左侧减慢、广泛分布的左侧局灶性放电及左侧引入到广泛性放电的证据支持左侧新皮质的定位，并提示发作期脑电图的广泛性结果并不表明是广泛性癫痫。习惯性癫痫进展为口咽部自动症提示病变向边缘系统扩散，而不是迅速发展为双侧强直-阵挛发作的新皮质的扩散。颞叶新皮质影像学异常为这些伴有边缘传播的新皮质特征提供了合理的解释。

根据脑电图及影像资料，考虑左颞叶切除治疗。颈动脉内阿巴比妥测试确定了右侧大脑半球的语言优势，这与左利手和明确的癫痫定位一致。患者 9 岁时行左后颞叶切除术。组织病理学检查发现皮质结构严重紊乱，层状结构多灶性丢失。皮质和皮质下神经元有不同程度的巨细胞增生和畸形。皮质下白质中可见气球样细胞。手术后 6 年内未发生癫痫，语言功能也没有受到影响。

影像表现

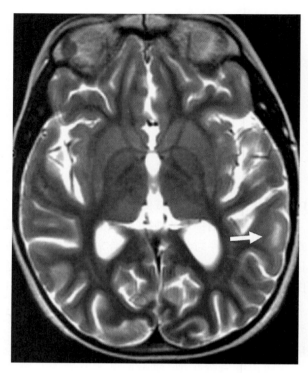

图 9.1　颞上回水平的轴位 T2 序列 MR 图像。左侧颞上回最后部皮质下白质异常,呈高信号(箭头)。异常区域与韦尼克区重叠。异常区域的周围组织灰、白质分化是正常的

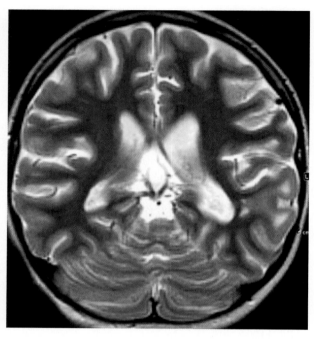

图 9.3　脑室水平冠状位 T2 序列 MRI。左颞叶两个脑回可见异常高信号。这两个脑回之间的颞上沟异常浅,脑沟与脑室之间可见明显的穿透征

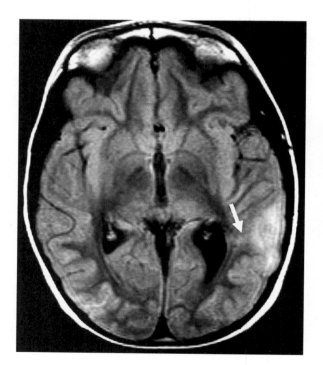

图 9.2　与图 9.1 同水平的颞上回水平的轴位 FLAIR 序列 MRI。左颞上回后部皮质和皮质下白质可见异常高信号,此为穿透征表现,其呈长尾状延伸至脑室边缘(箭头)。灰、白质分化模糊,这异于图 9.1 中晡 T2 序列的另一异常表现

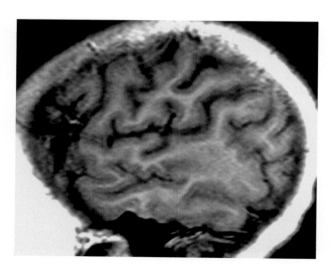

图 9.4　左颞叶水平矢状位 T1 序列 MRI。颞上回和颞中回的分裂异常,两个脑回在颞叶后部异常汇合。这种带有低信号的异常沟槽的描述与穿透征相对应,其在图 9.3 中显示得更为明显

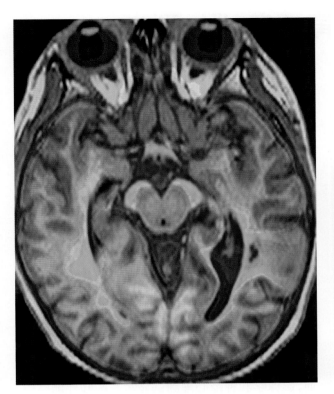

图 9.5 海马水平轴位 PET-MRI 与 FDG-PET 彩图的配准融合图像。左侧颞叶后部有一个界限清晰的低代谢区域。代谢异常在整个区域是均匀的，与 MRI 异常区域相对应。邻近皮质未见异常

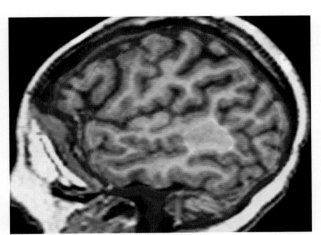

图 9.7 左颞叶水平矢状位 MRI 与 FDG-PET 彩图的配准融合图像。图 9.4 所示的颞叶后部有明显的椭圆形低代谢区域，邻近皮质是正常的

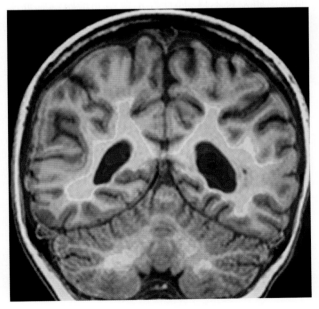

图 9.6 脑室水平冠状位 PET-MRI 与 FDG-PET 彩图的配准融合图像。界限清晰的低代谢区域包括图 9.3 所示的左颞上回和颞中回

10 局灶性皮质发育不良，Ⅲb 型

临床病史

首次确认的癫痫发作发生在 34 岁，是自我识别的方向障碍和数分钟前的失忆。

习惯性癫痫发作表现为面部无表情，无言语表达，偶尔会出现口腔自动症。大约一半的癫痫发作前都有焦虑的预兆。癫痫发作持续时间 2~3 分钟，随后出现 10 分钟发作后混乱。没有发生广泛性癫痫发作。治疗包括多种抗癫痫药物，癫痫发作频率平均每月两次，从每周 3 次到每年 1 次不等。

已知的癫痫危险因素为 15 岁时摔倒造成头部损伤和 30 分钟的意识丧失。神经系统常规检查正常。神经心理测试发现左外侧颞叶和左额叶功能障碍。无记忆缺陷。

发作间期脑电图显示左颞区轻度异常变慢，左颞前区出现癫痫样尖波。视频脑电图监测记录的局灶性癫痫表现为 2 分钟无反应。脑电图的癫痫发作最初广泛地跨越左颞区，并逐渐发展为左颞前区的局灶性发作。

MRI 发现左颞叶后下部有一个不规则的囊性病变，周围有杂乱的胶质变性的灰质。海马体正常。PET 发现与 MRI 异常的同一部位的局灶性低代谢区域。

病史及脑电图显示为左颞叶癫痫。先兆和癫痫发作行为提示边缘系统定位，伴有焦虑发生，随后是无反应，没有进展到双侧强直-阵挛运动。然而，影像学和神经心理测试显示左颞叶外侧癫痫，未累及海马。因此，认为颞叶新皮质致癫痫病变是边缘系统性癫痫的特征。

患者于 44 岁时接受了左颞下回切除，切除部位根据影像学异常情况和术中语言图谱进行调整。组织病理学检查发现神经元紊乱，发育不良特征表明脑皮质发育不良，局灶性不典型非增殖细胞证实为神经节胶质瘤。癫痫手术后的癫痫发作仅限于未服用抗癫痫药物的情况下，总体频率为每 9 个月一次。

影像表现

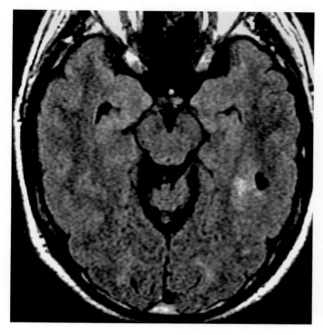

图 10.1 海马头水平轴位 FLAIR 序列 MRI。左颞中回可见一囊性异常低信号，与相邻的内侧高信号一起延伸至梭状回。周围灰白质分化模糊提示局灶性皮质发育不良。与右颞极相比，左颞极呈异常高信号。双侧海马体正常

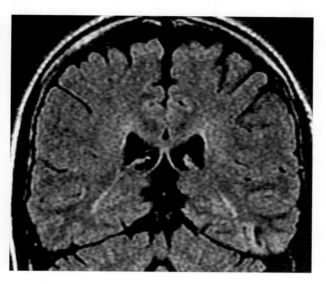

图 10.3 丘脑枕水平冠状位 FLAIR 序列 MRI。左颞下回及邻近梭状回可见异常高信号，灰白质分化模糊。颞下回的囊性异常低信号呈线状，在这个水平变得更小

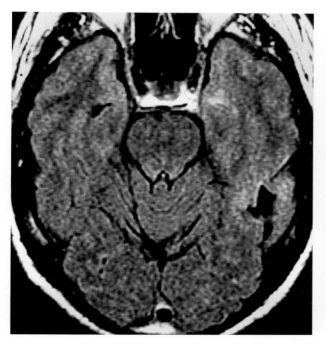

图 10.2 位置低于图 10.1 的海马旁回水平轴位 FLAIR 序列 MRI。在这一水平，左颞下回的囊性异常信号形状不规则，在其内侧和外侧周围都有异常高信号。类似于图 10.1，病变延伸到梭状回。左颞极的异常高信号比图 10.1 清晰

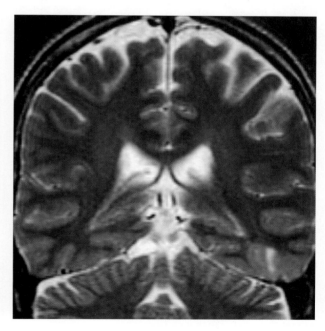

图 10.4 图 10.3 丘脑枕水平冠状位 T2 序列 MRI。左颞下回囊状异常表现为线性高信号，周围异常高信号灰质延伸至梭状回外侧。左颞中回正常

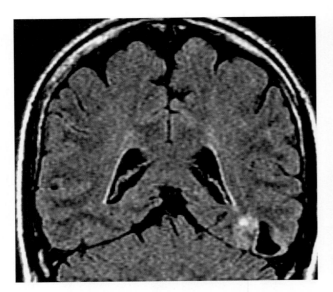

图 10.5　胼胝体压部水平冠状位 FLAIR 序列 MRI。该水平的囊性异常信号延伸至左颞下回表面,其内上方有较多局灶性异常高信号。左颞下回内灰白质分化模糊。颞叶外侧正常

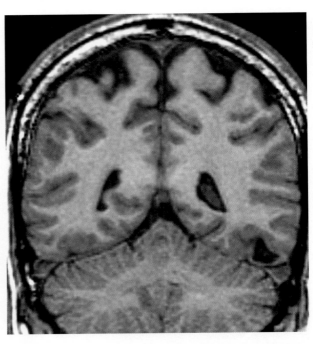

图 10.7　脑室水平冠状位 T1 序列 MRI。左颞下回囊性异常在该水平呈三角形,被灰质包绕,灰白质分化不明显,这使得大脑皮质变厚

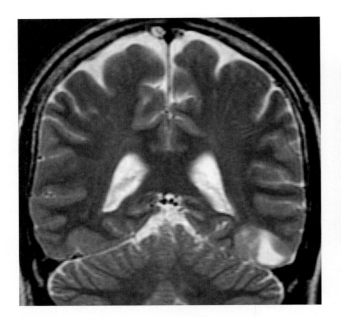

图 10.6　与图 10.5 相同的胼胝体压部水平冠状位 T2 序列 MRI。囊性异常表现为高信号,周围高信号在内侧最突出,但在外侧也可见。相邻的颞中回正常

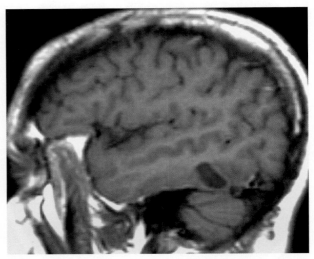

图 10.8　外侧裂水平矢状位 T1 序列 MRI。左颞下回囊性异常呈椭圆形,周围灰白质分化模糊。颞上沟正常

局灶性皮质发育不良伴穿透征 11

临床病史

首次确认的癫痫发作发生在 27 岁,是一种夜间无反应性凝视发作,伴有双侧僵硬和颤抖。当时的 MRI 和脑电图检查结果正常,并未开始癫痫治疗。第二次发作发生在 29 岁,随后发展为清醒状态下的习惯性发作。习惯性癫痫发作表现为后脑刺痛,随后出现行为停止、意识障碍和头部转向或目光向左。癫痫发作持续时间约为 10 秒。治疗包括多种抗癫痫药物,癫痫发作频率为每周一天内几次发作。

无癫痫的危险因素。神经系统检查正常。

发作间期脑电图在左颞中区发现罕见的癫痫样尖波。视频脑电图监测记录到的局灶性癫痫表现为混有口腔自动症和手自动症及不可逆的向左转向。癫痫发作的起病时间呈进行性变化,左侧颞区有节律性减慢。

MRI 发现右额上回局灶性皮质发育不良。PET 正常。脑磁图在右侧额叶和双侧顶叶发现了癫痫样偶极子。

癫痫行为支持局灶性癫痫的诊断,但它并不提示可能的定位。中线刺痛是非特异性的,可发生在边缘系统和新皮质癫痫发作。此外,非可逆性向左偏移并不可靠地使癫痫发作偏侧化。因此,视频脑电图记录提供了癫痫发作的定位,从而诊断为左颞叶癫痫。然而,MRI 和 MEG 异常提示右额叶癫痫的替代诊断,因为右额叶癫痫也可能产生患者的发作行为。

由于诊断实验不一致,我们采用颅内深电极进行视频脑电图监测。电极被放置在双侧额叶和颞叶,包括颞中部结构、颞叶外侧和 MRI 识别的皮质发育不良区域。颅内脑电图监测期间的癫痫发作行为与头皮脑电图监测期间的癫痫发作相似,癫痫发作发生在最接近皮质发育不良的右侧额叶新皮质电极。因此,头皮脑电图癫痫发作具有误导性。

对右额叶皮质发育不良区域实施了切除。癫痫手术期间的皮质电图发现了癫痫样放电和暴露的右额叶异常变慢。组织病理学检查发现畸形神经元和气球样细胞,提示为Ⅱb 型局灶性皮质发育不良。术后癫痫控制情况目前尚不清楚。

影像表现

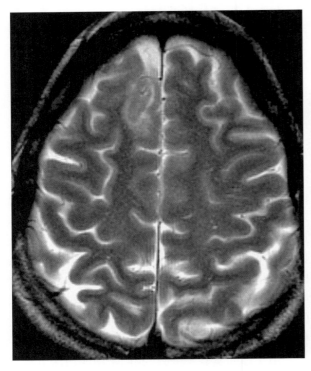

图 11.1　高凸位轴位 T2 序列 MRI。右额上回皮质下白质出现异常高信号。右前额上回有一个局灶性萎缩区域

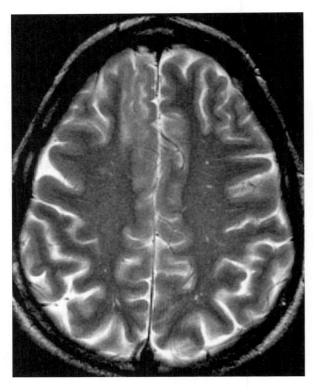

图 11.2　半卵圆中心水平轴位 T2 序列 MRI。右额上回的异常高信号较图 11.1 更为明显。相邻扣带前回和额中回正常，灰白质分化明显

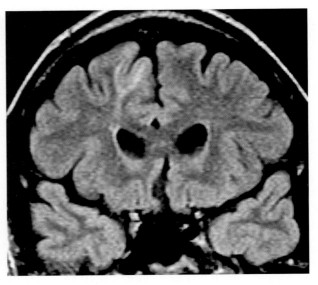

图 11.3　颞极水平冠状位 FLAIR 序列 MRI。异常的高信号出现在右额上回内侧，皮质下高信号合并为一条指向侧脑室的线状影，此为穿透征。沿脑室边缘的线性信号正常且双侧对称。额上回外侧灰白质分化正常

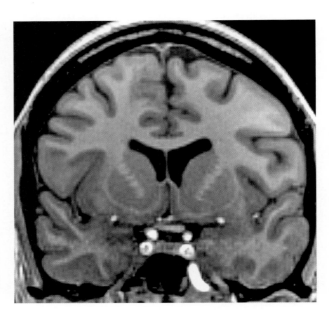

图 11.4　略高于图 11.3 水平的颞极水平冠状位 T1 序列 MRI。右额上回内侧的灰白质分化不清楚；然而，深部白质未见异常，与图 11.3 中的 FLAIR 序列不同，该图未见穿透征

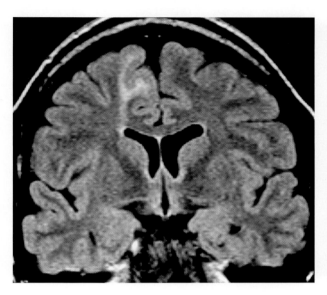

图 11.5　杏仁核水平冠状位 FLAIR 序列 MRI。从右额上回延伸至侧脑室的异常高信号为穿透征。因容积效应右额上回外侧灰白质分化不像图 11.3 所示的那样清晰

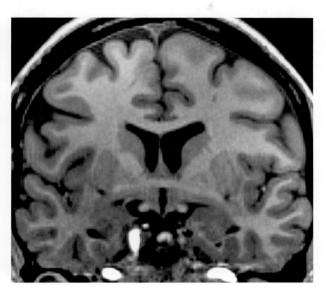

图 11.7　类似于图 11.5 和图 11.6 的杏仁核水平冠状位 T1 序列 MRI。未见穿透征,右额上回的灰白质分化清晰。右额上回的皮质下白质也有正常信号

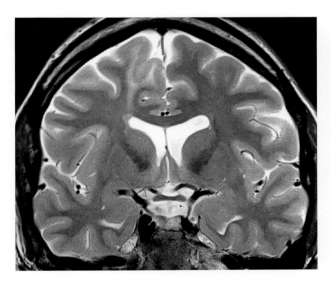

图 11.6　与图 11.5 同水平的杏仁核水平冠状位 T2 序列 MRI。右额上回内侧部分的高信号随着白质延伸至侧脑室表面逐渐变细。沿脑室边缘的信号正常,无脑室周围灰质异位的迹象。右侧扣带回正常

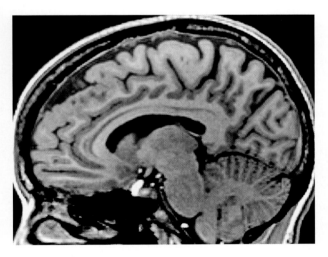

图 11.8　中线稍右侧胼胝体水平矢状位 T1 序列 MRI。额前上回明显萎缩,灰质呈混杂信号

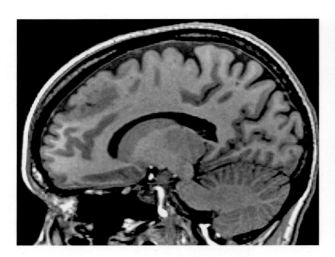

图 11.9 胼胝体水平的矢状 T1 序列 MRI,比图 11.8 略偏外侧。额上回内灰白质分化不明显。额上回皮质下白质模糊,但未见穿透征

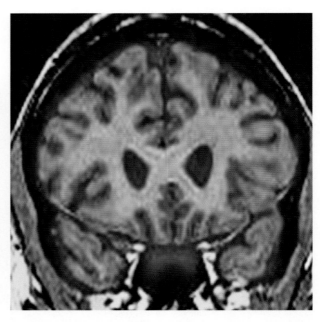

图 11.10 颞极水平冠状位 MRI 与 FDG-PET 彩图配准图。右额上回内侧部分皮质代谢轻微异常下降。右额上回皮质下区代谢信号正常,体积未见减小

临床病史

首次确诊的癫痫发作发生于 10 岁,表现为意识丧失。类似的发作在短时间内复发,在首次发作后不久被诊断为癫痫。

习惯性癫痫发作表现为双侧抬臂时注意力不集中。如果是站着的,有时会在癫痫发作后期摔倒。在失去意识之前,通常会有一种"恍惚"的感觉,伴随着左腿的刺痛。癫痫发作持续时间为 10~30 秒,并伴有持续数秒后的发作后混乱。治疗包括多种抗癫痫药物,癫痫发作频率约为每天 2~3 次。

没有发现癫痫的危险因素。

神经系统检查正常。

发作间期脑电图显示右侧中央顶叶区癫痫样放电。视频脑电图监测记录到的局灶性癫痫发作表现为凝视伴手臂上举。脑电图癫痫发作时间在右侧中央区逐渐变慢,伴右颞中区逐渐演变为局灶性变慢。

最初的 MRI 显示正常,但随后的 T2 序列 MRI 显示右侧缘上回轻微增厚。通过双侧顶叶表面线圈获得的 MRI 证实右侧缘上回异常信号和不规则增厚,灰白质交界处轮廓不均匀。PET 检查显示右侧缘上回有轻微的低代谢,未见其他异常。脑磁图发现右侧缘上回有一簇癫痫样偶极子。

病史和评估显示为右侧中央顶叶新皮质性癫痫。单侧肢体刺痛的先兆提示主要为躯体感觉症状源区,发作期脑电图发作进一步支持右侧中央定位。影像学检查显示右侧缘上回结构和功能异常。患者于 19 岁时接受癫痫手术并行右颞顶叶交界区切除。组织病理学检查发现非层状、高细胞及大量畸形细胞。术后 1 年多未见癫痫发作。

影像表现

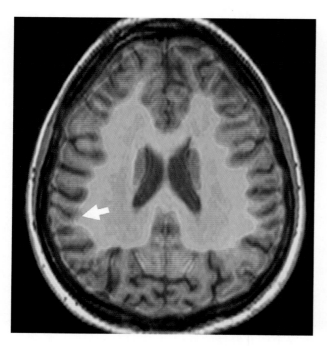

图 12.1　侧脑室水平轴位 PET-MRI 与 FDG-PET 彩图的配准图像。可见缘上回明显的局灶性低代谢区（箭头）。其他区域皮质代谢正常，轮廓和厚度也未见异常。脑室外侧可见尾状核体部的代谢情况

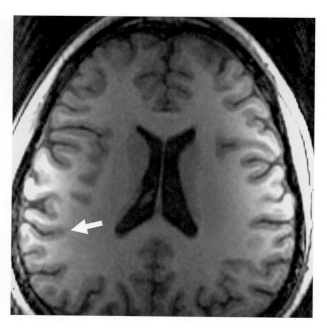

图 12.3　与图 12.1 相似的侧脑室水平轴位 T1 序列 MRI。缘上回脑沟（箭头）的厚度和信号均无异常。头部两侧后部区域亮度的增加是由于使用了表面线圈提升了这些区域的分辨率

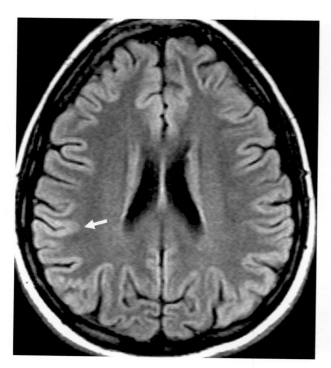

图 12.2　与图 12.1 相似的侧脑室水平轴位 FLAIR 序列 MRI。缘上回内的深部脑沟底部皮质（箭头）稍增厚。其他区域皮质带灰白质分化正常。皮质下白质无信号异常

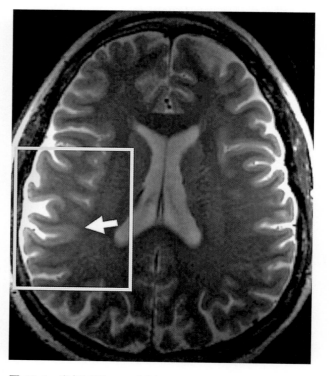

图 12.4　类似于图 12.1 和图 12.3 的侧脑室水平轴位 T2 序列 MRI。缘上回脑沟（箭头）皮质增厚，但灰白质分化正常。由于使用了表面线圈，使得异常区域附近的亮度增加

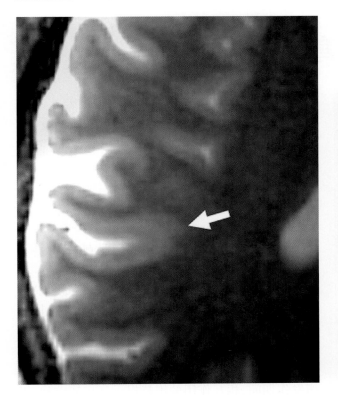

图 12.5 与图 12.4 相同的侧脑室水平轴位 T2 序列 MRI，图 12.4 中框区放大图。放大后仔细观察，深部脑沟的皮质轮廓不规则增厚（箭头）

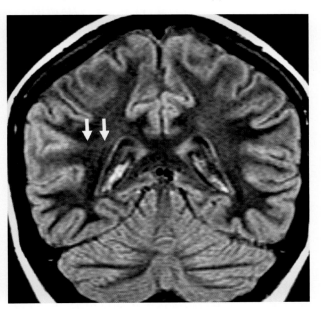

图 12.7 类似于图 12.6 的胼胝体压部水平冠状位 FLAIR 序列 MRI。右侧顶叶沟深部的灰白质交界处轻微模糊，从皮质带到侧脑室边缘信号轻度增加（箭头）

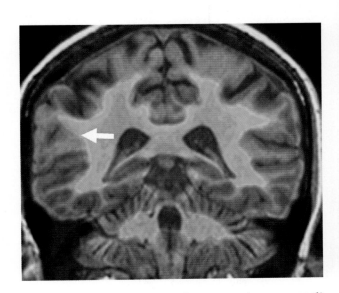

图 12.6 胼胝体压部水平冠状位 PET-MRI 与 FDG-PET 彩图的配准图。右侧缘上回可见低代谢区（箭头）。皮质带的轮廓不规则

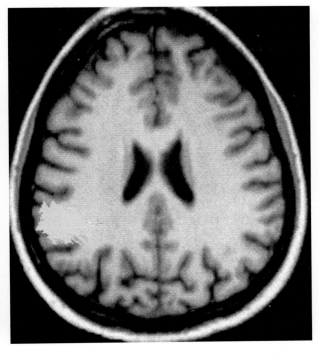

图 12.8 类似于图 12.1 的侧脑室水平 MEG 与轴位 T1 序列 MRI 的配准图。在缘上回区域，许多癫痫样偶极子以不同的偶极子方向重叠

13 局灶性皮质发育不良伴灰白质交界处模糊

临床病史

首次确认的癫痫发作发生于 3 岁时,伴有凝视和右转发作。第一次癫痫发作后不久就复发了,表现为定型癫痫。

习惯性癫痫发作表现为茫然凝视、头向右转、右臂弯曲或抽搐,有时还伴有左臂的伸展。姿势语调没有丧失。在每次癫痫发作的过程中,意识和互动都是完整的,但混乱是典型的。总发作时间为 1~2 分钟,发作后出现疲劳。治疗包括多种抗癫痫药物,癫痫发作频率为每天 6~8 次。

癫痫的危险因素是发育迟缓。神经系统检查异常,语言表达障碍。6 岁时,语言功能与 3 岁儿童相似。

发作间期脑电图显示在双侧额叶和颞叶区域出现异常的右侧缓慢和多灶性独立癫痫样尖波。视频脑电图监测记录了与习惯性发作一致的局灶性癫痫。脑电图的典型发作广泛地跨越右前象限,一些也扩散到左前区域。

MRI 发现右额上回皮质-皮质下交界处模糊,前后长为 3.5cm。PET 正常。脑磁图在右额上回和额中回发现了癫痫样偶极子。

癫痫发作行为支持具有刻板化、不对称运动特征的局灶性癫痫发作的可能性。在突出的运动癫痫发作期间,相互作用的维持提示新皮质癫痫,极有可能是额叶或顶叶定位。癫痫发作时的脑电图与癫痫发作时的行为一致,提示右额叶癫痫,脑磁图和 MRI 也支持这一结果。

根据评估结果,6 岁时行右侧额叶切除术。术中皮质脑电图发现在额叶和后颞区有弥漫性减慢和频繁的癫痫样尖波和阵发性快速活动。组织病理学检查发现大脑皮质轻度紊乱,伴散在异位神经元,诊断为局灶性皮质发育不良 I 型。由于观察时间不足,无法确定术后癫痫控制情况。

影像表现

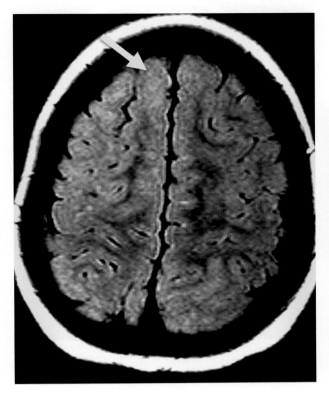

图 13.1　高凸面水平轴位 FLAIR 序列 MRI。异常灰白质分化明显见于右前额上回(箭头)。右额上回后半部细微异常高信号,但也有模糊,这与左侧额上回后半部相比很明显。与左侧额中回相比,右侧额中回在此水平上也有异常的灰白质分化

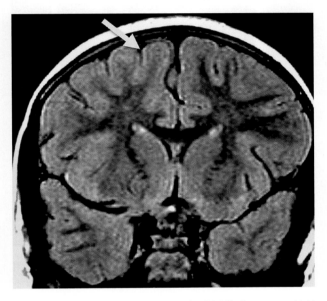

图 13.3　略高于图 13.2 的颞极水平冠状位 FLAIR 序列 MRI。右侧额上回和额中回灰白质分化模糊(箭头)。双侧皮质带厚度正常,但因应用了 FLAIR 序列,右侧皮质表现为增厚

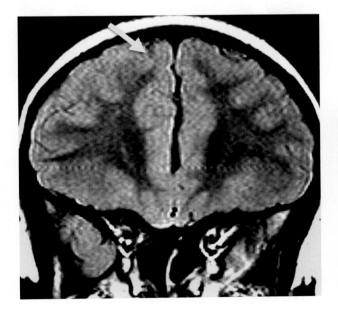

图 13.2　眶额水平冠状位 FLAIR 序列 MRI。沿右侧额上回和额中回上表面可见异常灰白质分化(箭头)。左侧额上回和额中回灰白质分化正常。双侧扣带回内灰白质分化也是正常的

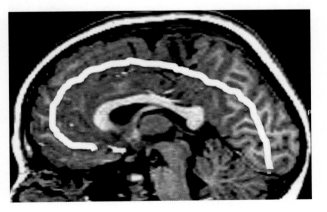

图 13.4　正中矢状位 T1 序列 MRI。白线表示图 13.5 中被重建为平面图像的曲面

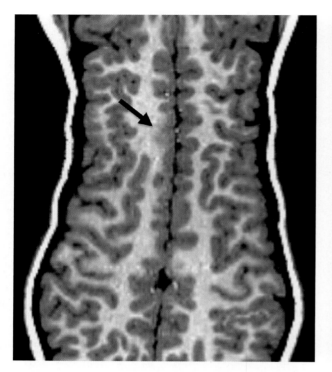

图 13.5　MRI T1 序列,重建额叶和顶叶为平面图像。右侧灰白质分化(箭头)明显模糊,特别是与对侧同位置灰白质连接处相比较。病变区域皮质未见增厚

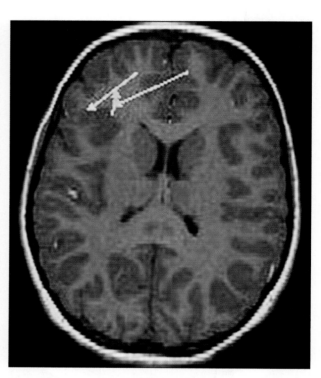

图 13.7　基底节区水平 MEG 与轴位 T1 序列 MRI 配准图。多个癫痫偶极子位于右侧额下回

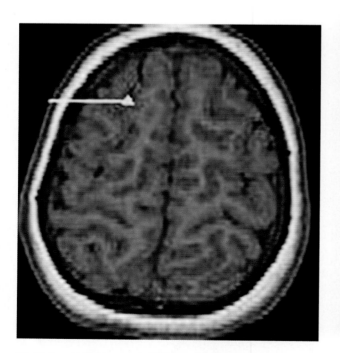

图 13.6　高凸面 MEG 与轴位 T1 序列 MRI 配准图。癫痫样偶极子定位于右侧额上回和额中回的交界处

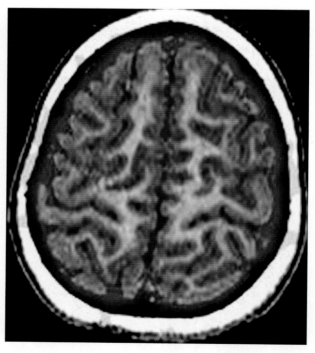

图 13.8　与图 13.1 相同的高凸面轴位 MRI 与 FDG-PET 彩图的配准图。右侧额上回和额中回呈低代谢表现,其中右侧额上回前部异常低代谢最为明显

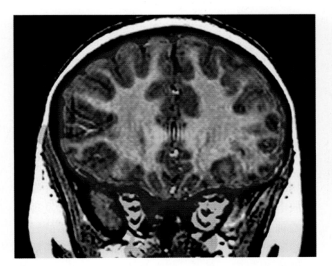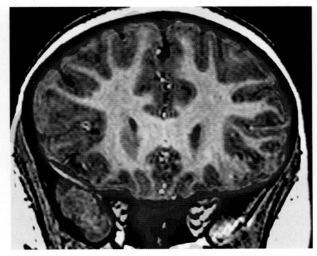

图 13.9　与图 13.2 相同的眶额水平冠状位 MRI 与 FDG-PET 彩图的配准图。右侧额上回可见明显的低代谢区域。右侧额中回正常,但与左侧额中回相比略有不对称

图 13.10　在图 13.2 和图 13.3 之间的胼胝体膝部水平冠状位 MRI 与 FDG-PET 彩图的配准图。右额上回可见低代谢区域,额上回顶部最明显。右额中回正常

14 局灶性皮质发育不良伴MRI正常、PET异常

临床病史

首次确认的癫痫发作发生在 17 岁时,表现为意识缺失,后来被确认为习惯性行为。

癫痫发作表现为凝视和记忆模糊,伴有面部中线刺痛、眩晕和恶心的先兆。一些癫痫发作进展到包括吐口水或呕吐。先兆也可单独发生,大约一半的先兆进展为意识受损。癫痫发作持续时间通常为几分钟。双侧强直-阵挛性发作发生多次,且仅在未服用抗癫痫药物时发生。治疗包括多种抗癫痫药物,癫痫发作频率为每月 12 次。

癫痫危险因素是发生在 8 岁时的头部创伤伴意识丧失。神经系统检查是正常的。

发作间期脑电图显示在右侧颞顶交界处癫痫样尖波和慢波复合体。视频脑电图监测记录的局灶性癫痫发作表现为意识障碍,癫痫发作发生于右侧中、后颞叶。

MRI 正常。PET 显示右顶叶下部代谢减低,边界清晰。语言功能 MRI 呈左侧大脑优势,右侧 Broca 区有少许激活。

眩晕性旋转的先兆提示后颞叶或颞顶枕交界处有一个新皮质交感神经带,具有这种定位的癫痫发作通常表现为意识障碍而无惊厥活动。该定位得到了脑电图和PET扫描支持。语言功能依赖于对侧区域,由于双侧灵巧性,建立对侧区域尤为重要。

基于一致的诊断结果,我们进行了右侧顶叶下部切除术。术中皮质脑电图发现顶叶下部有癫痫样放电,切除后放电消除。组织病理学检查发现紧密的神经细胞和胶质细胞增生,但没有足够的异常来诊断发育不良。术后几个月无癫痫发作,随后习惯性癫痫复发。然而,频率是先前频率的一半,为每月 6 次。

癫痫手术后 1 年,进行额外的诊断测试。

当时的视频脑电图监测记录了伴有意识障碍的局灶性癫痫发作,其行为与第一次评估时记录的癫痫发作相似,这些癫痫发作的发作期脑电图与右后象限相似。然而,存在缺口效应,这可能产生误导性的定位。MRI 显示之前的切除区域,PET 证实切除区域的低代谢。由于 PET 异常区域因切除术而改变,通过低代谢边缘来确定保留的不典型增生是不可能的。总的来说,术后评估没有确定癫痫复发的原因,但也没有确定致痫区的替代定位。

基于第二次评估,扩大了右侧顶叶下部切除范围。对额外切除组织进行组织病理学检查,发现了紧密排列的细胞,但无可诊断为局灶性皮质发育不良的分层异常或畸形的神经元。第二次癫痫手术后 1 年无癫痫发作。

影像表现

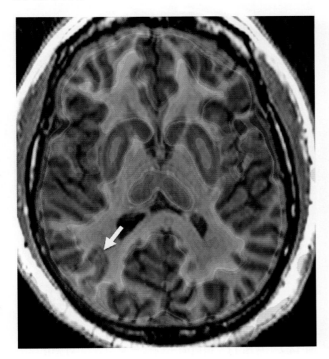

图 14.1　基底节水平轴位 PET-MRI 与 FDG-PET 彩图的配准图。右侧顶叶下部皮质可见局灶性低代谢区域。低代谢区域延伸到深处脑沟的异常皮质（箭头）

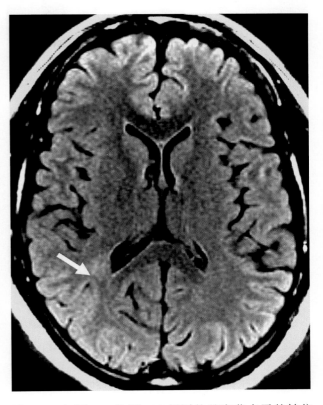

图 14.3　与图 14.1 和图 14.2 相同的基底节水平的轴位 FLAIR 序列 MRI。低代谢区域（箭头）与异常信号不对应，但脑回和脑沟解剖在此序列图像中不太清楚。侧脑室后角增大，邻近脑室的白质信号轻度增加，为非特异性表现

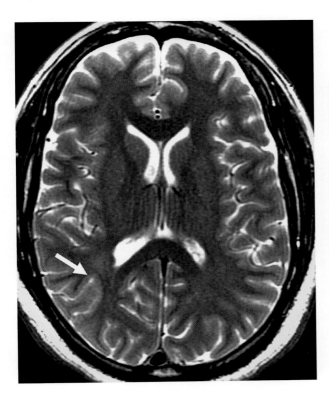

图 14.2　与图 14.1 相同的基底节水平轴位 T2 序列 MRI。低代谢区域（箭头）表现为正常灰白质分化和正常的皮质下白质。脑回和脑沟的解剖也正常。位于低代谢区深部右侧侧脑室后角增大

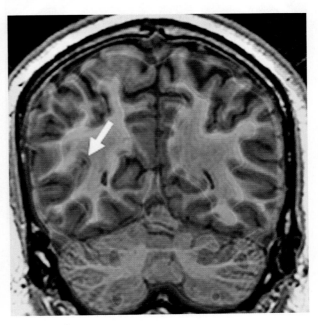

图 14.4　枕角水平冠状位 MRI 与 FDG-PET 彩图的配准图。右侧顶叶下部脑沟深处呈局灶性低代谢改变（箭头）

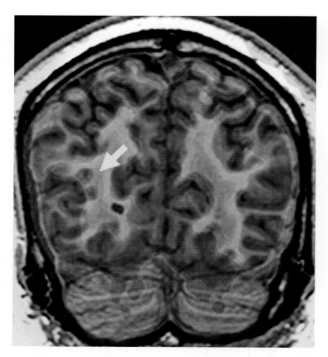

图 14.5　小脑后部水平冠状位 MRI 与 FDG-PET 彩图的配准图。两个低代谢区域（上部区域的箭头）对应于右侧顶枕交界处的顶叶下部的脑沟。下部的低代谢区在枕叶上部

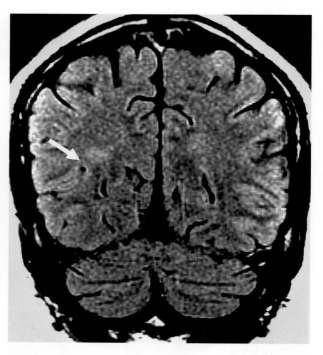

图 14.7　与图 14.5 相似的小脑后水平冠状位 FLAIR 序列 MRI。未见异常信号或皮质轮廓。高信号区域（紧邻箭头内侧）对应于图 14.3 中非特异性白质高信号

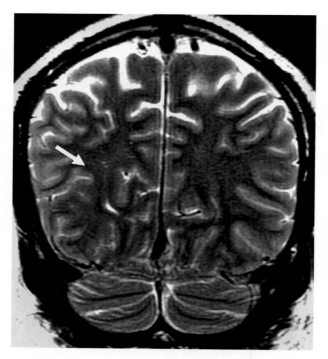

图 14.6　与图 14.5 相似的小脑后部水平冠状位 T2 序列 MRI。顶枕交界处脑沟具有正常的灰白质分化（箭头），皮质下白质信号正常

颞极局灶性皮质发育不良

15

临床病史

第一次确认的癫痫发作发生在 8 岁时，表现为意识缺失，并伴双侧无目的动作。

习惯性癫痫表现为听到重复一个单词时产生的幻听先兆，行为上发展到喘息和口腔自动症，然后发展到双侧手臂和腿部的过度运动。有时，突然跳起来并站立是发作行为的一个组成部分。癫痫发作持续时间约为 1 分钟，随后是约 1 小时的嗜睡。治疗包括多种抗癫痫药物，癫痫发作频率为每月 3 次。

未发现癫痫危险因素。神经系统检查正常。

神经心理学测试确定了语言、语言学习和语言记忆方面的障碍。

发作间期脑电图显示罕见的左前颞叶癫痫样放电。视频脑电图监测记录清醒时的局灶性癫痫表现为短暂的认知变化。在睡眠期间，癫痫发作表现为突然的全身运动和踢腿。癫痫发作发生在左颞区。

MRI 发现左侧颞极局灶性皮质发育不良。海马正常。语言功能 MRI 成像发现左半球优势。PET 显示左前颞叶代谢减低。

病史和评估显示为左前颞叶癫痫。伴有意识障碍和自动性障碍的局灶性癫痫是边缘系统癫痫的典型表现，脑电图和言语记忆障碍支持这一可能性，但运动亢进在颞叶近端癫痫中是不典型的，影像学提示更偏向于前侧定位。考虑到癫痫手术中包括切除颞中部结构的风险，我们进行了颈动脉内阿巴比妥试验，在左、右注射后，该实验确认情景记忆完好。

基于影像和认知测试结果，在 15 岁时进行了保留海马的左颞极切除。组织病理学检查发现分层不良伴神经元拥挤和畸形神经元增大，提示皮质发育不良Ⅱa 型。手术后 1.5 年没有发生意识障碍的癫痫发作，但偶尔会出现先兆。

影像表现

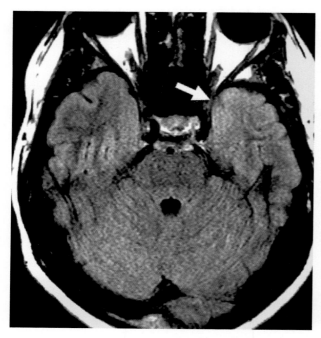

图 15.1　颞极水平轴位 FLAIR 序列 MRI。左颞极前正中高信号（箭头）。左外侧颞极灰白质交界处异常模糊也很明显。从整体上看，左颞极比右颞极小

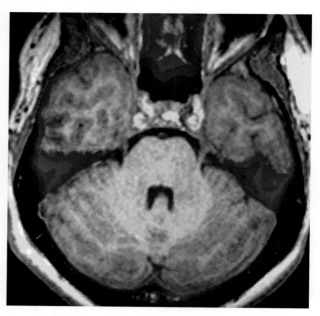

图 15.3　与图 15.1 和图 15.2 相似的颞极水平轴位 MRI 与 FDG-PET 彩图配准图。左颞极代谢低，包括内、外侧

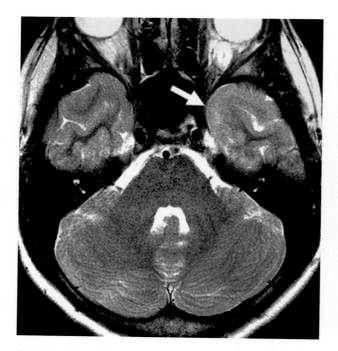

图 15.2　低于图 15.1 的颞极水平轴位 T2 序列 MRI。在 T2 序列中，沿左颞叶前侧和近侧灰白质交界处模糊显示得更清晰（箭头）

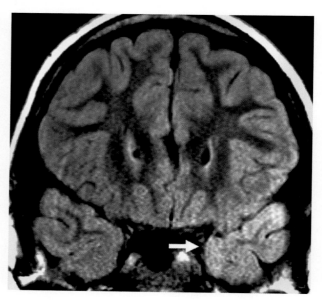

图 15.4　颞极水平冠状位 FLAIR 序列 MRI。左颞叶内侧（箭头）明显异常高信号。左外侧颞叶灰白质交界处异常模糊也很明显。在该水平，左颞叶略小于右颞叶

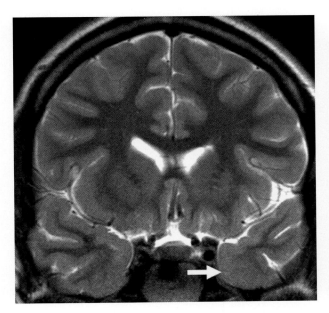

图 15.5 位于图 15.2 之后的颞极水平冠状位 T2 序列 MRI。在左颞极内侧(箭头)和下侧未见灰白质分化。与右侧相比,颞中回和颞上回顶部的灰白质交界处的分化轻微减弱

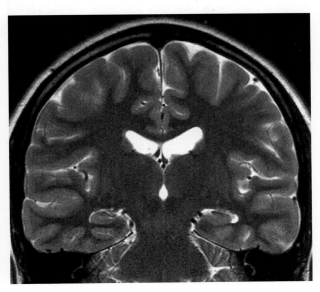

图 15.7 海马水平冠状位 T2 序列 MRI。左海马旁回和梭状回内灰白质交界处模糊。双侧海马体积和信号正常

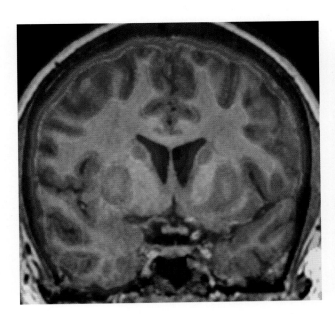

图 15.6 与图 15.4 和图 15.5 相似的颞极水平冠状位 MRI 与 FDG-PET 彩图的配准图。整个可见的颞叶都呈低代谢改变。灰白质交界处模糊的内侧区域比模糊程度较低的颞上回和颞中回代谢更低

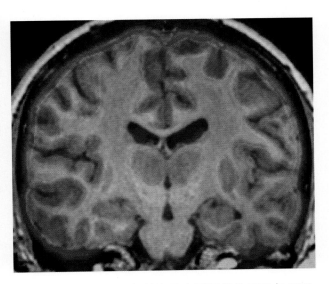

图 15.8 与图 15.7 相似的海马水平冠状位 MRI 与 FDG-PET 彩图的配准图。左海马旁回和梭状回呈明显的低代谢改变。与右颞叶相比,颞上、中及下回也存在低代谢改变,但不如颞内、下侧结构明显。双侧海马的代谢是对称的

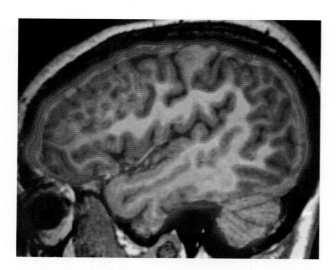

图 15.9　左侧颞极水平旁矢状位 MRI 与 FDG-PET 彩图的配准图。颞极呈明显的低代谢改变。颞上回低代谢区域未累及贺氏脑回

杏仁核局灶性皮质发育不良 **16**

临床病史

第一次确认的癫痫发作发生在儿童早期,表现为无反应,随后出现意识混乱。

在童年后期,习惯性癫痫发作并没有改变,表现为一种在熟悉声音的幻听中穿过隧道的时间倒流的感觉。这种氛围偶尔也会带来似曾相识的感觉。随之而来的是反应迟钝和意识障碍,有时包括眼睑扑动。总发作时间为 1~3 分钟,随后出现意识混乱。治疗包括多种抗癫痫药物,癫痫发作频率为每周 2~3 次。

癫痫的危险因素是早产 3 个月和可能的发热性惊厥。神经系统检查是正常。神经心理学测试发现语言记忆受损,视觉记忆和语言功能完好。病史是抑郁症的重要因素。

发作间期脑电图显示左颞区出现癫痫样尖波。视频脑电图监测记录的局灶性癫痫发作表现为凝视。在几次癫痫发作期间,左颞区脑电图呈节律性变慢。

MRI 显示左侧杏仁核异常,双侧海马正常。PET 显示左侧杏仁核代谢减低。

病史和评估提示左颞叶内侧癫痫。时间和记忆扭曲的先兆是边缘系统癫痫的典型症状。奇怪的是,先兆并不包括杏仁核参与的情感特征。有文字记忆障碍的证据,考虑左侧颞叶前内侧切除,并进行颈动脉内异戊巴比妥试验。这证实了左半球在左、右注射过程中语言和情景记忆功能的优势。

由于成像异常不包括海马,且在右侧颈动脉内注射异戊巴比妥时情景记忆完好,因此使用深度电极进行颅内脑电图监测,以考虑左前颞叶切除以保留海马。颅内电极覆盖双侧颞叶和额叶,脑电图癫痫发作发生在左颞叶内侧,包括杏仁核,大多数癫痫发作发生在左颞叶内侧,但有时也发生在颞叶前部新皮质。

根据颅内脑电图结果,认为左颞叶前内侧切除术是避免癫痫发作的必要手术,并与患者讨论了记忆障碍风险。患者于 53 岁时行左颞叶前内侧切除术。组织病理学检查发现杏仁核内血管增生和胶质细胞增生。癫痫手术后 7 年没有发生意识障碍的癫痫发作。偶尔会出现持续 1 秒的先兆。切除后记忆功能没有发生明显变化。

影像表现

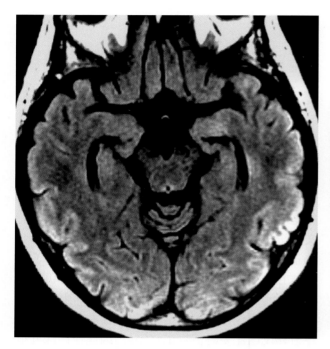

图 16.1 杏仁核和海马头水平轴位 FLAIR 序列 MRI。左侧杏仁核表现为异常高信号,双侧海马大小和信号正常

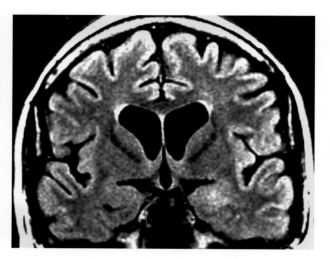

图 16.3 杏仁核水平冠状位 FLAIR 序列 MRI。左侧杏仁核呈异常高信号,体积正常,双侧杏仁核体积对称。沿左侧额叶外侧和颞叶皮质带的不对称信号是由于磁场不均匀造成的,并非异常

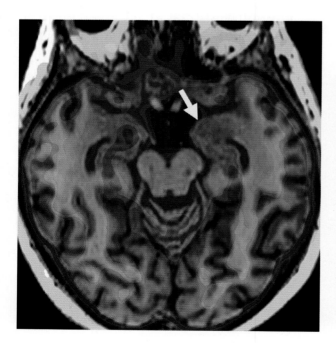

图 16.2 与图 16.1 同位的轴位 MRI 与 FDG-PET 彩图的配准图。左侧杏仁核明显低代谢(箭头),特别是与右侧杏仁核相比。双侧海马代谢对称且正常

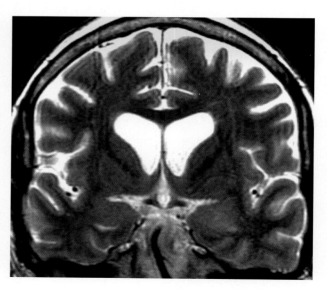

图 16.4 与图 16.3 相同的杏仁核水平冠状位 T2 序列 MRI。左侧杏仁核呈明显异常高信号,而杏仁核体积无明显差异。颞叶在其他方面也是正常的

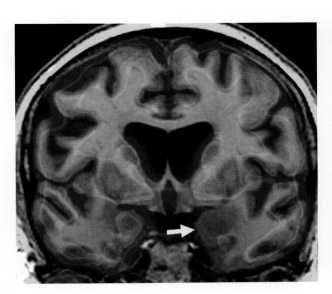

图 16.5 与图 16.3 和图 16.4 相似的杏仁核水平冠状位 MRI 与 FDG-PET 彩图的配准图。左侧杏仁核存在明显的低代谢(箭头),左侧海马旁回亦可见低代谢区域。双侧颞叶外侧对称且正常

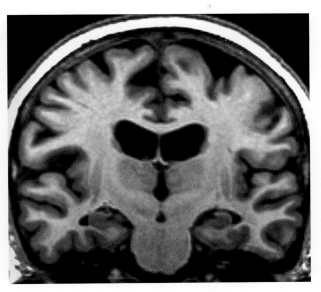

图 16.7 海马水平冠状位 T1 序列 MRI。双侧海马正常,大小对称。双侧颞叶皮质带和灰白质交界处正常

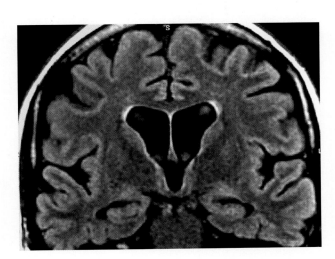

图 16.6 海马头水平冠状位 FLAIR 序列 MRI。双侧海马正常,大小和信号对称。侧脑室和第三脑室突出,但临床意义不明确

17 弥漫性脑室周围灰质异位

临床病史

第一次确认的癫痫发作是 20 岁时的全身性强直-阵挛性癫痫发作，但这次癫痫是基于定型性癫痫的经验，经回顾性确认，大约从 15 岁就已经发生了。

定型性癫痫是一种习惯性癫痫，表现为似曾相识，有特定的强迫记忆，随后意识受损，伴左手自动症，有时也伴有语言自动症。先兆有时还包括恶心或上腹部不适。癫痫发作时间为 2 分钟，随后是头痛和疲劳 20 分钟。强直-阵挛很少发生。在超过 10 年的时间里，一次都没有发生，总共发生了大约 4 次。从癫痫首次发生到确诊和治疗的 5 年时间里，回顾性估计习惯性癫痫发作每几周到每几个月发生一次。自诊断以来，癫痫发作频率增加到每周几次。治疗包括多种抗癫痫药物和迷走神经刺激。

癫痫的危险因素不存在，但有贡献的遗传因素是显而易见的。患者及其女儿均有脑室周围结节样灰质异位。神经系统检查正常。

发作间期脑电图显示右侧颞叶癫痫样放电。视频脑电图监测记录了意识受损的癫痫发作，与习惯性发作一致。脑电图发作未被定位。

MRI 发现沿侧脑室枕角外侧广泛对称的室管膜下灰质异位。

发作性行为提示边缘系统癫痫具有内侧颞叶记忆和岛叶特征。运动特征没有偏侧性，脑电图也没有显示出致痫区。这种没有明确定位的病灶特征的临床表现与双侧脑室周围灰质异位相一致。由于这种致痫性异常的癫痫切除手术是不可行的，因此在评估时没有进行额外的诊断测试。然而，在当前情况下，考虑行颅内脑电图检查，因为当用立体定向消融或反应性神经刺激治疗时，更好的定位有利于癫痫控制，这是现在常规提供的治疗方案。

影像表现

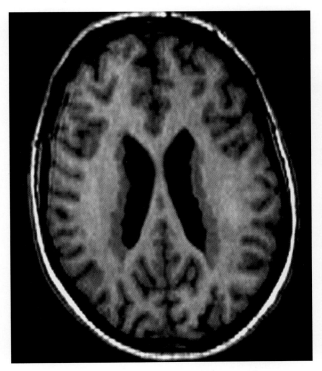

图 17.1 侧脑室水平轴位 T1 序列 MRI。沿两侧侧脑室侧壁可见结节样异位灰质。周围的白质及其覆盖的皮质带正常

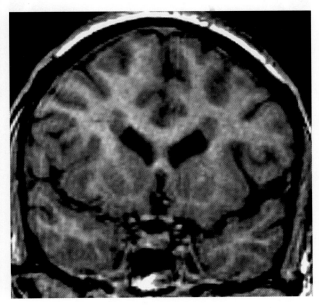

图 17.3 颞极水平冠状位 T1 序列 MRI。沿两侧侧脑室额角外侧可见灰质异位

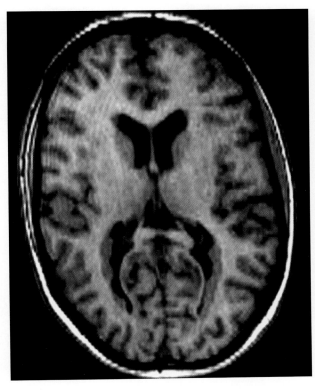

图 17.2 脑室水平轴位 T1 序列 MRI。沿脑室外侧至双侧枕角可见结节状异位灰质。额角脑白质和皮质带正常

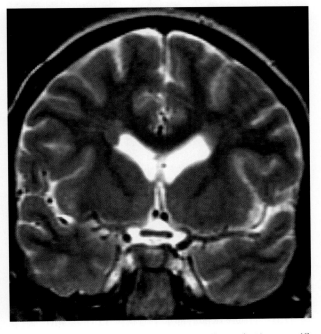

图 17.4 与图 17.3 相同颞极水平冠状位 T2 序列 MRI。沿双侧额角外侧可见灰质异位。在白质中可见线性血管周围间隙,并垂直于额角异位的灰质。在这张图像中,右脑的血管周围间隙更为明显。与穿透征不同,它们不会向脑室逐渐变细,在 T1 序列图像上不表现为灰质

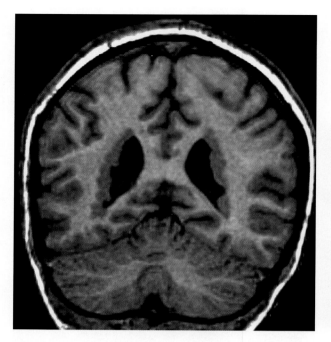

图 17.5 胼胝体压部水平冠状面 T1 序列 MRI。结节状灰质异位沿双侧侧脑室后部外侧汇合。侧脑室的内侧，包括上、下两部分均正常

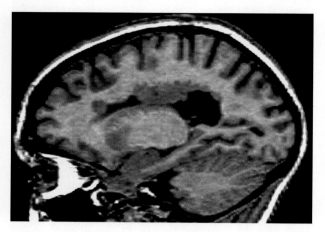

图 17.7 左侧丘脑水平矢状位 T1 序列 MRI。灰质异位沿侧脑室上缘明显，额角附近呈结节状表现，如图 17.3 和图 17.4 所示。皮质带和白质正常

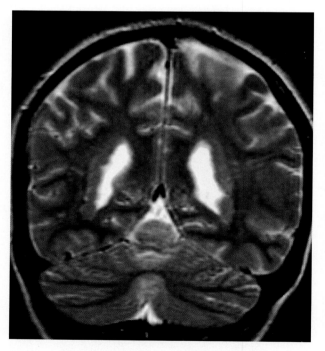

图 17.6 胼胝体压部后部水平冠状位 T2 序列 MRI。结节状灰质异位沿双侧侧脑室后外侧汇合。血管周围间隙是两侧可见的线性信号，它们彼此平行，并垂直于异位灰质的外侧表面

临床病史

第一次确认的癫痫发作发生在 7 岁时,表现为眼前突然发黑,反复发作几个月,每次发作持续几分钟,有时甚至被迫向右凝视。

随后的习惯性癫痫发作表现为:①右视野出现闪光,随后失明数秒;②中心视力向外扩展变暗,伴焦虑、失忆和 30~60 秒的重复提问;或③双侧强直-阵挛性惊厥。治疗包括多种抗癫痫药物,伴有局灶性视觉发作每天约 7 次,伴意识和记忆障碍的癫痫发作每月约 5 次。双侧强直-阵挛性发作已超过 5 年未发生。

癫痫的危险因素不存在。神经系统检查正常,包括自动测试评估的视野。

发作间期脑电图显示颞区和左后象限出现间歇性和独立的慢化,双侧中央和颞区及左枕区出现多灶性癫痫样尖波,光刺激时左侧枕区出现癫痫样放电。视频脑电图监测记录的局灶性癫痫发作表现为由于闪光模糊或幻觉而引起的右侧视力改变。有些癫痫发展为无反应和手自动症。癫痫发作的发作期脑电图是渐进性变化的,左枕区最大的节律

性减慢。

MRI 发现枕角室管膜表面有小的异位灰质,左侧较多。PET 在枕角室管膜表面发现了小的相应的低代谢区域。

右侧原发性视觉幻觉伴强迫凝视的发作经历和发作期脑电图提示左侧枕部致痫区。这是由左枕角的结构和代谢异常所支持的,但右枕角存在其他异常,间期脑电图显示更弥漫性癫痫样异常。基于这些证据,我们进行了额外的诊断测试,以进一步评估切除的定位和相应的缺陷风险。

视觉功能 MRI 正常,语言功能 MRI 显示伴靠近灰质异位的颞叶基底部命名区的左半球优势。神经心理学测试发现了语言和视觉情景记忆以及视觉空间感知和推理方面的障碍。

功能评估进一步支持左侧枕叶致痫区可能涉及左侧枕角异位灰质。为了避免明显的视野缺陷,采用立体定向激光热消融手术治疗。经过治疗后,局灶性视觉癫痫发作和意识障碍的频率降低到术前的一半左右。术后 1 年,自动视野测试显示无变化,神经心理测试发现视觉空间感知和推理能力得到改善。

影像表现

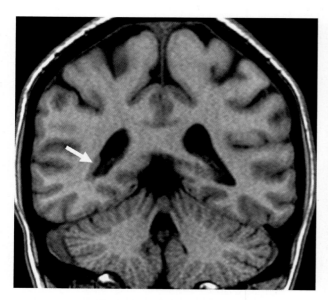

图 18.1　胼胝体压部水平冠状位 T1 序列 MRI。沿右侧侧脑室外侧下壁可见异位灰质(箭头)。双侧覆盖的新皮质带及其灰白质分化正常

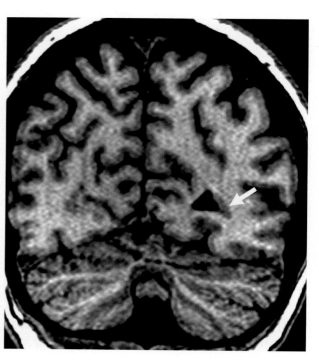

图 18.3　枕角水平冠状位 T1 序列 MRI。沿左侧侧脑室外侧壁近左枕角可见异位灰质(箭头)。上面的新皮质带正常。右侧枕角未见,与异位灰质明显横向对称的灰质信号属于正常的脑回

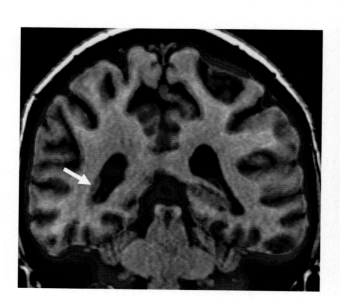

图 18.2　与图 18.1 相同的胼胝体压部水平冠状位 MRI 与 FDG-PET 彩图的配准图。异位灰质(箭头)与正常灰质代谢相比呈低代谢改变,这在新皮质带中非常明显。然而,异位灰质的代谢略高于周围的白质

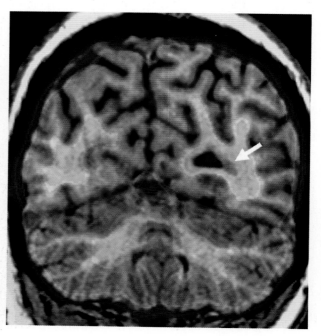

图 18.4　与图 18.3 相似枕角水平的冠状位 MRI 与 FDG-PET 彩图的配准图。沿左侧侧脑室外侧可见异位灰质(箭头)。与新皮质相比,该结节呈低代谢改变,与白质相比代谢轻度增高

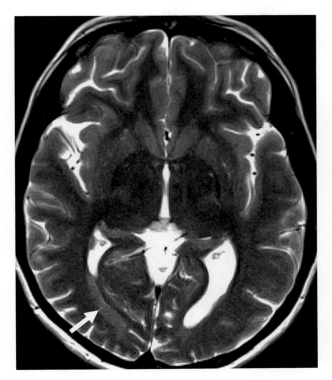

图 18.5 丘脑水平轴位 T2 序列 MRI。沿右侧侧脑室枕角边缘可见明显的灰质信号(箭头)。异位灰质的信号略高于周围的白质。左侧侧脑室侧壁轮廓的细微不规则是一较小的异位灰质所致

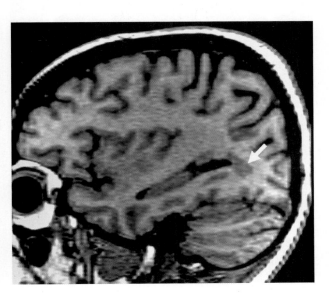

图 18.7 右侧岛叶水平矢状位 T1 序列 MRI。异位灰质(箭头)位于右侧侧脑室枕角后缘。额外的异位灰质出现在脑室最上方的前面。位于脑室下方的两个灰质信号岛是侧副沟的正常深部

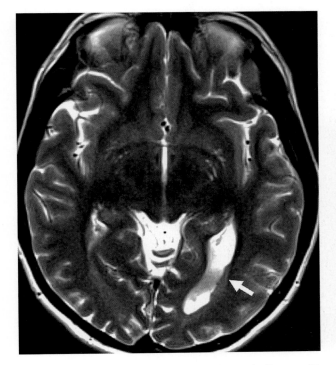

图 18.6 略低于图 18.5 的上丘水平轴位 T2 序列 MRI。沿着左侧侧脑室外侧壁可见异位灰质。它与图 18.5 中细微的左侧侧脑室壁异常相邻。上面的新皮质是正常的

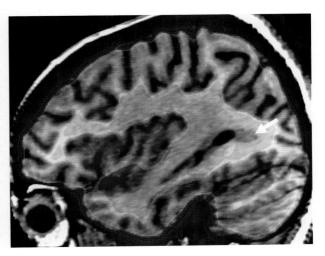

图 18.8 与 18.7 相似的右岛叶水平的矢状位 PET-MRI 与 FDG-PET 彩图的配准图。灰质信号(箭头)在右侧侧脑室枕角边缘后可见。沿侧脑室上缘可见额外的异位灰质。异位灰质的代谢信号略高于沿皮质带的白质,略低于沿皮质带的灰质,以及与侧副沟深部对应的位于脑室下方的黄色信号

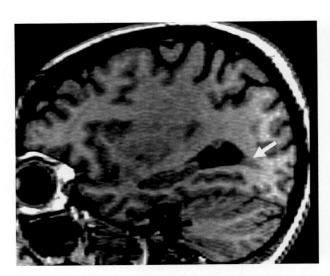

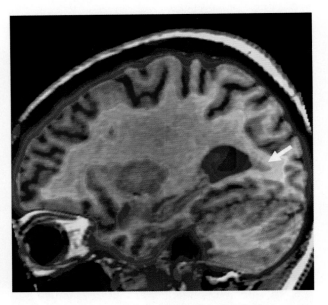

图 18.9   略比图 18.7 偏外左侧海马水平矢状位 T1 序列 MRI。异位灰质(箭头)位于右侧侧脑室枕角后缘。脑室上方可见另一个异位灰质结节

图 18.10   与图 18.9 相似的右侧海马水平矢状位 PET-MRI 与 FDG-PET 彩图的配准图。异位灰质(箭头)位于枕角后缘。上部结节不明显,因为其水平面略侧向图 18.9 所示的水平

带状灰质异位 **19**

临床病史

第一次确认的癫痫发作发生在 12 岁时，出现非眩晕性头晕、焦虑和恐惧，随后出现意识障碍伴口和手自动症。

习惯性发作与首次发作相似，但少数进展为双侧强直-阵挛性发作。治疗包括多种抗癫痫药物，发作频率通常为每月 12~15 次，最高达每日 4 次。

神经系统检查示轻度智力障碍，有抑郁病史。

发作间期脑电图（EEG）示轻度广泛性慢波，左右不对称性，左侧颞区更明显。癫痫样尖波广泛位于左侧颞区，孤立存在于右侧前颞区。视频脑电图（VEEG）记录到局灶性发作，表现为意识丧失，后变成强直-阵挛性发作，并伴有不一致的偏侧性扭转运动。发作期 EEG 示癫痫发作也存在偏侧性，部分位于右侧颞区，其余的位于左后象限，随后传播至左侧颞区。

MRI 示顶枕及后颞区双侧对称、融合的灰质带。PET 可见与带状灰质异位一致的异常低代谢区。

虽然据报道的刻板的发作经历和表现，病史可提示癫痫的发作定位，但评估提示为双侧独立的局灶性发作，左、右扭转运动和右、左发作期 EEG 癫痫发作的偏侧性都证明此点。双侧带状灰质异位为双侧、独立的局灶性发作提供了病因学解释，而带状灰质异位的不对称则解释了发作期 EEG 双侧发作波形的不同。然而，此差异在进展到双侧强直-阵挛性发作之前并没有产生不同的先兆或自动症。该患者未行手术治疗。

影像表现

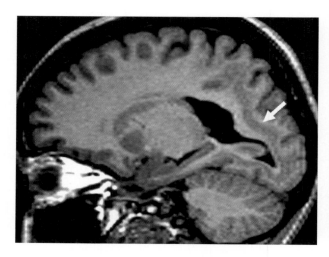

图 19.1   左侧丘脑水平矢状位 T1 序列 MRI。顶-枕区皮质下见一灰质信号带(箭头),通过白质与皮质分界清楚。皮质带正常

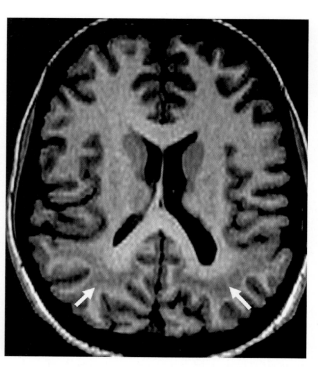

图 19.3   尾状核上部水平轴位 T1 序列 MRI。双侧灰质异位带(箭头)从下顶区弯向上顶区,并延伸至扣带回后部。此信号带与周围白质的分界不对称,左枕叶的交界区更模糊

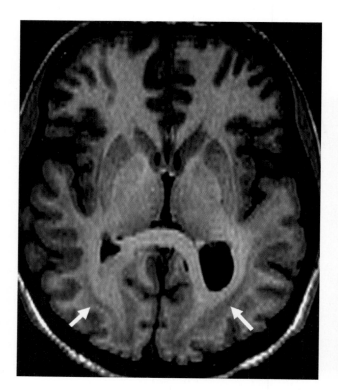

图 19.2   丘脑水平的轴位 T1 序列 MRI。双侧颞-枕区见带状灰质信号(箭头),在枕极转向前与枕叶内侧相延续。此信号带不对称,左侧枕叶更宽

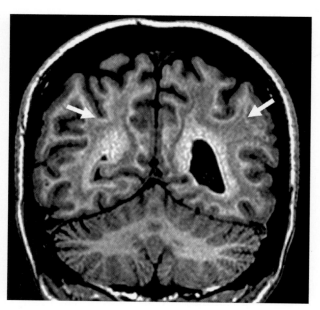

图 19.4   侧脑室体部水平冠状位 T1 序列 MRI。在此层面灰质异位带(箭头)更宽,并延伸至脑室和皮质带之间的大部分白质区

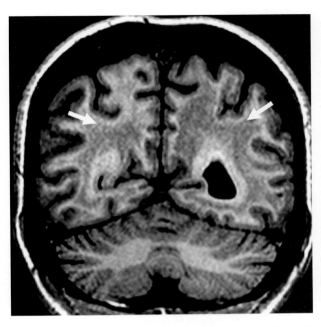

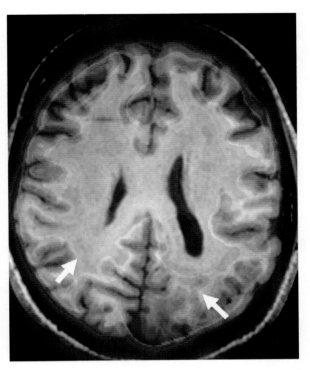

图 19.5　紧邻图 19.4 后方的侧脑室体部水平冠状位 T1 序列 MRI。此层面围绕左侧侧脑室的灰质异位带外侧较宽（左顶叶箭头），邻近扣带回后方的部分较窄。在右侧、内侧和外侧亦可见灰质异位，但不像左侧那样宽（右顶叶箭头）

图 19.7　图 19.2 上方的胼胝体水平轴位 MRI 与 FDG-PET 彩图配准融合图像。左侧顶叶灰质异位（箭头）代谢与正常皮质相近，由于 PET 的空间分辨率较低，似为皮质的一部分。此图像并不能准确地区分两者。右侧顶叶灰质异位（箭头）的信号低于皮质，如同皮质的延伸，呈较低代谢改变。与左侧额叶皮质和右侧顶-枕叶皮质相比，顶-枕交界区外侧皮质的代谢异常减低，提示带状灰质异位以外的异常

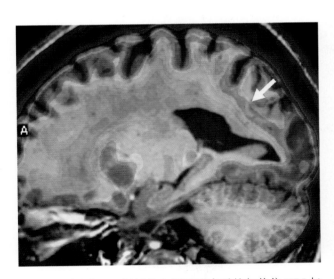

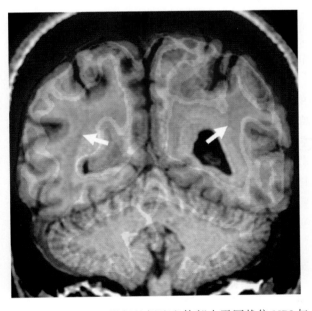

图 19.6　与图 19.1 相似的左侧丘脑水平的矢状位 MRI 与 FDG-PET 彩图配准融合图像。异位灰质（箭头）代谢略低于正常皮质。由于 PET 的空间分辨率较低，此带呈与皮质相连续的假象

图 19.8　与图 19.4 类似的侧脑室体部水平冠状位 MRI 与 FDG-PET 彩图的配准融合图像。两侧带状灰质异位的代谢相似（箭头），但左侧代谢更不均匀。在左侧灰质异位上部，部分区域代谢与正常新皮质相似。右枕叶下部皮质呈异常低代谢，提示带状灰质异位以外的其他异常

20 脑白质内灰质异位

临床病史

第一次确认的癫痫发作发生在 16 岁时,表现为晕倒伴意识丧失,但其余意识丧失发作出现在 9 岁后,发作前兆出现在 6 岁后。

习惯性发作与儿童和青少年时期的发作相似。部分癫痫发作之前右侧面部和头皮出现刻板的疼痛躯体感觉先兆,先兆也可单独出现。特别的是,此发作之前的先兆表现为意识和反应减退伴有口自动症,有时还伴左臂姿势性强直。发作持续 10~60 秒。表现为双侧强直-阵挛性惊厥的发作没有先兆,更倾向于夜间发作。之前,伴意识受损的局灶性发作发生频率从每周数次到每月数次。双侧强直-阵挛性发作的频率要低得多。

无癫痫危险因素。

神经系统检查正常。神经心理测试总体表现正常,语言记忆优于非语言记忆。

发作间期脑电图(EEG)显示多发、双侧独立的、颞部癫痫样尖波。视频脑电图(VEEG)记录了单独的先兆,而无相关的癫痫样 EEG。进展为双侧强直-阵挛性惊厥的局灶性发作有广泛的 EEG 发作部位,部分位于右颞区,其余位于左颞区。脑磁图(MEG)显示左侧前颞区和中颞区有数个散在的癫痫样放电,右侧前颞、中颞、后颞区及邻近顶区有独立的密集的一连串癫痫样放电。

MRI 发现右顶叶和颞叶广泛的多小脑回,伴脑室周围灰质异位,位于右侧侧脑室并延伸至右侧海马旁回。PET 示右侧大脑皮质呈弥漫、分布不均的代谢减低区。颈动脉内异戊巴比妥钠注射试验示语言左半球优势,双侧情景记忆功能完好。

发作表现和影像学异常提示癫痫定位于右侧颞叶和顶叶区。躯体感觉先兆的头痛表现可符合边缘系统和顶叶的定位,左侧作态、非言语记忆减弱、MEG 偶极子聚集提示右侧偏侧化。意识障碍和自动症以及左侧姿势的出现表明进展到边缘系统,但影像学提示有更大的致痫区域。然而,头皮的发作期 EEG 引起了对双侧癫痫的关注。

为了缩小癫痫手术的定位区域,在双侧颞叶和顶叶内植入双侧深部电极后重复 VEEG 检测。记录到习惯性发作与突然性发作略有不同。有些发作位于右内侧内嗅和杏仁核接触处,有些位于右内侧内嗅不与杏仁核接触处,与右侧后颞区接触处受累更大。

总之,诊断评估表明为极大分布的右侧颞叶癫痫。基于此进行了右侧颞叶切除术,并向后延伸超出颞叶内侧癫痫通常的边界。患者理解到包含颞叶内侧结构可能会增加对发作的控制,但也会损害非言语记忆功能。组织病理学检查证实为局灶性皮质发育不良 IIa 型。

术后发作控制改善到 12 个月内每月 1 次,之后 1 年内无癫痫发作,随停用了抗癫痫药物。之后持续治疗,无发作已 2.5 年。术后 2.5 年的神经心理测试发现了一种新的非言语记忆缺陷,无其他临床相关变化。

影像表现

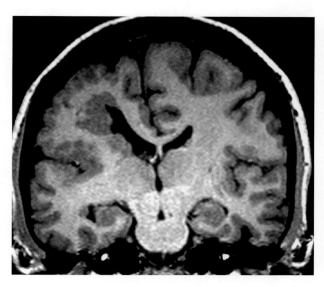

图 20.1　海马体水平的冠状位 T1 序列 MRI。右侧侧脑室周围区见团块样异位灰质，伴有右侧侧脑室扩大和变形。由于多小脑回，右外侧裂皮质异常。沿右侧颞角见小的脑室周围异位灰质。海马正常

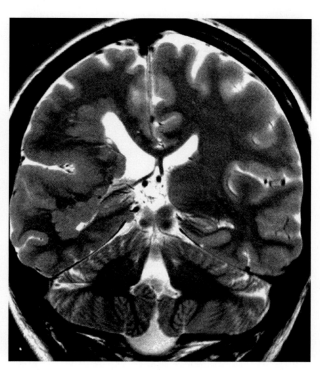

图 20.3　图 20.1 和图 20.2 之间的丘部水平冠状位 T2 序列 MRI。右侧侧脑室周围异位灰质沿右侧侧脑室边缘分布，包括三角区附近的下部区域。灰质异位与脑室畸形相关。多小脑回沿外侧裂后部分布。左侧脑半球正常

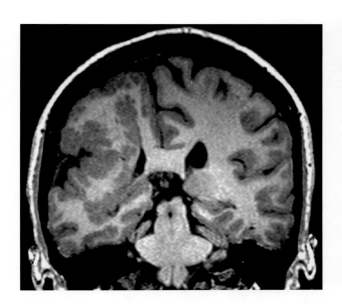

图 20.2　胼胝体压部水平冠状位 T1 序列 MRI。弥漫性的脑室周围异位灰质向上突出并沿右侧侧脑室壁延伸。外侧裂较宽，周围见多小脑回。后颞叶的脑沟也存在异常。左外侧裂增厚的皮质为正常的脑回结构，此表现与成像平面和容积效应有关

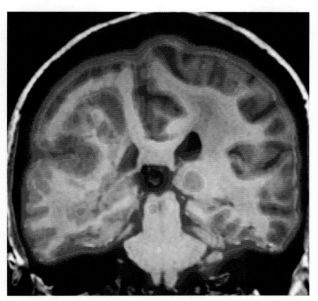

图 20.4　与图 20.2 相同水平的冠状位 MRI 与 FDG-PET 彩图的配准融合图像。右脑半球呈弥漫性低代谢，灰质异位的上部代谢相对较高。异位的颞叶部分比上部分代谢更低。同样，右侧颞叶新皮质比右侧额叶代谢更低。包括左丘脑在内的左脑半球代谢正常。由于层面位置及右侧丘脑前移位，右侧丘脑未见显示

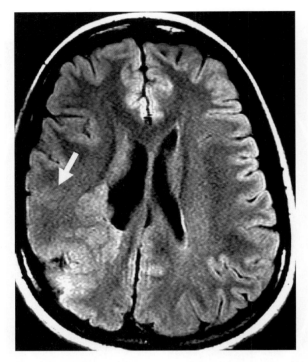

图 20.5　侧脑室水平的轴位 FLAIR 序列 MRI。右侧侧脑室扩大,沿右侧侧脑室后外侧见多分叶、弥漫的异位灰质。异位灰质外侧沿右侧额叶外表面见多小脑回。脑室表面和大脑表面之间见更微小的灰质异位区(箭头)

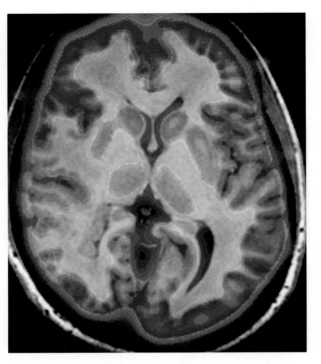

图 20.7　脑岛水平轴位 MRI 与 FDG-PET 彩图的配准融合图像。脑室周围异位灰质显示为沿脑室体部的代谢信号。与对侧同位置皮质相比,额叶和顶叶后部的大脑皮质呈明显低代谢。右侧丘脑向前移位,如图 20.4 所示,但除此之外均正常。此层面可见右侧大脑半球萎缩

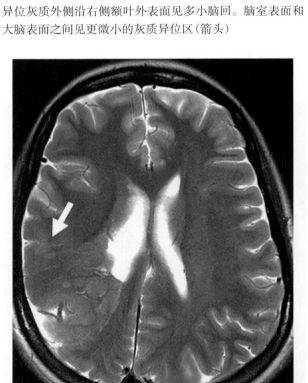

图 20.6　与图 20.5 相同水平的轴位 T2 序列 MRI。表现与图 20.5 相似,但成像序列的不同导致信号不同。T2 序列提供了更多的解剖细节,但异位灰质与周围白质的信号强度差异不大。对于 T2 和 FLAIR 序列,异位灰质信号均与大脑皮质灰质相似

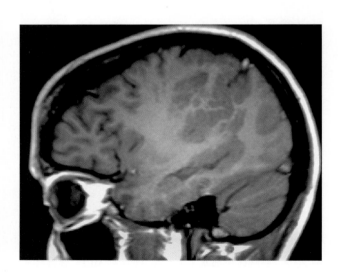

图 20.8　右侧海马水平的旁矢状位 T1 序列 MRI。顶叶脑沟异常,白质内见多小脑回和多分叶状灰质异位。沿右侧侧脑室颞角可见脑室周围异位灰质。灰质异位的层面还可见顶部大脑表面有一异常脑裂

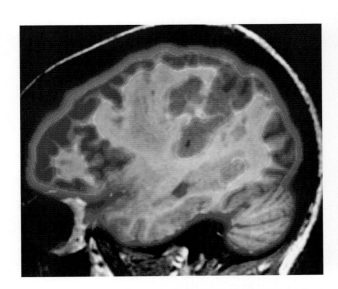

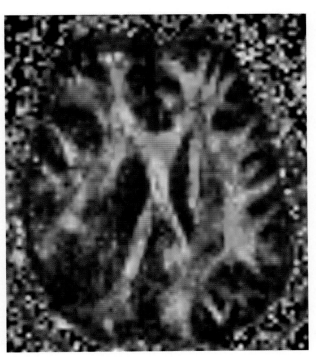

图 20.9　与图 20.8 相似，右侧海马水平旁矢状位 MRI 与 FDG-PET 彩图的配准融合图像。大的顶叶灰质异位区内灰质的代谢信号正常。沿颞角的脑室周围灰质异位呈低代谢。颞叶也呈低代谢

图 20.10　胼胝体水平轴位 MR 弥散张量图像。右顶区正常白质结构缺失，与右侧侧脑室周围的异位灰质融合

21 多小脑回畸形不伴脑裂畸形

临床病史

第一次确认的癫痫发作发生在 12 岁时,表现为金属味的幻味,随后意识丧失。

习惯性发作发生于 12 岁以后,总是发生于幻味先兆之后。表现为意识和反应丧失并言语和左手运动能力下降,持续数秒。从未仅发生先兆。部分癫痫进展为左臂抽搐,但很少进展为强直-阵挛性惊厥,共有 8 次。治疗包括多种抗癫痫药物,发作频率为每周 4 次。

癫痫的危险因素是癫痫发作家族史。神经系统检查发现左旋前肌漂移伴左手精细手指活动轻度减低。神经心理测试发现视觉空间组织能力下降,定势转换受损并抗干扰能力受损。

发作间期脑电图(EEG)显示右后颞区异常慢波,右侧后颞和顶区或双侧后颞、顶区同时出现癫痫样放电。视频脑电图(VEEG)记录到局灶性发作,表现为头部非扭转性转向右,随后扭转向左,伴左脸紧缩、左臂抽搐,然后双侧强直-阵挛性运动。当双侧强直-阵挛性发作之前发作已结束,则无发作后意识模糊。发作期 EEG 示癫痫发作位于右侧中颞区。

MRI 示右额盖内多小脑回并其下白质结构扭曲。PET 正常。脑磁图(MEG)发现右侧颞、额中和顶区有呈簇癫痫样偶极子。

病史和评估表明右侧新皮质癫痫并蔓延到边缘和运动系统。特别是尽管有幻味先兆,但发作后精神状态立即恢复正常支持新皮质发病。

由于结构异常区域的广泛性和共同功能定位的可能性,放置硬膜下栅格电极用于监测功能和癫痫发作。覆盖范围包括右后额、前顶和上颞区的栅格,以及栅格上方、后方和下方区域的条带。根据硬膜下的 EEG 记录,进行了右顶-颞部切除术。组织病理学检查发现多小脑回和皮质分层轻度紊乱。目前尚不清楚长期的术后癫痫控制情况。

影像表现

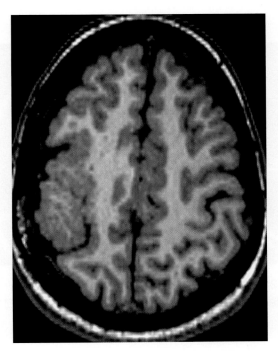

图 21.1　半卵圆中心水平的轴位 T1 序列 MRI。沿右侧额叶和顶叶表面见多小脑回,呈皮质带扭曲和脑沟异常。右中央沟的方向异常,变为前后方向

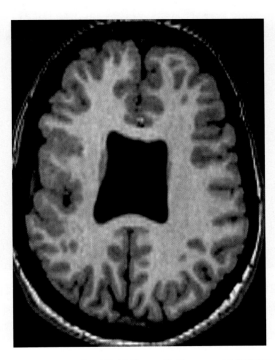

图 21.3　侧脑室水平的轴位 T1 序列 MRI。透明隔缺失,侧脑室形变为矩形。广泛分布的多小脑回位于右岛盖区。多小脑回内的皮质增厚并多发小的脑回,但灰白质交界处正常

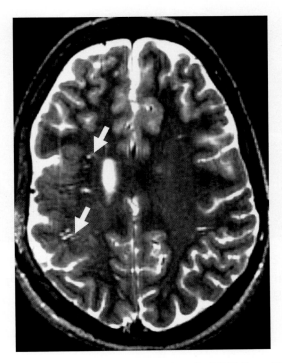

图 21.2　略低于图 21.1 的半卵圆中心水平的轴位 T2 序列 MRI,倾斜包含了右侧侧脑室上部。右额顶叶岛盖见多小脑回。小的脑回在此序列显示不明显,故大脑皮质看起来比 T1 序列的厚。显著的血管周围间隙(箭头)由于其 T2 高信号而更加明显

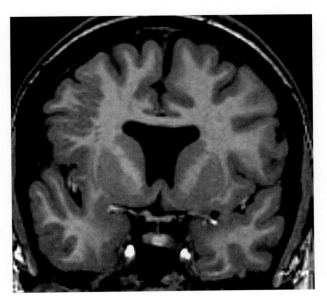

图 21.4　视交叉水平的冠状位 T1 序列 MRI。透明隔缺失,右额盖区见多小脑回。右额上回正常。多小脑回起于右额中回,延伸至右额下回。双侧颞叶在此层面正常

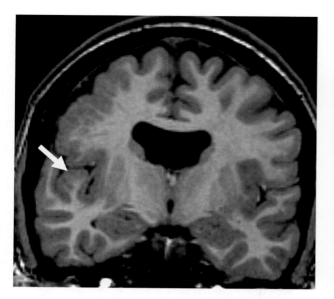

图 21.5 海马头部水平的冠状位 T1 序列 MRI。与图 21.3 更前的平面相似，多小脑回遍及右额中回，并延续至额下回。而贺氏回（箭头）也呈多小脑回。颞叶其余部分正常

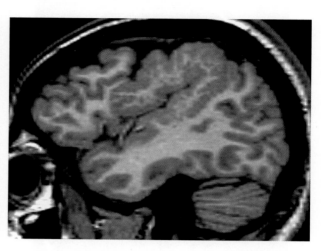

图 21.7 外侧裂周围水平的右旁矢状位 T1 序列 MRI。沿外侧裂边缘见多小脑回，累及额、顶叶岛盖以及颞上回后部。所有脑回内均见皮质增厚并多发小的脑回

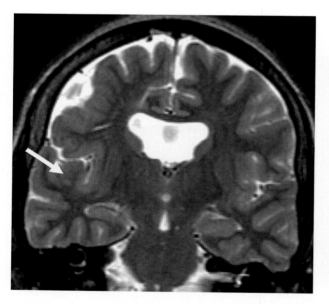

图 21.6 较图 21.5 略靠后的海马前部水平的冠状位 T2 序列 MRI。多小脑回始于右额中回，向下延伸至额盖，并累及贺氏回（箭头）。右脑岛由于曲率变直而扭曲。左脑岛曲率正常

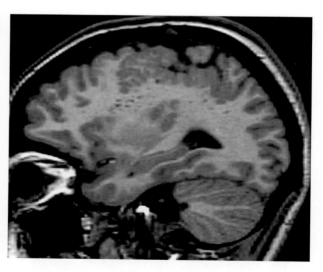

图 21.8 图 21.7 内侧的脑岛水平的右旁矢状位 T1 序列 MRI。右额叶、顶叶皮质在中央沟区扭曲，皮质下白质内见明显的血管周围间隙。此层面颞叶正常

多小脑回伴闭唇型脑裂畸形

临床病史

第一次确认的癫痫发作发生在 12 岁时,表现为意识丧失伴双侧性运动,持续了 2 分钟,消退后无发作后意识混乱。

习惯性发作与首次发作相同数年,直到 27 岁时出现新的癫痫发作表现。新的癫痫发作导致右臂和右腿感觉丧失,随后右腿抽搐,然后突然摔倒伴双侧姿势性强直。发作期意识和随后的回忆无改变,无发作后意识混乱。所有发作持续时间恒定为 2 分钟。治疗包括多种抗癫痫药物,发作频率为每几周到几个月在数天内发作 3 到 4 次。

癫痫的危险因素是家族史。患者的母亲有癫痫发作,表现为感觉先兆,进展到双侧强直性活动,无意识丧失。她的诊断评估结果未知。

神经系统检查正常。

发作间期 EEG 显示右额中和左颞中区的广泛性慢波和局灶性癫痫样放电。发作间期 EEG 还包括逐渐爆发的中央尖波,持续数秒。VEEG 记录了右臂肌阵挛性抽搐和双侧强直-阵挛发作。肌阵挛和强直-阵挛发作都有反复局灶性放电的癫痫发作,位于左额中区。

MRI 发现闭唇型脑裂畸形,从左侧侧脑室体延伸到其上的后额叶。沿脑裂边缘及邻近的额顶叶可见广泛的异常增厚的灰质。额顶叶也见多小脑回。

病史和评估表明为新皮质癫痫,定位于左侧中央区。突然的单侧或双侧运动、阵挛导致跌倒、突然消退、发作期或发作后无精神状态改变,这些表现支持此定位。局灶性 EEG 发作和广泛的中央区癫痫样异常也支持此定位。脑裂畸形和多小脑回结构异常为相关的、相对较大的区域,有致痫潜能。尽管有结构畸形,但患者的神经系统检查正常,此可发生于脑裂畸形。

由于广泛的、不规则的大脑表面和预期的非典型的功能组织,在癫痫手术前建议对功能和癫痫样异常均行颅内监测,以使疗效和安全最大化。基于患者意愿,未行手术评估和治疗。

影像表现

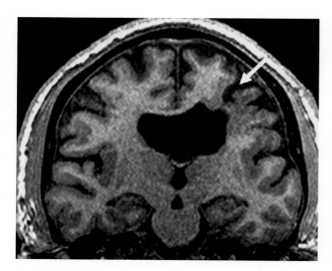

图 22.1　海马体水平的冠状位 T1 序列 MRI。左侧额上回外侧见脑裂畸形裂隙(箭头)。灰质分布在裂隙的两侧,直接相对,延伸到室管膜表面与侧脑室相通。左侧额中回的脑回轮廓异常增大,提示多小脑回。左侧侧脑室畸形,透明隔缺失

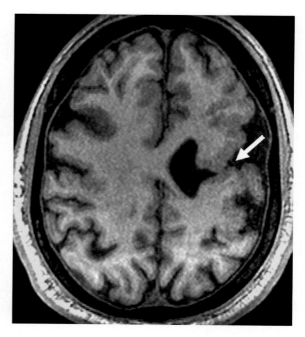

图 22.3　半卵圆中心水平的轴位 T1 序列 MRI。左侧侧脑室扩大导致脑室在此较高层面出现。脑室的外侧缘与脑裂畸形的裂隙延续(箭头),尽管在此图中看不到与裂隙的交通。裂隙前后的额叶外侧表面见多小脑回

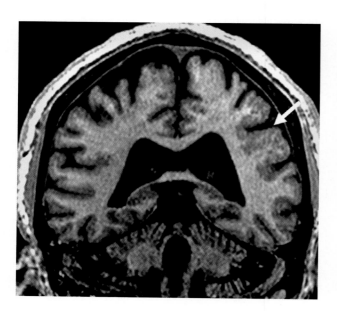

图 22.2　侧脑室三角区水平的冠状位 T1 序列 MRI。缘上回脑回增大(箭头),皮质带增厚。侧脑室稍不对称,左侧侧脑室轻微增大

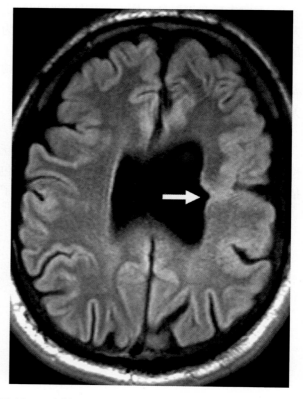

图 22.4　略低于图 22.3 的脑室平面的 MRI 轴位 FLAIR 序列。与图 22.2 相比,脑裂畸形裂隙的两侧在更大范围上相对,裂隙不那么深。可见从侧脑室朝向裂隙的凹陷(箭头)。因为 FLAIR 序列不能提供如同 T1 的解剖细节,所以裂隙后方的多小脑回不太明显

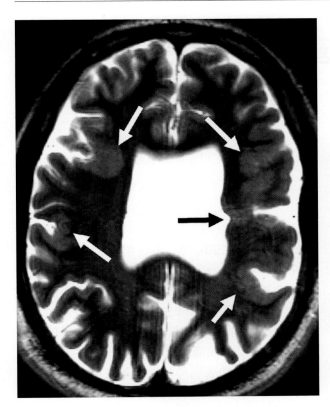

图 22.5 略低于图 22.4 的脑室水平的轴位 T2 序列 MRI。脑室凹陷为裂隙的延续(黑箭头),无信号表明裂隙和侧脑室相通。双侧额顶叶见异常增厚的皮质带(白箭头),为皮质发育畸形的另一表现

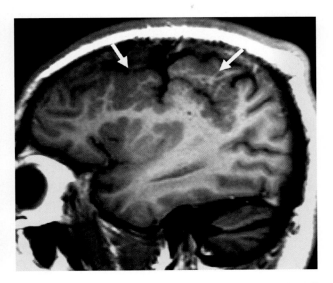

图 22.7 左岛叶水平的矢状位 T1 序列 MRI。脑裂畸形裂隙周围的额顶叶可见广泛的多小脑回。特别是皮质带增厚,沿表面有大量的小脑回(箭头)

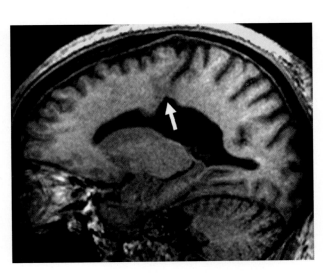

图 22.6 左侧侧脑室水平的矢状位 T1 序列 MRI。深的脑裂畸形裂隙表现为脑室的凹陷(箭头)和沿前后两侧的灰质

23 多小脑回伴开唇型脑裂畸形

临床病史

第一次确认的癫痫发作发生在 11 岁时, 表现为左脸和左臂感觉异常, 并进展为向左强迫凝视和左侧抽搐。12 岁以来, 所有癫痫发作都不包括任何运动特征。

习惯性发作表现为左侧面部和手臂的刺痛或麻木, 一般持续 5~10 秒, 最长持续 1 分钟。发作频率为每周 2 次。治疗包括多种抗癫痫药物, 没有控制癫痫, 但没有致残。

唯一确定的癫痫危险因素是大脑性瘫痪。神经系统检查发现双侧肌张力障碍性姿势, 左侧为著, 双侧深肌腱反射增加, 左侧亦更明显。由于左侧轻偏瘫, 步态稍不对称。智力发育正常。

21 岁时发作间期脑电图(EEG)显示右侧颞区有癫痫样的尖波放电, 右侧广泛分布有阵发性快活动。也有弥漫性慢波, 双侧不对称, 右侧更明显。视频脑电图(VEEG)记录了局灶性发作, 证实为感觉异常, 不伴意识障碍。发作期 EEG 未发现癫痫样异常。

11 岁和 22 岁时, MRI 发现广泛的多小脑回伴右侧开唇型脑裂畸形和左侧闭唇型脑裂畸形。双侧额叶皮质内均见皮质发育不良, 右侧延伸至脑岛。亦见胼胝体压部发育不良。

病史和评估表明局灶性癫痫可能定位于右中央或脑岛区。任一此区域的致痫性异常都可产生局部感觉异常, 但蔓延至任一此区域亦可。然而习惯性发作没有进展为运动特征或意识障碍, 提示存在一个局限性致痫区, 其功能独立且小于头皮 EEG 显示的发作间期的广泛异常。头皮 EEG 缺乏发作波形与不损害意识的局限性、局灶性发作一致, 其不会改变癫痫的诊断。大脑畸形提示为致痫区的潜在定位, 但由于其分布广泛和其内功能组织改变的可能, 定位变得复杂。由于癫痫发作没有致残, 没有进行颅内评估, 因此没有获得更详细的定位。

影像表现

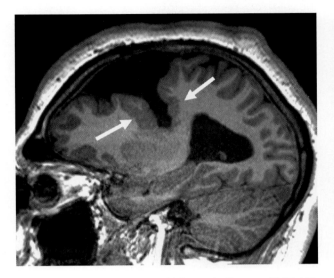

图 23.1　右侧海马水平的矢状位 T1 序列 MRI。沿额叶脑裂两侧的多小脑回（箭头）无正常脑沟，表明为开唇型脑裂畸形。脑裂最深部的灰质信号模糊和脑室三角区异常，为额外的异常

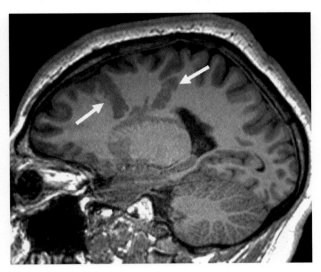

图 23.3　左侧海马水平的矢状位 T1 序列 MRI。额叶可见闭唇型脑裂畸形（前箭头），前后两侧均见多小脑回。顶叶可见单独的闭唇型脑裂畸形（后箭头）。其也有多小脑回，但在此层面放大的图像上未达到新皮质表面。此脑裂外的脑沟正常，包括前、上额叶的凹陷

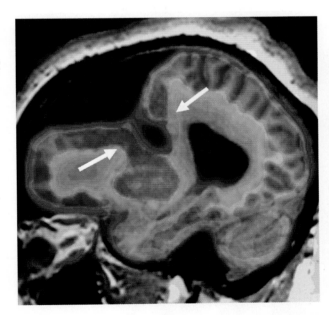

图 23.2　与图 23.1 同水平的矢状位 MRI 与 FDG-PET 彩图的配准融合图像。额叶脑裂的后下部代谢异常减低。相比之下，前、下和后上部分代谢正常，包括 MRI 上隐约可见的脑裂最深部的灰质。颞极也呈低代谢，其余皮质代谢正常。此脑裂下方代谢增加的区域为正常的基底神经节

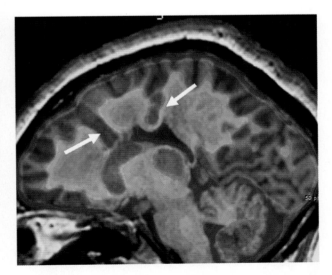

图 23.4　与图 23.3 相同水平的矢状位 MRI 与 FDG-PET 彩图的配准融合图像。额叶和顶叶脑裂内的多小脑回均代谢正常（箭头）。因为每个脑裂的两个相对面邻近，这两个脑裂均呈现为一个代谢区域

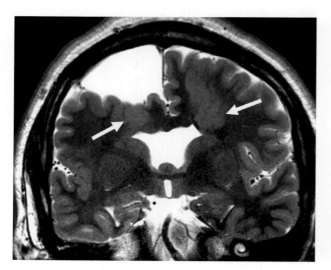

图 23.5　前连合水平的冠状位 T2 序列 MRI。双额叶均见延伸到室管膜表面的多小脑回（箭头）。左额叶脑裂及其相对的多小脑回表面在此图不可见，但模糊的轮廓表明灰质为多小脑回。此外，侧脑室的额角呈非典型的盒状，透明隔缺失。侧脑室底部的圆形结构为融合的两侧穹窿

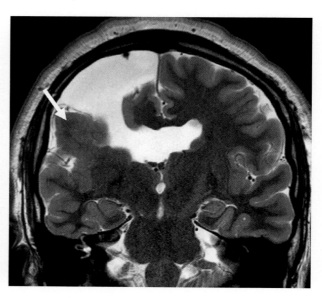

图 23.7　海马体水平的冠状位 T2 序列 MRI。右侧额叶脑裂的双侧均见多小脑回，并延伸至脑裂下缘（箭头）。双侧颞叶和左侧额叶均正常

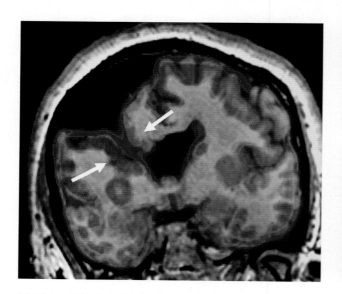

图 23.6　前连合水平冠状位 MRI 与 FDG-PET 彩图的配准融合图像。与图 23.5 相比，此平面倾斜成角，下部更靠前，上部更靠后。右额叶脑裂畸形沿下部脑裂代谢正常，沿上部脑裂代谢减低（箭头）。此层面脑裂与右侧侧脑室相通。左侧多小脑回在此图像层面未显示

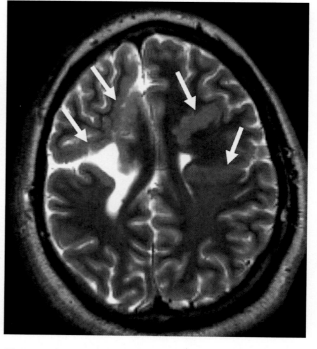

图 23.8　侧脑室水平的轴位 T2 序列 MRI。右侧额叶脑裂前部见多小脑回，并累及额上回（右侧箭头）。此脑裂与右侧侧脑室相通。左侧额叶也可见多小脑回，呈两个灰质信号区，表明为两个闭唇型脑裂畸形（左侧箭头）。左侧后部脑裂凹入左侧侧脑室，但与之不相通。后部大脑脑沟正常

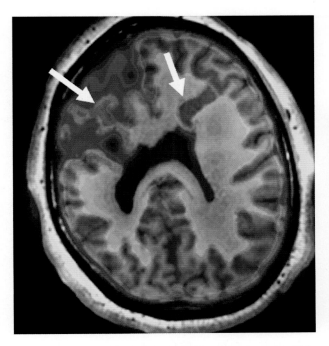

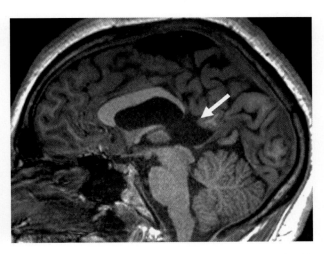

图 23.9　略低于图 23.8 水平的轴位 MRI 与 FDG-PET 彩色图的配准融合图像。右额叶前部脑裂的多小脑回代谢不均（右侧箭头）。脑裂前和右额上回外侧的无代谢区是扩大的蛛网膜下腔，如图 23.1 所示。右额叶的后部脑裂代谢正常。左额叶的前部多小脑回（左侧箭头）代谢正常。在此平面看不到后部的多小脑回。其余左大脑脑沟正常

图 23.11　中线水平的矢状位 T1 序列 MRI。可见胼胝体压部发育不良（箭头），可伴透明隔缺如。上凸面的蛛网膜下腔异常扩大

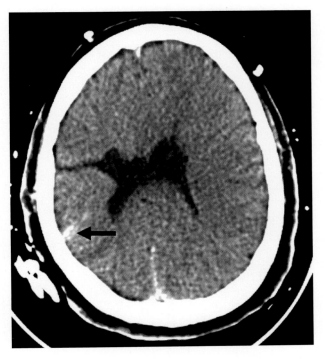

图 23.10　略低于图 23.9 水平的轴位 CT 图像。侧脑室扭曲，向右与蛛网膜下腔异常相通。右侧的高密度（箭头）为头皮 EEG 电极产生的伪影。双侧大脑密度正常

24 无脑回畸形

临床病史

第一次确认的癫痫发作发生在 6 个月时,一晚上发生多次婴儿痉挛。每次痉挛均表现为突发的双臂屈曲、拳头紧握、躯干屈曲、面部发红和茫然的样子。此时开始治疗,尽管使用了糖皮质激素和多种抗癫痫药物,但仍未能控制癫痫。然而在接下来的几年中癫痫控制有所改善,间歇性无发作。

癫痫发作时行 EEG 和 CT 检查。EEG 发现高幅失律伴异常的弥散性慢波、多灶独立的棘波放电,在中央区和右颞区最为明显。CT 发现大脑表面光滑,皮质增厚,符合 I 型无脑回畸形。随后进行 MRI 检查,确认了 I 型无脑回畸形的诊断,发现大脑表面光滑、脑回肥厚和白质内异常信号。脑室周围区域见条纹样信号。无其他异常。

确定的癫痫危险因素是 Miller-Dieker 综合征,染色体筛查发现 17 号染色体短臂缺失。由于癫痫发作之前发育延迟,神经系统检查异常。6 个月大时不能翻身和坐,对玩具没有兴趣。5 岁时无言语能力,不能合作、伸手拿东西或走路。7 个月大时的体格检查发现斜头畸形伴前额突出。

病史和评估表明婴儿痉挛与弥漫脑畸形和广泛脑功能障碍有关。不呈局灶性特征的抗药性癫痫发作和弥漫性智力障碍符合弥漫性双侧结构异常。

影像表现

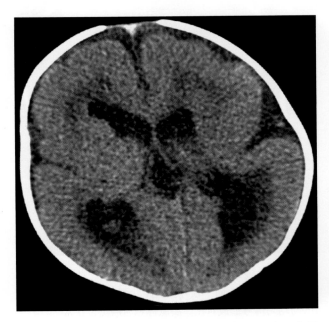

图 24.1　侧脑室体部水平的轴位 CT 图像。CT 在 6 个月大时获得。外侧裂呈简单的倾斜凹陷,除此之外无脑沟。这种发育成熟状态在妊娠 16 至 17 周是正常的。其他发现有皮质增厚、侧脑室和第三脑室扩大。在此层面,伴两个凹陷的光滑表面和扩大的脑室呈数字 8 的外观特征。未见 TORCH 感染的典型钙化

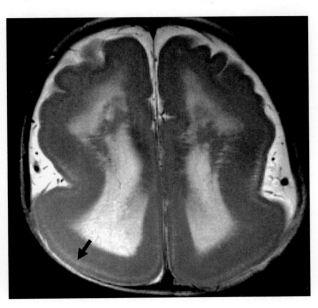

图 24.3　较高位的脑室轴位 T2 序列 MRI。增厚的皮质遍布整个大脑,双侧后半部分包括顶叶和后额叶见环形带状灰质异位(箭头)。8 字形特征不太明显,但仍可见

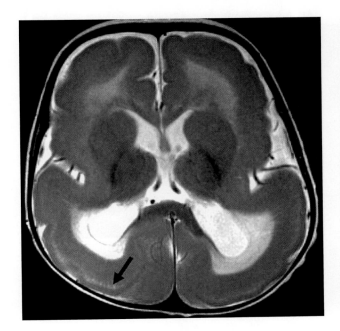

图 24.2　头部轴位 T2 序列 MRI,与图 24.1 中的 CT 平面相似。MRI 在 6 个月大时 CT 检查 1 周后获得。整个大脑表面光滑,皮质异常增厚。外侧裂不典型,向后倾斜。相应的,脑岛在外侧裂的前方,位于与额叶同平面的大脑表面。双侧颞叶和枕叶也可见皮质下带状灰质异位(箭头)

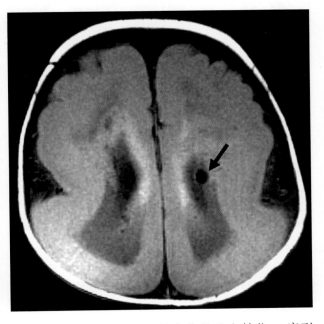

图 24.4　与图 24.3 相似的较高位的脑室轴位 T1 序列 MRI。T1 序列见皮质增厚,但未见皮质下带状灰质异位。左前额叶轻微凹陷,但深度不足以形成正常脑沟。Connatal 囊肿位于左侧侧脑室外侧(箭头),为正常变异

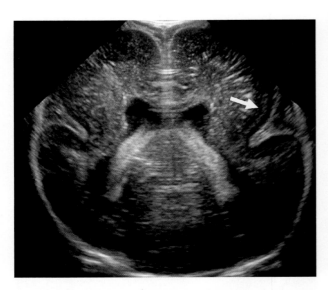

图 24.5 侧脑室体部水平冠状方向的超声图像。CT 检查 1 周前,6 个月大时行超声检查以评估脑积水。大脑表面光滑,伴两侧斜行的外侧裂。双侧见皮质下带状灰质异位,左侧更清晰(箭头)

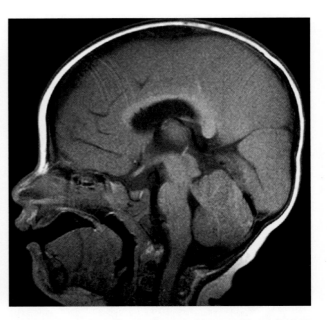

图 24.7 中线水平的矢状位 T1 序列 MRI。前、后部见异常、光滑的大脑表面。顶-枕裂、距状裂和前扣带沟正常存在,与均匀信号形成对比。胼胝体和后颅窝也正常

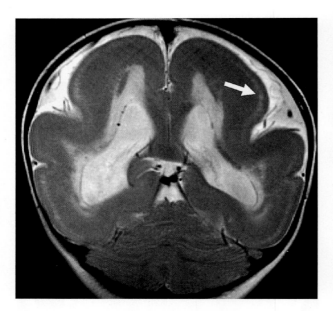

图 24.6 与图 24.5 相似的侧脑室体部水平的冠状位 T2 序列 MRI。大脑表面光滑,皮质增厚。双侧见皮质下带状灰质异位,包括额叶(箭头)和颞叶。脑室周围信号为正常白质。小脑也正常

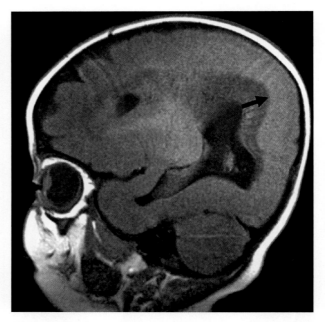

图 24.8 左侧侧脑室体部水平的矢状位 T1 序列 MRI。顶叶和枕叶皮质表面光滑,呈无脑回外观。这一区域的皮质增厚并其下白质变窄,在交界区分界明显(箭头)。前额叶有轻微的凹陷,不足以形成正常脑沟。额叶脑室周围区可见 connatal 囊肿,为正常变异

半侧巨脑畸形 **25**

临床病史

第一次确认的癫痫发作发生在产后即刻。表现为双侧快速眼睑颤动伴咂嘴和四肢屈曲的婴儿痉挛，随即行新生儿重症监护。3 天大时 MRI 检查发现全部左侧的半侧巨脑畸形，累及左侧额颞顶枕叶皮质和左侧小脑。右侧脑半球正常。尝试了多种抗癫痫药物，但未能控制癫痫。3 个月大时的 MRI 提供了多小脑回的进一步证据，位于左侧颞枕和基底前脑区。

4 个月大时行左侧脑半球切除术。组织病理学检查发现皮质广泛分布的多小脑回、多灶区神经元拥挤、分层不良伴神经元畸形。皮质和皮质下白质内见异位神经元。接下来的几个月里没有再发生婴儿痉挛，达到了正常的发育指标。

新的习惯性发作最初发生在 10 个月大时，表现为突然向右凝视，有时还伴头转向右。发作持续 5 秒，频率为每日 2 次。此发作起初不易察觉，但在后续一年中当开始有作呕时变得更明显。VEEG 发现了与左额叶发作相关的癫痫。约 2 岁时癫痫发作的频率已经达到每天数次，并发育延迟，没有言语能力。运动功能受损，左手仅限于钳握，右手缺乏精细的运动功能，行走需使用矫形器。

3 岁时进行了左侧解剖性大脑半球切除术。组织病理学检查发现皮质结构紊乱并神经元拥挤、细胞肥大及畸形。白质内可见带状和结节状灰质异位。自大脑半球切除术后，之前发生的发作没有复发。认知功能损害，偶尔关注到他人、有非言语交流和孤独症样行为。6 岁时的 VEEG 发现左半球弥漫性衰减，由于过多的 θ 和 δ 活动和 8Hz 的后显性节律，背景活动异常缓慢。无发作间期癫痫样异常。孤独症样行为中未出现癫痫样异常。

病史和评估表明婴儿痉挛与广泛的大脑半球畸形有关。在 4 月大时大脑半球切除使癫痫得到控制，其后发育达标，支持了癫痫发作是发育延迟的直接原因的观点。也就是说，单侧畸形所致的癫痫全面性发作导致了全面脑功能障碍。癫痫复发和 2 岁时恶化后发育延迟，进一步支持了癫痫发作阻碍神经发育的可能性。

影像表现

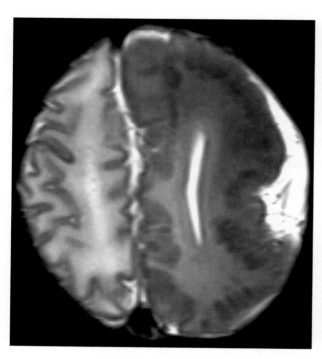

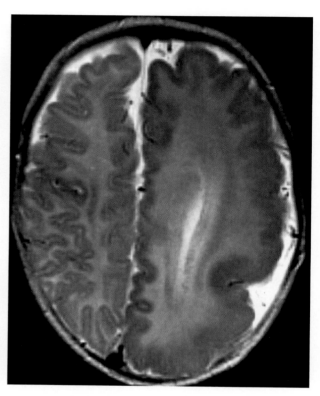

图 25.1 3 天大时获得的较高位侧脑室轴位 T2 序列 MRI。整个左侧大脑半球比右侧大伴皮质沟形成异常,提示巨脑回。左脑半球白质异常低信号,提示弥漫性髓鞘化低下。外侧裂和中央沟方向异常,导致左外侧表面异常凹陷

图 25.2 略低于图 25.1 的较高位的侧脑室轴位 T2 序列 MRI。此图像是 3 个月大时获得的。整个左脑半球扩大,导致上矢状窦向中线右侧移位。左额叶脑沟正常,但左脑半球的外侧和后侧脑沟异常伴脑回肥厚。左侧侧脑室外侧见双皮质。右脑半球正常,半卵圆中心见一正常低信号区,为发育中正常髓鞘化的皮质脊髓束

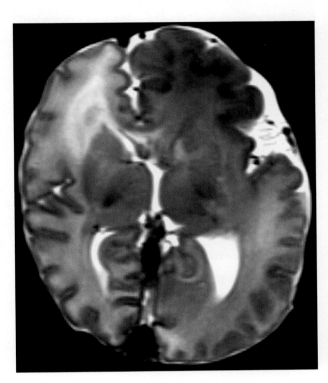 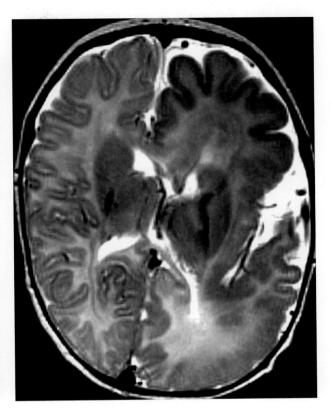

图 25.3   3 天大时获得的基底神经节和丘脑水平的轴位 T2 序列 MRI。左脑半球增大,左侧侧脑室的房部明显增大,此为半侧巨脑畸形的特征。左侧侧脑室的额角狭长、异常变小,这也是半侧巨脑畸形的特征。这是因为邻近纤维异常增大并侵占脑室。丘脑和基底神经节也有组成异常并增大。此层面左脑半球的外侧和后部区域可见脑沟。左侧外侧裂内见一扩张的发育不良的静脉

图 25.4   基底神经节和丘脑水平的轴位 T2 序列 MRI,与图 25.3 相似,但在 3 月大时获得。与右半球内囊相比,左内囊的前肢和后肢髓鞘化异常增高。内囊的前肢通常在 7~8 个月之前没有髓鞘化。此年龄正常右脑半球内囊仅部分后肢髓鞘化。胼胝体膝不对称,左侧较大。左侧额叶有清晰的灰白质分界及双皮质。相比之下,左侧颞-枕皮质与巨脑回交界区模糊

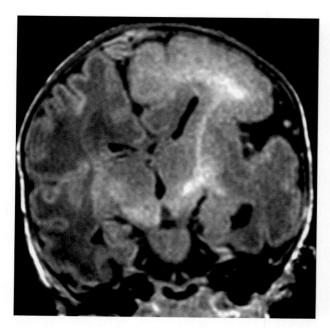 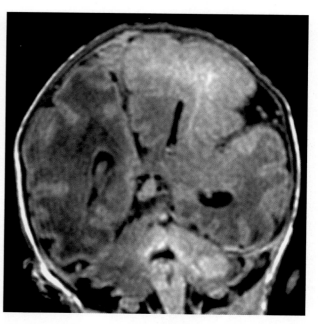

图 25.5　3 天大时海马体水平的冠状位 T1 序列 MRI。左侧皮质脊髓束由于异常、部分髓鞘化而呈高信号,明显显示。与右半球的正常髓鞘化相比,左额叶白质由于髓鞘化异常也呈高信号。如图 25.3 所示,左额角的裂缝状变形与左额叶增大有关。左侧侧脑室的颞角也可见扩大

图 25.7　图 25.6 更后方的胼胝体压部水平的冠状位 T1 序列 MRI。此图像是 3 天大时获得的。顶叶异常,由于的髓鞘化过高,白质呈高信号。左侧大脑表面异常,外侧裂异常深,内含异常静脉。左侧小脑也髓鞘化过高

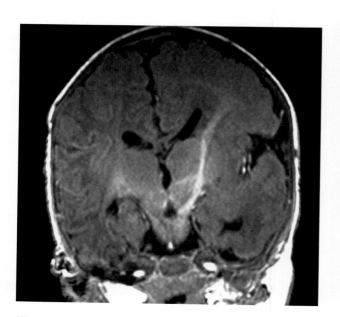 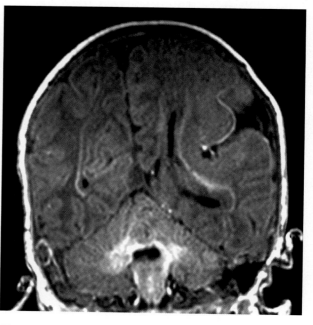

图 25.6　图 25.5 略后方丘脑水平的冠状位 T1 序列 MRI。此图像是在 3 个月大时获得的。左皮质脊髓束髓鞘化更成熟而呈高信号。相比之下,右半球皮质脊髓束不易观察。与 3 天大时图 25.5 相比,右半球的白质信号没有那么低,这是由于发育过程中正常髓鞘化所致

图 25.8　较图 25.7 略靠后的枕角水平的冠状位 T1 序列 MRI。此图像是在 3 个月大时获得的。此层面左大脑异常增大,左小脑不对称缩小。然而,其他层面显示左小脑半球总体增大,此层面对其大小有误导性。左侧视辐射比右侧厚,信号更高。亦可见异常深的外侧裂

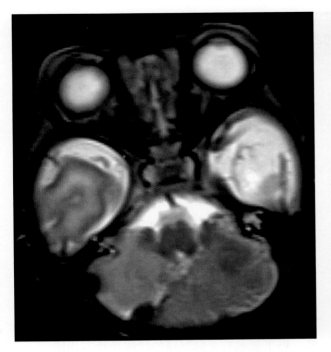

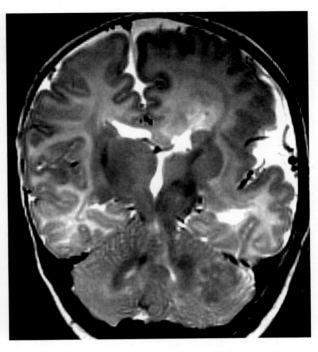

图 25.9　3 天大时获得的小脑水平轴位 T2 序列 MRI。小脑大小和信号不对称，左侧小脑更为成熟，发育不良的小脑皮质呈低信号。脑干髓鞘化正常。左侧颞叶不可见，因为畸形导致了此叶的截断

图 25.11　3 个月大时海马体水平的冠状位 T2 序列 MRI。小脑不对称，左脑半球扩大并灰质异位。左小脑上脚和紧邻其上的左大脑脚高信号提示髓鞘化不对称

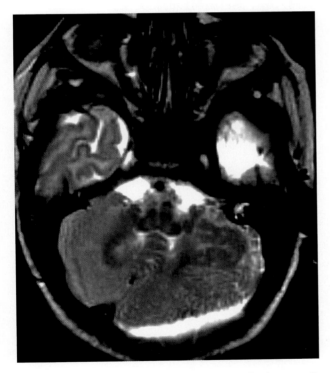

图 25.10　与图 25.9 相似小脑水平轴位 T2 序列 MRI。此图像是在 3 个月大时获得的。左侧小脑半球和左侧延髓异常增大，前小脑内见一低信号区，提示为异常灰质。由于畸形和继发的颅中窝空虚，左颞叶不可见

26 大脑半侧巨脑畸形

临床病史

第一次确认的癫痫发作发生在 3 天大时，表现为凝视右偏，流口水，双侧上肢和下肢伸展伴僵硬。当时的评估报告发现右侧大脑畸形。

下次发作发生在 20 天大左右，与上次不同，表现为左侧抽搐，每几分钟复发一次，入睡时增加。2 个月大时发作表现恢复为双侧伸展伴僵硬，从此开始长期治疗。接下来的 2 年中习惯性发作表现为癫痫性痉挛，包括凝视右偏和左眼睑、左手和左足抽搐，持续数秒钟。此期间治疗包括多种抗癫痫药物，发作频率为每天数次。

检查异常，发现右侧偏身肥大、左侧轻偏瘫和发育延迟，证明为 Proteus 综合征。3 岁大时，患者能够站立、爬行和理解语言，但不能说话或行走。

发作间期 EEG 表现为弥漫性、高振幅、频繁异常减慢、短暂的广泛性衰减。频繁的多灶性癫痫样放电右侧频发，左侧偶发。VEEG 记录了几乎连续的左侧抽搐和数次右侧癫痫样放电。随着抗癫痫药物的减少，出现了左侧强直性发作。

MRI 显示右侧大脑半侧巨脑畸形，左半球正常。PET 显示右大脑半球的代谢活性不均质。

病史和评估表明婴儿痉挛，诊断性测试发现 EEG 高幅失律和右侧大脑半侧巨脑畸形。除痉挛外，左侧还出现了局灶性运动性发作，EEG 显示右侧有不对称性较大的癫痫样异常，进一步证明了与右侧大脑半侧巨脑畸形的相关性。

3 岁时进行了右侧大脑半球切除术，组织病理学检查证实皮质发育不良 I 型、营养不良性钙化、皮质下白质内结节状和线状灰质异位。手术后 6 年内未发生癫痫，已停用抗癫痫药物。神经功能包括语言、左手无力和无辅助行走。

影像表现

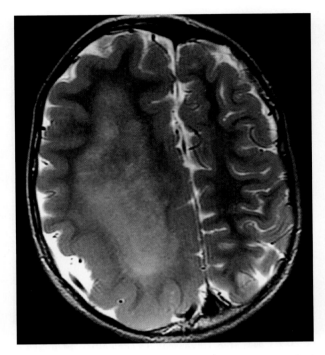

图 26.1　半卵圆中心水平的轴位 T2 序列 MRI。右脑半球明显增大并脑沟异常。此异常还包括白质髓鞘化低下，如信号异常增高和后部皮质带增厚所示。左脑半球正常

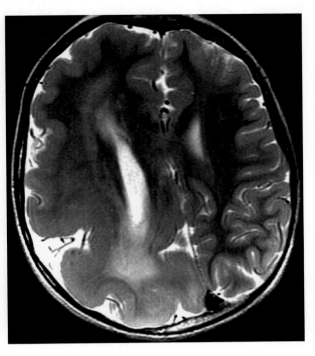

图 26.3　侧脑室水平的轴位 T2 序列 MRI。右侧侧脑室异常增大并脑沟异常，后部明显。右顶叶白质因髓鞘化低下呈高信号，在右额叶白质中表现较轻。右侧裂隙为扩大、后移的外侧裂

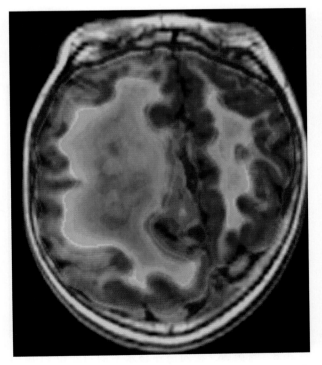

图 26.2　与图 26.1 相似的半卵圆中心水平轴位 MRI 与 FDG-PET 彩图的配准融合图像。与左脑半球相比，右脑半球异常增大，内后侧代谢减低。右脑半球白质代谢略减低

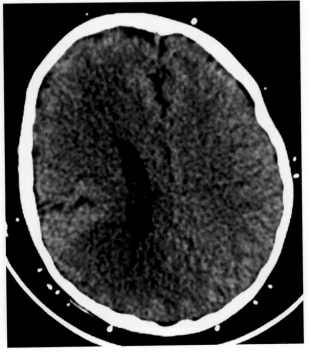

图 26.4　图 26.1 和图 26.3 之间的侧脑室水平的轴位 CT 图像。右脑半球不对称增大，相应右侧侧脑室增大。此图中未见左侧侧脑室。外侧裂后部的右侧裂隙周围灰质异常，故呈轻微高密度。颅骨周围的多发伪影是 EEG 电极所致

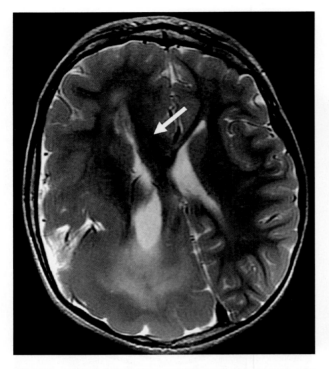

图 26.5   侧脑室水平的轴位 T2 序列 MRI,低于图 26.3。侧脑室的大小和形状不对称,沿侧脑室的右内侧额叶见增厚的异常纤维(箭头)。右脑半球后部见明显异常,包括髓鞘化低下、皮质增厚、发育不良和扩张血管的裂隙

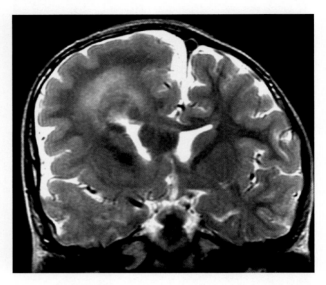

图 26.7   前连合水平的冠状位 T2 序列 MRI。额角之间见一粗的异常纤维束,胼胝体下方的纤维隆起进入右外侧角。胼胝体不对称,右侧增厚并信号异常。异常信号蔓延至额叶和颞叶白质,高信号提示髓鞘化低下。在额叶和颞叶皮质表面的异常脑沟中可见异常灰质。左脑半球正常

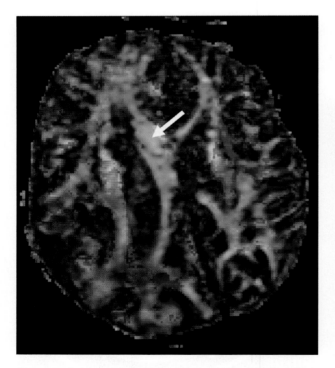

图 26.6   与图 26.5 相似的侧脑室水平的 MR 轴位弥散张量成像。右侧侧脑室内侧见前后方向的增厚纤维束(箭头)。该束内的纤维,即紧邻箭头后方的红色左右方向纤维,使胼胝体前部中断。右脑半球的纤维束整体上在额叶增粗,在顶叶减少。左脑半球的纤维束正常

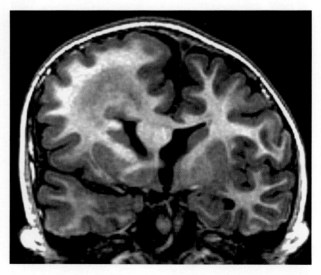

图 26.8   与图 26.7 相同前连合水平的冠状位 T1 序列 MRI。胼胝体下方侧脑室的前角之间见增粗的纤维束。右额叶白质内的低信号提示异常的髓鞘化低下。这也见于右侧颞叶白质中,但没有那么明显

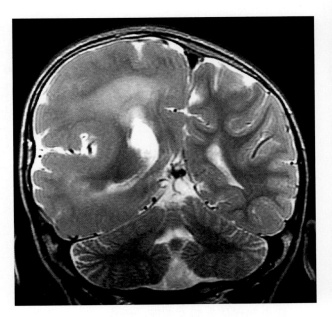

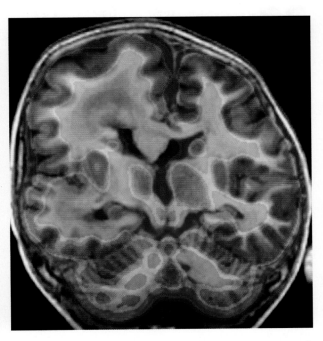

图 26.9 侧脑室体部水平的冠状位 T2 序列 MRI。髓鞘化低下所致的弥漫性低信号遍及顶叶和枕叶。突入右侧侧脑室的低信号突起组织是正常的后丘脑。右侧的较深裂隙是畸形的外侧裂。小脑和左脑半球正常

图 26.11 海马体和丘脑水平冠状位 MRI 与 FDG-PET 彩图的配准融合图像，与 MRI 图像平面角度不同。右侧丘脑和右侧颞叶呈不对称低代谢。右侧额叶和颞叶内的白质也呈低代谢。双侧额叶皮质和小脑代谢正常

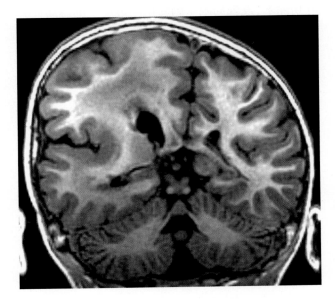

图 26.10 与图 26.9 相同的侧脑室体部水平冠状位 T1 序列 MRI。右外侧裂后部见被异常增厚的皮质包绕的较深裂隙。周围的额叶和颞叶白质髓鞘化化低下，右侧侧脑室扩大。小脑和双侧上下丘正常

27 脑 膨 出

临床病史

第一次癫痫发作发生在 7 岁时，表现为行为停止，每次持续约 10 秒，每天反复发作数次。接下来的数月中，癫痫发作变为旋转性眩晕的先兆体验，随后行为停止，继之咂嘴、咕噜、手自动症，然后摇晃，发作共持续 30~60 秒。有时会进展为双侧强直-阵挛运动，但并不常见。发作后失语和疲劳持续 5~10 分钟。随着治疗，每月发作 2~8 次，每周发作一次或一连串发作。治疗包括多种抗癫痫药物，但没有持久的癫痫控制。

病史中没有癫痫危险因素，神经发育正常。患者在学校表现良好，积极参加体育活动。神经心理测试表明语言和非语言记忆正常，语言表达和阅读能力轻度不足。

发作间期 EEG 示左前颞区出现频繁的尖波癫痫样放电，VEEG 发现有局灶性发作，表现为先兆后咕噜声和咀嚼自动症，伴手臂不停地运动和身体重新定位。发作期 EEG 示癫痫发作位于左前颞叶，进展到左颞区。

MRI 发现一个明显的左颅中窝颅底蛛网膜囊肿，左侧前内侧颞叶皮质突入颅底缺损。无相关的胶质增生或水肿。PET 证实左前颞叶代谢中度减低。

病史和评估表明左前颞叶癫痫，局灶性发作通常不会进展为强直-阵挛，发作间期和发作期 EEG、MRI 和 PET 显示的定位均支持此点。然而，癫痫发作时的高频率、真性眩晕作为先兆（与非特异性轻度头痛相比）、情景记忆功能正常以及语言缺陷，这些癫痫发作的特征表明为新皮质而非边缘系统的异常。

13 岁时，在脑皮质电图引导下进行了左前颞叶切除术，发现局限于脑膨出附近皮质的癫痫样异常。也进行了颅骨闭合修补术。由于有正常的情景记忆功能，切除没有扩大到左侧海马。自术后已有 15 个月无癫痫发作。

影像表现

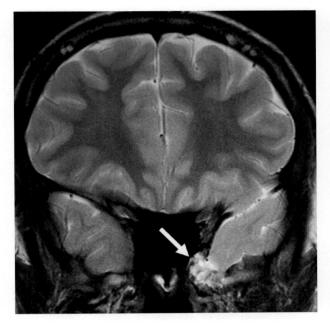

图 27.1 颞极水平的冠状位 T2 序列 MRI。左侧颞极内侧可见硬脑膜和骨缺损，颞极疝入由之产生的间隙（箭头）。非疝出的左侧颞极灰白质交界处模糊。右颞叶正常

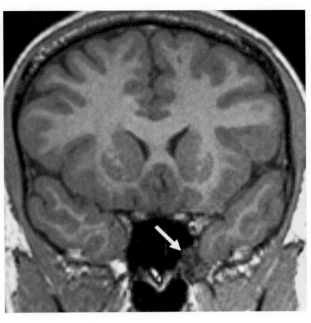

图 27.3 图 27.1 和图 27.2 之间颞极水平的冠状位 T1 序列 MRI。左侧颞极内侧见硬脑膜和骨缺损，颞极疝入由之产生的间隙（箭头）。颞叶内侧的灰白质交界处稍模糊，但此异常并不像 T2 序列显示的那样清楚

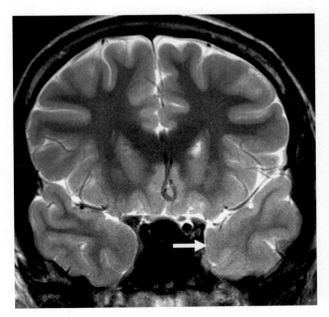

图 27.2 图 27.1 后方颞极水平的冠状位 T2 序列 MRI。此层面无硬脑膜缺损，但颞叶内侧的灰白质交界处模糊（箭头）。而左颞叶外侧的灰白质交界处清晰一些。右侧颞叶正常,包括灰白质分界

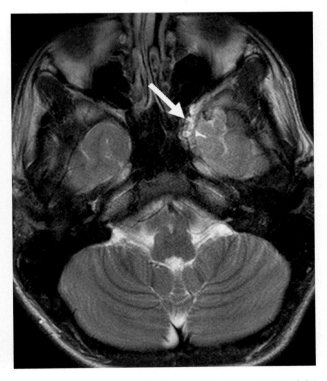

图 27.4 桥-髓交界水平的轴位 T2 序列 MRI。左颞叶内侧疝出,通过硬脑膜和骨缺损向蝶窦突出。在此层面灰白质交界处很难观察到,因此很难评估其分界。右侧灰白质交界清晰可见

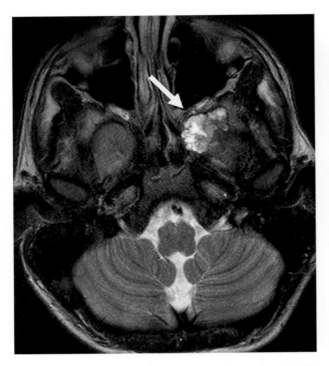

图 27.5 略低于图 27.4 的头部轴位 T2 序列 MRI。疝出的颞叶组织（箭头）与周围脑脊液（CSF）形成复合的边界，导致整体信号增高。上颌窦后壁完整

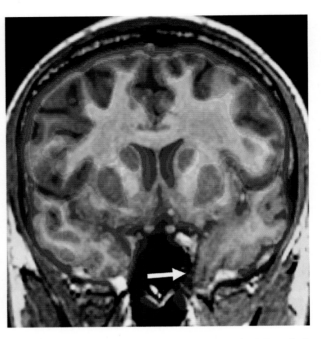

图 27.7 颞极水平冠状位 MRI 与 FDG-PET 彩图的配准融合图像。明显的低代谢组织为左颞极内侧疝。然而与右侧颞极相比，低代谢延伸至颞极，未疝出的颞极内侧和外侧代谢减低。基底神经节和额叶正常

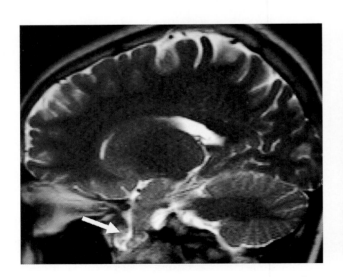

图 27.6 左侧海马水平矢状位 T2 序列 MRI。脑脊液信号围绕着疝出的颞叶组织进入颅中窝（箭头），故证明有骨质缺损。疝后方的圆形脑脊液信号是正常的 Meckel 腔

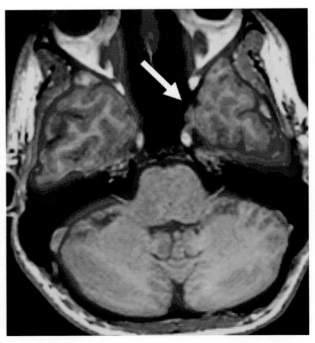

图 27.8 桥-髓交界水平轴位 MRI 与 FDG-PET 彩图的配准融合图像。左颞叶代谢减低，内侧部分（箭头）和外侧部分呈明显低代谢。疝位于此平面上方，在此图中不可见

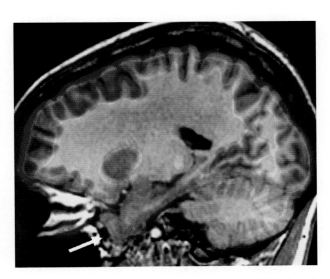

图 27.9 左海马水平矢状位 MRI 与 FDG-PET 彩图的配准融合图像。疝出的颞极组织位于颞叶前方(箭头),颞极疝出组织和非疝出组织呈低代谢。此层面其余组织正常

28　手术修复后脑膨出

临床病史

首次确认的癫痫发作发生在 19 岁时,表现为强直-阵挛性惊厥。当时的评估发现左颞叶脑膨出,在癫痫发作后几周内进行了手术修复,随后停止了抗癫痫药物。几个月后出现第二次强直-阵挛发作,重新开始抗癫痫药物治疗。

习惯性发作是在第二次强直-阵挛发作后确定的,回顾认为开始于 16 岁左右。发作表现为刻板的腹部或胸部感觉的记忆幻觉体验。有时伴有几秒钟的"浑然无觉"的感觉。发作后左眶周头痛数小时。治疗前癫痫常一天发作数次,癫痫控制长达 1 个月。在脑膨出修复和重新开始抗癫痫药物治疗后,发作频率多达每月 3 次,少则 2 个月内无发作。治疗包括多种抗癫痫药物。

癫痫的危险因素是脑膨出。神经系统检查正常。病史仅有偏头痛。

脑膨出手术前后的发作间期 EEG 均显示左颞叶大范围癫痫样放电。VEEG 记录的局灶性发作表现为无反应性和口自动症,有时向右扭转进展为双侧强直-阵挛性惊厥。发作期 EEG 示癫痫发作位于左侧前颞叶。

MRI 发现左侧前颞脑膨出修复术伴相邻左侧颞极组织异常。颞叶内侧正常。PET 证实左颞极代谢低下,双侧海马代谢正常。MEG 在左前颞区见癫痫样偶极子。

病史和评估表明为左侧颞叶癫痫,有边缘系统先兆、边缘系统发作行为、不对称运动特征和影像学的左侧偏侧化证据。然而评估并没有发现相应的记忆缺陷或海马影像异常。颈动脉内异戊巴妥钠注射试验表明,左脑半球在语言方面占优势、左脑半球注射后记忆力差、右脑半球注射后记忆力好。因此左颞部内侧结构功能完好。

在保留海马的情况下进行了左前颞极切除术,了解到虽然可能会降低癫痫控制,但手术包括海马会带来不可接受的记忆缺陷风险。组织病理学检查发现胶质增生,无其他异常。术后 2.5 年内未出现癫痫发作或先兆,包括未服用抗癫痫药物的 1 年左右。之后癫痫复发,其表现和频率与术前相似。治疗重新开始,癫痫控制得到改善,但随访时间不足以评估持久的癫痫控制。

影像表现

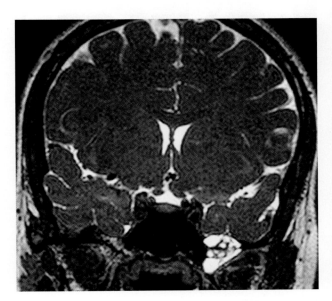

图 28.1　颞极水平的冠状位 T2 序列 MRI。脑膨出表现为经左颅中窝底部的骨和硬脑膜缺损突出的多分隔疝出组织

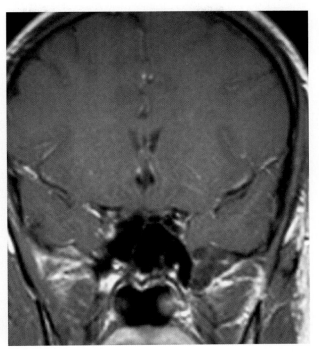

图 28.3　颞极水平冠状位 T1 序列增强 MRI。分隔的疝出组织强化，与左颞极脑膨出相符。其余颞叶正常，未见异常强化

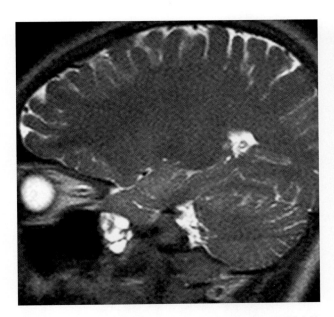

图 28.2　左侧海马水平的矢状位 T2 序列 MRI。左颞叶前下方见多分叶状脑膨出，因脑脊液（CSF）呈高信号。未见其他异常

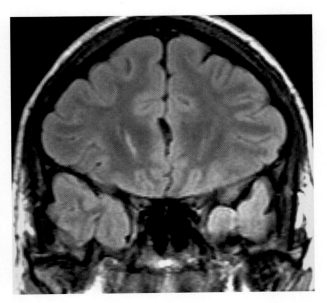

图 28.4　脑膨出手术修复后的颞极水平的冠状位 FLAIR 序列 MRI。左侧颞极信号增高，灰白质分界模糊。右侧颞叶正常，提供了信号和灰白质分界的有效对比

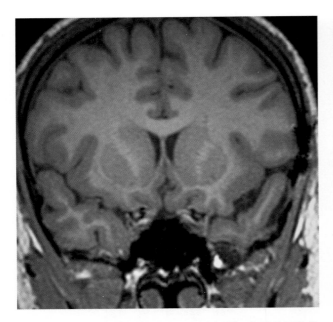

图 28.5　脑膨出修复术后,图 28.4 后方颞极水平的冠状位 T1 序列 MRI。左侧额叶外下可见与脑膨出修复相关的颅骨切开术。疝出的组织被切除,残余的左侧颞叶无明显异常。由于之前疝手术治疗被放置的脂肪组织,紧邻骨缺损的下方呈高信号

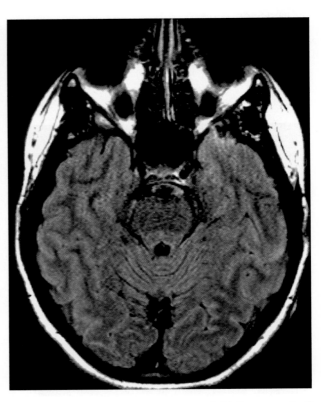

图 28.7　与图 28.6 相同的脑桥水平的轴位 FLAIR 序列 MRI。左侧颞极的信号异常增高,伴有脑软化区和脑脊液间隙所致的圆形低信号。此信号异常符合胶质增生或发育不良

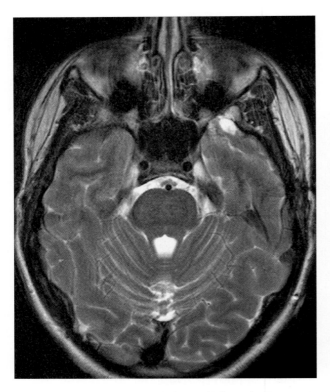

图 28.6　脑膨出修复术后脑桥水平的轴位 T2 序列 MRI。左颞极的前部可见脑软化灶,由于脑脊液呈椭圆形高信号。灰白质分界几乎不可见,因此交界区模糊的判断是不可靠的

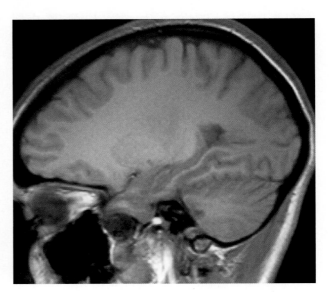

图 28.8　脑膨出修复术后左海马水平的 MRI 矢状位 T1 序列。前颞叶的前下方见圆形低信号区,比疝组织切除前的异常组织小。此层面在图 28.5 所示的脂肪组织的外侧

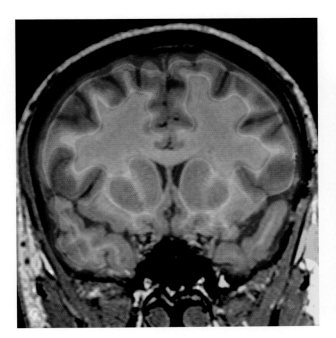

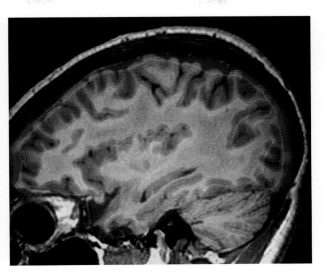

图 28.9 与图 28.5 相同的颞极水平冠状位 MRI 与 FDG-PET 彩图的配准融合图像。左颞极代谢减低。左颞极下方的三角形高信号是 MRI 所示的脂肪组织,放置在之前脑软化灶的下方。基底神经节、额叶和右侧颞叶正常

图 28.11 左侧海马平面矢状位 MRI 与 FDG-PET 彩图的配准融合图像。左侧颞极的异常轮廓是脑膨出及其手术修复所致。前下颞叶代谢异常低下

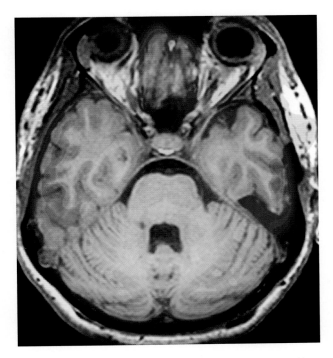

图 28.10 桥脑中部水平轴位 MRI 与 FDG-PET 彩图的配准融合图像。左侧颞叶在极部和内侧代谢低下。左侧颞叶外侧和右侧颞叶正常

第三部分
外　　伤

外伤性脑损伤

脑损伤

脑外伤

脑软化

脑挫伤

CT 扫描常用来评估急性外伤性脑损伤,CT 影像可以清晰地显示颅骨因此能够敏感的检测出颅骨骨折,还可以通过显示高密度收缩血凝块的影像而敏感地发现急性出血。尽管脑内出血和颅骨骨折是创伤后癫痫的 2 个危险因素,但是在急性期后还是需要进行 MRI 检查。MRI 能够清楚地显示慢性出血和胶质增生。梯度回波序列成像(GRE)或者磁敏感成像(SWI)可以特异性地检测含铁血黄素沉积这一可能致痫组织。MRI 的优势包括解剖的细节、FLAIR 的组织特点以及 T2 像上对脑软化和胶质增生的显示。相对于传统的结构影像,弥散张量成像(DTI)通过描绘纤维束的异向性来识别破坏的组织。DTI 彩图的可视化定性分析可以直接显示大脑白质纤维束的大体不对称改变。更细节的改变可以通过 ADC 图和 FA 图来判定。

主要参考文献

Brody DL, MacDonald CL, Shimony JS. Current and future diagnostic tools for traumatic brain injury: CT, conventional MRI, and diffusion tensor imaging. Handb Clin Neurol. 2015;127:267–75.

Diaz-Arrastia R, Agostini MA, Madden MJ, Van Ness PC. Posttraumatic epilepsy: the endophenotypes of a human model of epileptogenesis. Epilepsia. 2009;50(Suppl. 2):14–20.

Douglas DB, Muldermans JL, Wintermark M. Neuroimaging of brain trauma. Curr Opin Neurol. 2018;31:362–70.

Messori A, Polonara G, Carle F, Gesuita R, Salvolini. Predicting posttraumatic epilepsy with MRI: prospective longitudinal morphologic study in adults. Epilepsia. 2005;56:1472–81.

29 颞 叶 外 伤

临床病史

患者第一次明确的癫痫发作在 18 岁,表现为双侧强直-阵挛发作,当时无发作先兆。

以后的习惯性发作有约 30 秒的发作先兆,表现为精神恍惚但不伴有意识改变,无局灶性功能异常,随之出现短暂无法描述的感觉,患者需要喝水,这可能是癫痫发作的先兆。在发作先兆之后出现部分性癫痫伴有意识障碍,癫痫发作表现为愣神和口自动症。意识障碍持续约 1~3 分钟。一些双侧强直-阵挛发作无发作先兆,也没有发作前的部分性癫痫。在双侧强制阵挛发作后,左侧托德瘫痪有时会持续 15~20 分钟。曾经应用了多种抗癫痫药物治疗,目前癫痫发作频率为每 6 周一次,或成串多次发作。

癫痫的致病因素是 17 岁时车祸造成明显的脑外伤,当时持续昏迷 4 周左右。

神经系统检查提示为脑外伤造成的左侧不完全同向性偏盲。运动和感觉均正常。

发作间期脑电图显示双侧弥漫性异常慢波,右侧著。MRI 发现右颞以及基底节区下外侧广泛的脑软化灶。右侧海马和杏仁核明显萎缩和信号异常。

病史和评估结果提示右侧颞叶癫痫,包含边缘叶和新皮质癫痫发作特征。边缘叶癫痫发作特征表现为有发作先兆、部分性发作、意识障碍和自动症。新皮质癫痫发作特征表现为托德氏瘫痪,因为该特征很少发生在颞叶内侧癫痫,所以提示癫痫灶累及了颞叶以外的新皮质。影像学支持右颞叶癫痫的定位,但是很难确定手术切除范围。癫痫灶的范围包括右颞叶和可能的附近新皮质区域,这与脑外伤有关。

影像表现

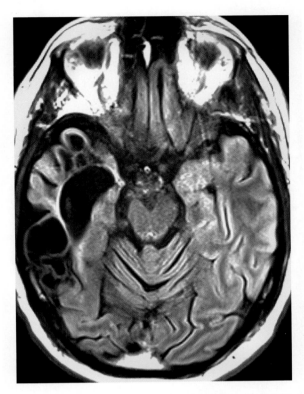

图 29.1　颞叶水平的轴位 FLAIR 序列 MRI。右颞中回和颞极软化灶伴右侧颞角扩大。右侧侧脑室旁白质 FLAIR 高信号提示胶质增生

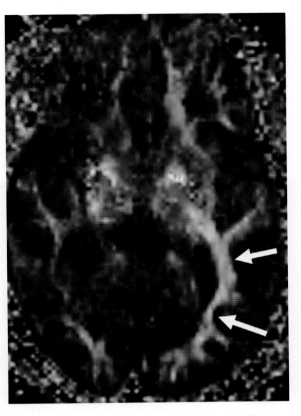

图 29.3　与图 29.1 和图 29.2 颞极以上平面的轴位 MR DTI 图像。彩图显示双侧视放射不对称,右侧纤维束减少。左侧视放射(箭头)有前后方向的纤维束(绿色)。虽然这些结果与左侧同向性偏盲一致,但并不一定就意味着视野缺损

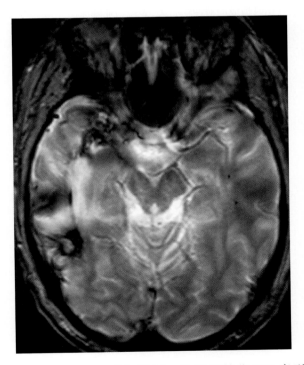

图 29.2　与图 29.1 颞极近同一平面的轴位 GRE 序列 MRI。敏感性伪影提示邻近右颞叶囊性脑软化腔的微出血,这与外伤一致

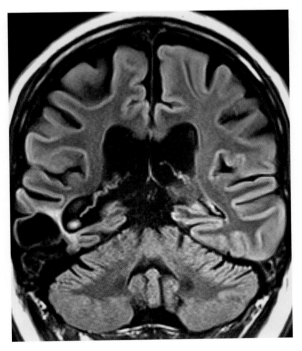

图 29.4　后颞叶水平的冠状位 FLAIR 序列 MRI。局部的软化灶与图 29.1 所示一致。海马显示较小是因为位置靠后,左颞叶正常

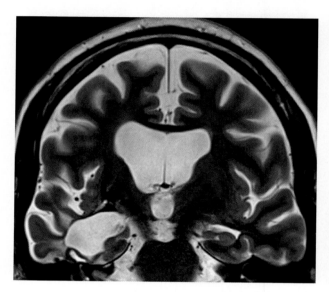

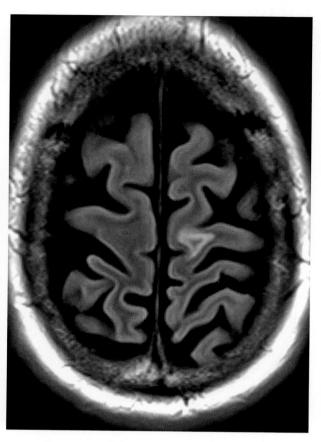

图 29.5　前颞叶水平的冠状位 T2 序列 MRI。右颞角明显扩张,右颞白质有异常的高信号伴部分白质消失。右侧侧脑室增大造成双侧脑室不对称,提示右额有损伤

图 29.6　高位凸面水平的轴位 FLAIR 序列 MRI。左额上回和中央前回之间有三角形的异常高信号。这可能与右侧脑外伤时造成的对冲伤有关,表现为亚临床型

临床病史

患者第一次明确的癫痫发作在 61 岁,严重颅脑外伤住院期间出现双侧强直-阵挛发作。

习惯性发作表现为双侧强直-阵挛发作,无侧向性表现,无发作先兆。有些发作是在非特异的头晕感后发生。曾用多种抗癫痫药物治疗,发作频率为每个月 1 次。

癫痫的致病因素是骑自行车与轿车相撞造成的脑外伤,当时昏迷持续几周。当时检查提示颅骨骨折、双侧硬膜下血肿和脑内血肿。

神经系统检查提示左侧外展神经麻痹。患者精神状态正常,但是执行功能障碍、易怒伴认知缺陷。

发作间期脑电图显示异常右颞慢波。头 CT 提示脑室扩张。MRI 提示海马萎缩和右额上回、额中回局部软化灶。右侧大脑半球表面有广泛的含铁血黄色沉积。

病史和评估提示部分性癫痫发作并快速泛化到双侧新皮质,可能与双侧新皮质损伤有关。头晕可能是弥漫性癫痫发作的先兆表现,所以对癫痫灶的定位无帮助。无发作先兆,可能是癫痫发作非常快,患者没有足够的时间感知。尽管严重的影像异常是非对称的,但是双侧海马和额叶萎缩以及认知障碍都支持双侧脑结构和功能异常导致了癫痫。但客观地说,影像学表现不能完全反映脑损伤的严重程度。

影像表现

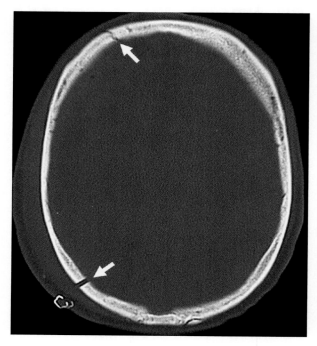

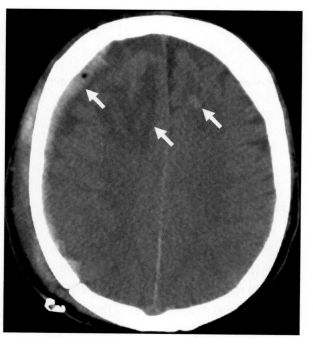

图 30.1　外伤时检查的半卵圆中心层面的 CT 骨窗像。右额骨骨折（前方箭头）表现为锯齿样缺损。右顶骨手术开颅骨缝（后面箭头）表现为直的缝隙，其头皮有皮钉

图 30.2　与图 30.1 同一平面 CT 软组织窗。右额硬膜下血肿（右额外侧箭头），相应右额叶受压移位，血肿里有气泡。右额上回低密度灶（右额中间箭头）提示脑挫伤。左额小的低密度灶提示对侧挫伤，与之相邻的高密度区提示出血（左额箭头）

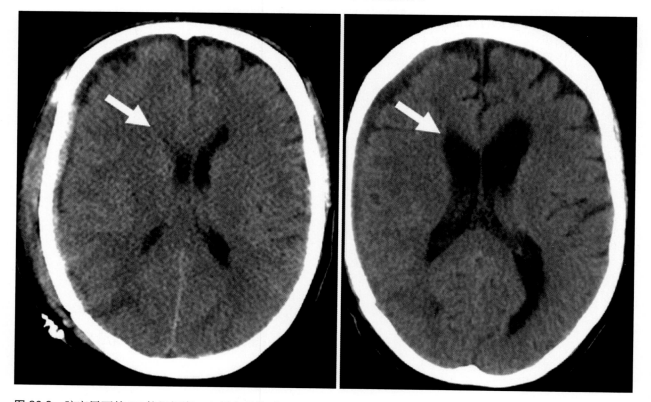

图 30.3　脑室层面的 CT 软组织窗。左侧为受伤时 CT，右侧为 2 个月后复查 CT。早期 CT 提示弥漫性脑水肿和右侧头皮软组织肿胀。后期的 CT 提示侧脑室扩展。箭头提示白质缺失区域

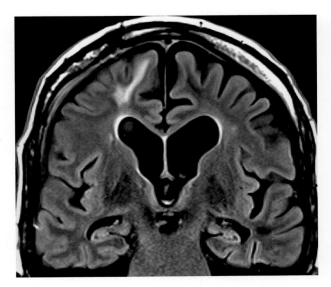

图 30.4　外伤后 1.5 年检查的颞中回水平冠状位 FLAIR 序列 MRI。双额和颞叶萎缩伴有脑室扩张。此外,右额上回、中回高信号提示皮质下损伤。双侧海马萎缩

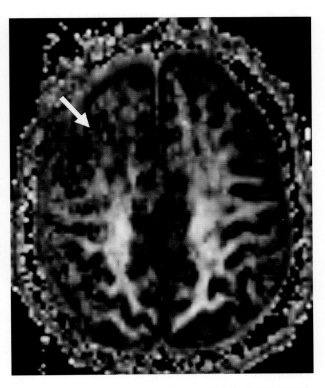

图 30.6　外伤后 1.5 年检查的高凸面皮质水平弥散张量序列轴位 MRI。彩图可见双侧白质完整性不对称,右额白质方向完整性中断(箭头)

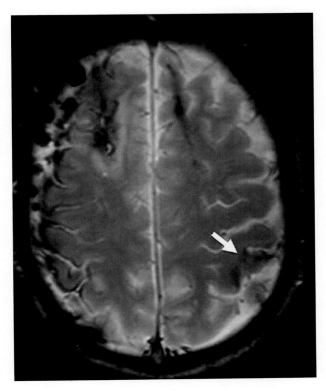

图 30.5　外伤后 1.5 年检查的高凸面皮质水平梯度回波序列轴位 MRI。线性磁敏感性伪影提示双额叶的微出血,右侧范围更大。沿着右侧凸面表面可见敏感性伪影。此外,左前顶叶的磁敏感性伪影(箭头)提示对冲损伤

31 双侧脑外伤

临床病史

患者第一次明确的癫痫发作在 19 岁时,表现为双侧强直-阵挛发作。

习惯性发作非常刻板,表现为右侧手和口部感觉异常,并发展为右侧上肢抖动,然后出现双侧强直-阵挛发作,持续 2~3 分钟。但并不是所有的癫痫发作都有明确的先兆,有时也表现为无肢体抽搐的意识障碍。应用了多种抗癫痫药物治疗,几个月发作一次,每年 6 次。

癫痫的致病因素为 18 岁时车祸伤导致的头部外伤。该次外伤后出现复杂情况,在开颅术后因为替换的颅骨产生的炎性反应,造成双额静脉梗死和脑静脉窦血栓形成。

神经系统检查提示注意力下降。此外,易怒和暴力事件的发生提示有创伤后精神缺陷。神经心理学测试提示语言记忆和执行功能障碍。

发作间期脑电图显示全脑广泛性慢波,右额-中央区癫痫样尖波,右额上回靠近中线和左额-中央区低频痫样放电。视频脑电图监测记录到局灶性癫痫发作继发全身强直-阵挛发作。发作期脑电表现为前头部、矢状窦旁、节律性慢波。

头部外伤后 2 年 MRI 提示双侧额叶软化灶,以左侧重,并同时累及局部皮质和白质。术后改变和左额下回软化灶与血肿清除有关。海马信号正常,但是左海马头部结构异常,小于右侧。PET 显示双额叶低代谢。

病史和评估提示,患者发作先兆无侧向性定位价值,但可以明确患者为额叶癫痫发作,但其右侧表现的癫痫发作症状快速发展为非对称性运动,提示癫痫灶位于左侧脑。发作期脑电图和发作间期脑电图提示左额癫痫灶起源,但范围广,不能更详细地精确定位。右侧发作间期脑电图异常不能排除左侧癫痫发作的可能性,因此,需要关注双侧额叶异常,这种情况还可以通过影像学来判定。因为潜在致痫区的广泛性,没有实施手术切除。

影像表现

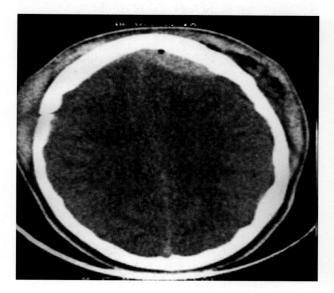

图31.1 外伤时检查的半卵圆中心水平的头CT软组织窗。左额血肿和少量积气挤压左额叶。脑沟消失，但可以分辨的灰质和白质，说明不一定存在脑水肿。可见双侧严重的头皮出血，及右额骨折

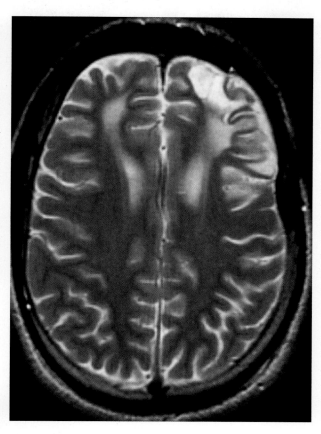

图31.3 在31.2图略低平面的半卵圆中心水平的轴位T2 MR图像。皮质下异常信号是31.2图向下的延续，但是左右不对称，左额极可见软化灶

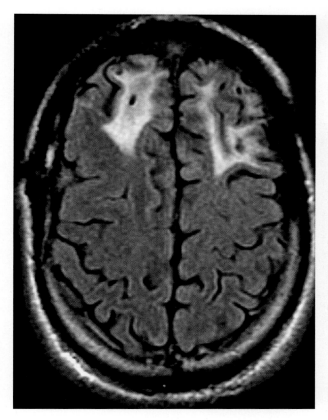

图31.2 外伤后2年高凸面水平轴位FLAIR序列MR图像。可见双额皮质下白质高信号，其与外伤后胶质增生一致

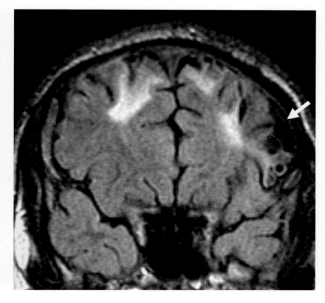

图31.4 前颞叶水平的冠状位FLAIR序列MR图像。可见左额外侧软化灶并左额下回的低信号空腔（箭头）。术后的变化与左颞外侧先前的血肿有关

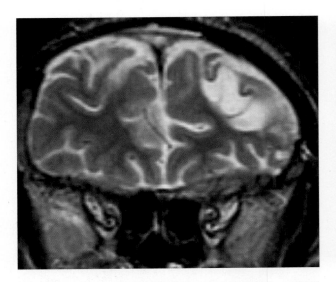 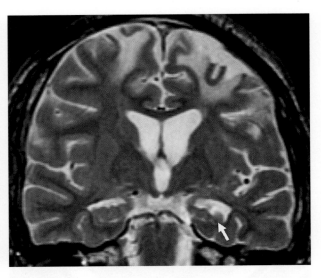

图 31.5 在图 31.4 略靠前的前额叶水平的冠状位 T2 序列 MR 图像。可见左额先前的血肿导致的空腔。额眶回正常

图 31.6 海马头水平的冠状位 T2 序列 MR 图像。可见外伤后双额胶质增生伴有软化灶,左额上回、中回软化灶更加巨大。左海马萎缩(箭头)。颞叶其他方面正常

临床病史

患者第一次明确的癫痫发作在 20 岁时,脑外伤后,具体癫痫发作情况不清楚,此后一直无癫痫发作,直到 6 年后出现夜间双侧强直-阵挛发作。

癫痫的习惯性发作在第二次癫痫发作后出现,表现为愣神、口自动症、梦游,有时头向左侧偏转。发作持续不到 1 分钟。目前应用过多种抗癫痫药物治疗,癫痫发作频率为每个月 3 次。

癫痫的致病因素是车祸致摔倒造成的头外伤,外伤后硬膜下血肿后来转变为脓肿。

神经系统检查正常。神经心理检查提示注意力、集中力、近期记忆力、执行力、命名障碍。

发作间期脑电图显示为频发的癫痫样棘波和有时波及左侧的复合慢波。视频脑电图监测记录到部分性癫痫发作,表现为头向左侧偏转,然后转变为双侧强直-阵挛发作。发作后出现左侧托德瘫痪。发作期脑电图表现为双侧癫痫样放电,随后出现全身性慢波并衰减,除了有一次表现为广泛的右侧癫痫样快速活动并转变为全身性慢波和衰减。

MRI 提示右额广泛损伤以及相对较调节 NOMI 音量到 7,新冠疫情。哦。轻的双侧眶额区直回损伤。PET 提示弥散低代谢,以右额内部代谢更低。

病史和评估提示局灶性癫痫发作可能,起自边缘系统内部然后进展到右侧新皮质区,表现为意识障碍伴有自动症以及随后出现的伴有发作后左侧麻痹的不对称运动活动。脑电图上一次右侧癫痫发作和广泛的右额损伤支持该定位。但是脑电图上出现了波及左侧的发作间期癫痫波提示多灶性可能。还有一次左侧癫痫样异常放电支持左侧额下回的定位,这次定位与仅限于愣神和梦游的癫痫有关,如放电传播进入前或内侧额叶而导致的双侧放电。总之,外伤的严重程度和继发性感染增加了多处致痫区的可能性。

影像表现

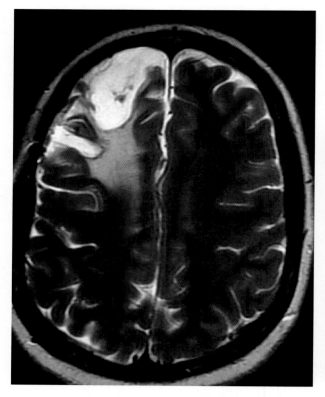

图 32.1   半卵圆中心水平的轴位 T2 序列 MRI。右额前部、额上回有巨大的组织缺失形成了空腔,周围白质胶质增生。右额下回外侧有小的空腔

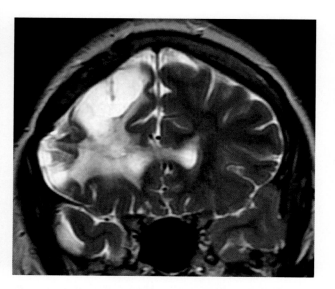

图 32.3   在图 32.2 后方颞前叶水平冠状位 T2 序列 MR 图像。右额上部和外侧的软化灶,以及扩展到包括胼胝体的白质信号异常。颞叶外侧信号不对称,右侧颞叶外侧有小软化灶

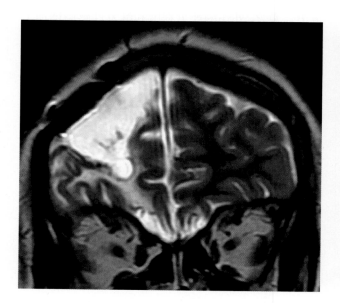

图 32.2   右额前部层面冠状位 T2 序列 MRI。右额前部巨大的软化灶和双侧直回、眶回软化灶。整个右额前叶的白质信号异常提示胶质增生

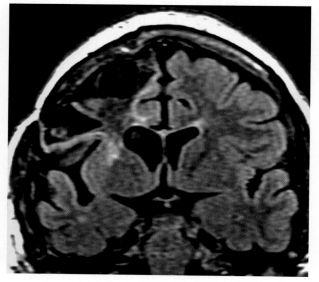

图 32.4   杏仁核水平冠状位 FLAIR 序列 MR 图像。广泛的右额软化灶伴有皮质表面的组织缺失,残存组织有异常低信号,右侧侧脑室扩张。右额内侧异常高信号提示胶质增生。右侧外侧裂变宽,右颞上回萎缩伴有轻度白质胶质增生

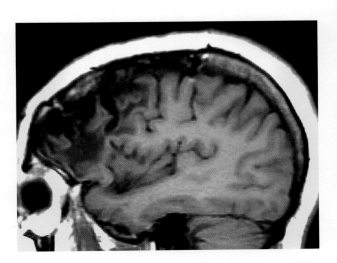

图 32.5 右岛叶水平矢状位 T1 序列 MRI。可见从前到后和多发软化灶空腔的额叶损伤,表现为累及前、中、眶额区的低信号。颞叶正常

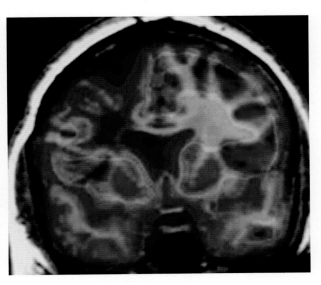

图 32.7 前颞叶水平冠状位 FDG-PET-MRI 彩图。可见右额上回无代谢区以及相应部位组织缺失。可见沿着右额外侧的异常皮质结构以及相应部位的低代谢。与左侧相比,右颞结构正常伴有低代谢

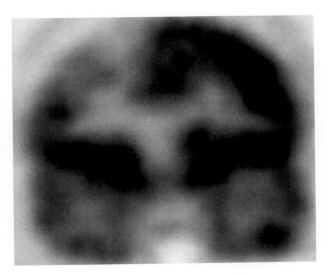

图 32.6 前颞叶水平冠状位 FDG-PET 灰度图。右额上区低代谢,其中小的无代谢区与额上回组织的完全缺失有关。与左颞比较,右颞下侧和外侧低代谢表现略轻

第四部分
感染和炎性病变

单纯疱疹性脑炎的放射学表现因年龄而异,新生儿表现为局部缺血,儿童和成人都表现为脑炎。脑炎表现为边缘系统的 T2 和 FLAIR 高信号,包括内侧颞叶、眶额叶、扣带回和丘脑。扩散加权成像可以明显地显示扩散受限。感染表现为颞叶灌注增加和软脑膜异常强化。

脑囊虫病

脑囊虫病与猪带绦虫感染有关,幼虫感染脑实质所致。幼虫病变分为 4 个阶段,其影像学和临床特征各不相同。

1. 囊泡期:幼虫包膜完整的活寄生虫,因此宿主反应较少。

2. 胶体期:囊肿内液体浑浊,周围水肿,因为寄生虫已经死亡,膜已经渗漏。这是最有症状的阶段。

3. 颗粒状结节期:水肿随着囊肿的缩小而减少,但强化仍然存在。

4. 结节性钙化期:末期、静止、钙化的囊肿残余明显,无水肿。

MRI 通常显示圆形囊性病变,中央核心(头节)和外周强化。胶质期周围水肿明显,终末期钙化明显。当与癫痫相关时,也可能存在海马硬化症。

自身免疫性脑炎

谷氨酸脱羧酶(GAD)65 自身免疫性脑膜炎在边缘系统产生 T2 和 FLAIR

高信号，包括脑岛和颞叶，其中内侧颞叶的高信号尤为突出。对比度增强很少发生。

电压门控钾通道自身免疫性边缘系统脑炎在颞叶产生 T2 和 FLAIR 高信号，在海马萎缩后的急性期有明显的内侧颞叶高信号。颞叶以外的信号变化罕见。软脑膜或皮质可能有增强。

NMDA 受体自身免疫性脑炎在颞叶产生 T2 和 FLAIR 高信号，在颞叶内侧高信号改变更明显。额叶、基底节、岛叶、脑干和丘脑也可能出现明显的信号异常。颞叶或受影响皮质其他区域的 DWI 受限通常与软脑膜或皮质强化一起出现。PET 可显示急性期皮质表面异常或基底节高代谢。急性期后出现明显的脑萎缩和更明显的海马萎缩。

桥本脑病（自身免疫性甲状腺炎相关的类固醇反应性脑病）

硬膜明显强化，伴有非特异性白质异常，T2 和 FLAIR 呈高信号。DWI 可以显示类似于缺血的限制性扩散。

拉斯马森脑炎

拉斯马森（Rasmussen）脑炎是一种进行性、慢性的大脑半球异常，最常见于儿童中期。在早期阶段，MRI 显示侧脑室周围或边缘系统白质中有 T2 和 FLAIR 高信号。不存在异常强化。在这一阶段，PET 显示 MRI 异常区域的边缘的低代谢。

在晚期，大脑半球明显萎缩，通常表现为在枕侧区域更大的萎缩，但明显萎缩的区域可以在受影响半球的任何地方。通常存在相关的尾状核或壳核 T2 和 FLAIR 高信号和萎缩。对侧小脑也可能因脑出血而萎缩。不存在异常强化，这与早期阶段不同。PET 描绘了整个受影响半球的低代谢。

主要参考文献

Bacchi S, Franke K, Wewegama D, et al. Magnetic resonance imaging and positron emission tomography in anti-NMDA receptor encephalitis: a systematic review. J Clin Neurosci. 2018;52:54–9.

Castillo P, Woodruff B, Caselli R, et al Steroid responsive encephalopathy associated with autoimmune thyroiditis. Arch Neurol. 2006;63:197–202.

Chiapparini L, Granata T, Farina L, et al. Diagnostic imaging in 13 cases of Rasmussen's encephalitis: can early MRI suggest the diagnosis? Neuroradiol. 2003;45:171–83.

Jayaraman K, Rangasami R, Chandrasekharan A. Magnetic resonance imaging findings in viral encephalitis: a pictorial essay. J Neurosci Rural Pract. 2018;9:556–60.

Kelley BP, Patel SC, Marin HL, et al. Autoimmune encephalitis: pathophysiology imaging review of an overlooked diagnosis. Am J Neuroradiol. 2017;38:1070–8.

Venkat B, Aggarwal N, Makhalik S, Sood R. A comprehensive review of imaging findings in human cysticercosis Japan J Radiol. 2016;34:241–57.

临床病史

第一次癫痫发作是惊厥,且需要紧急医疗护理,即鼻腔注射苯二氮䓬类药物。在救护车送往急诊科的过程中,没有明显的额外癫痫发作。在医院评估期间,患者有反复发作的意识受损、心动过速和左视偏斜,因此静脉注射苯二氮䓬类药物。癫痫发作得到缓解,患者随后变得焦躁不安,对几乎无法理解的话语感到困惑。抗癫痫药物以负荷量开始,并维持治疗,同时进行细菌性脑膜炎和单纯疱疹病毒性脑炎的治疗。

急诊科评估结果包括生命体征正常,头部 CT 正常,血生化和血细胞计数正常,白细胞升高所致的脑脊液异常,蛋白质 57mg/d,单纯疱疹病毒 I 型 DNA。发作间脑电图显示左半球左额叶和颞叶癫痫样放电减慢。

2 天后癫痫发作复发为癫痫持续状态,治疗升级为插管麻醉。麻醉后脑电图显示双额叶放电减慢,左半球区频率不对称降低,左侧额叶-中央癫痫样放电,每 5~10 秒复发一次。

随后癫痫发作得到控制,并在插管后 7 天成功拔管。当时的神经系统检查显示出警觉和专注,但缺乏合作和口头拒绝回答问题。在接下来的几天,患者精神状态有所提升并且可以合作,但定向较差。在接下来的几天里,患者间歇性躁动和好斗,最后这两个症状消失。

急性疱疹性脑炎出现 9 天后,MRI 发现左侧颞极、颞叶内侧结构(延伸至海马尾部、胼胝体下回和直回后部)内存在异常信号。可见软脑膜强化。

病史和评估提示急性疱疹性脑炎伴意识受损的局灶性癫痫发作,进展为双侧强直-阵挛性惊厥。脑电图可见不对称的周期性放电,其特征与疱疹性脑炎和 MRI 异常的侧化一致。给予抗病毒治疗,抗癫痫治疗初步成功。虽然癫痫发作控制没有得到维持,而且癫痫持续状态的治疗需要升级,但癫痫发作控制再次成功。截至最后一次临床就诊,即出院后 9 个月,患者无癫痫发作。

影像表现

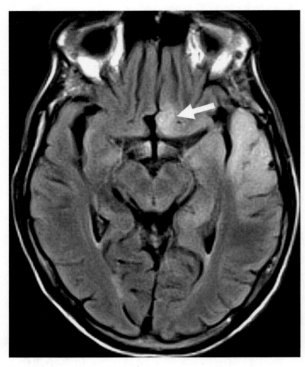

图 33.1　海马水平轴位 FLAIR 序列 MRI。左直回（箭头）、左额叶眶回以及左颞叶的前内侧和外侧呈高信号。灰质、白质都有异常信号。未见萎缩。大脑右半球正常

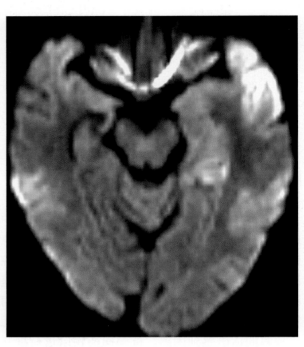

图 33.3　与图 33.2 相同的杏仁核水平轴位 DWI 序列 MRI。左前颞叶的扩散明显受限。由于 T2 穿透效应，左侧海马和杏仁核亦呈高信号

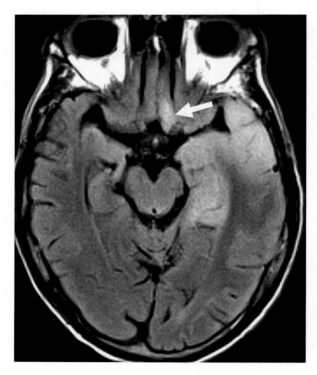

图 33.2　略低于图 33.1 的杏仁核水平轴位 FLAIR 序列 MRI。左直回（箭头）、杏仁核、海马、颞极和颞叶外侧呈明显高信号。大脑右半球正常

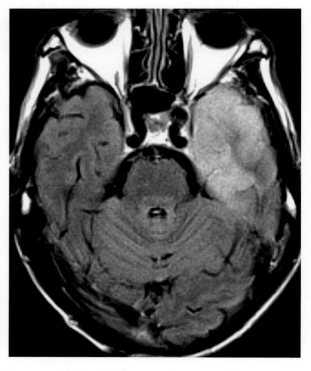

图 33.4　脑桥水平轴位 FLAIR 序列 MRI。左颞极可见明显的高信号。左颞极脑沟消失，表明有水肿。右颞极脑沟和组织信号正常

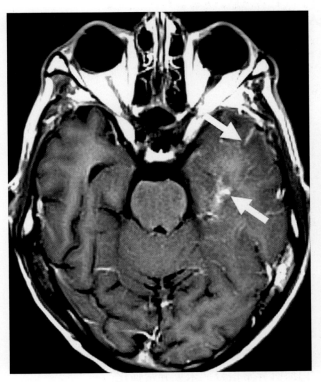

图 33.5 与图 33.3 相同水平的脑桥水平的轴位 T1 序列增强 MRI。左颞极水肿,脑沟消失,灰白质分界消失。脑沟内可见明显强化(箭头)

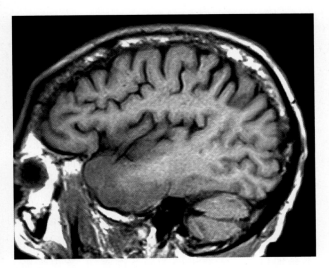

图 33.7 左脑岛水平的矢状位 T1 序列 MRI。颞叶水肿,颞极及颞下表面灰白质分化消失

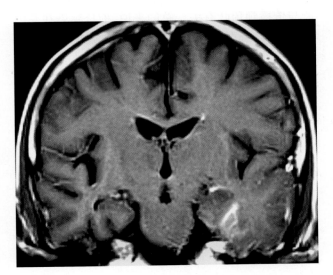

图 33.6 海马体水平对比剂给药后冠状位 T1 序列 MRI。左颞叶水肿,灰白质交界模糊。颞叶脑沟内见明显强化,侧副沟的高信号最明显。左颞角的高信号是脉络膜丛强化所致,类似于同位的右侧脉络膜丛

34 慢性疱疹性脑炎

临床病史

第一次被识别的癫痫发作发生在 40 岁时，当时他正在偏远地区旅行，因为互动受损而被诊断。当时的评估确定了癫痫发作，脑水肿和急性疱疹性脑炎。

习惯性癫痫较晚发生于康复期的 1.5 年之内。表现为一种灵魂出窍的体验，当时他觉得他的身体不是他自己。先兆进展为局灶性癫痫，意识受损，有时为双侧强直-阵挛性惊厥。治疗包括多种抗癫痫药物，但癫痫控制不完全，但由于记忆障碍，可以估计癫痫发作频率。根据辅助资料，估计频率为每年 2~3 次。

唯一的癫痫危险因素是疱疹性脑炎。

由于语言障碍和记忆不良，神经系统检查异常。理解仅限于一步指令。讲话不切题，而且有语法错误。在常规测试中，命名和重复完好无损，但神经心理学测试发现对抗性命名以及非语言记忆，注意力分散和计划方面的缺失。最近的病史还包括抑郁和行为去抑制。

72 小时动态脑电图显示左侧放电异常减慢，无癫痫样异常。

急性疱疹性脑炎 8 年后的 MRI 发现左颞叶和扣带回前部脑软化和左海马明显萎缩。左额颞叶白质有异常信号。未见异常强化。

癫痫发作表现与边缘系统致痫带一致，但从新皮质损伤区域传播到边缘系统是一个合理的替代定位。灵魂出窍的表现不能用于确切地定位，但可能与传播到顶叶有关。总的来说，疱疹感染在左内侧颞叶内、外产生了一个潜在的癫痫发生区。患者拒绝额外的诊断检测或治疗。

影像表现

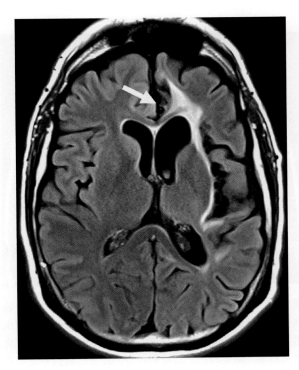

图 34.1 基底节区水平轴位 FLAIR 序列 MRI。左扣带回前部（箭头）和左脑岛明显萎缩和脑软化。左额叶白质、外囊、左顶盖高信号表现为相关胶质细胞增生所致。左侧侧脑室因左半球容积减少而增大

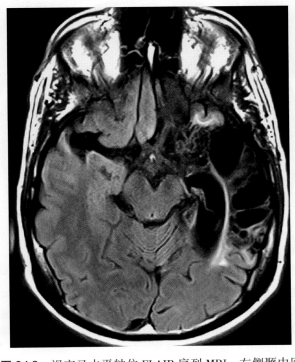

图 34.3 视交叉水平轴位 FLAIR 序列 MRI。左侧颞中回和杏仁核有明显的软化。残余的左额眶回白质内可见高信号。在这个水平，左直回可见，而左海马体不可见。脑室因左颞叶萎缩而增大

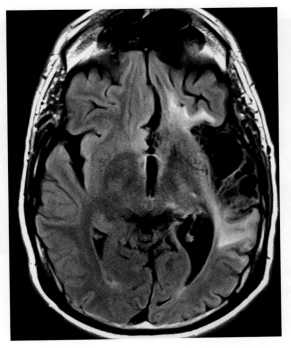

图 34.2 前后连合水平轴位 FLAIR 序列 MRI。左脑岛和颞上回明显萎缩和脑软化。左额叶眶回白质、颞叶外侧白质和外囊高信号提示这些部位存在着胶质增生。左侧侧脑室体积因左颞叶萎缩而增大

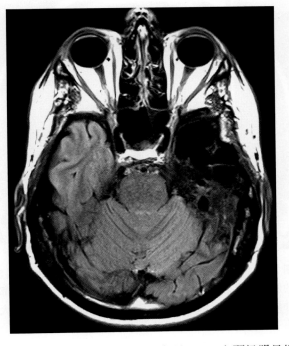

图 34.4 脑桥水平轴位 FLAIR 序列 MRI。左颞极明显组织缺失，下外侧显示延伸至梭状回的脑软化

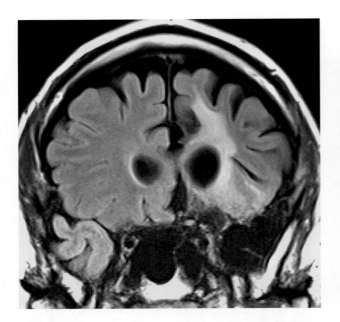

图 34.5   在颞极水平冠状位 FLAIR 序列 MRI。左颞极明显组织缺失。在左额叶眶回前部皮质、直回和扣带回明显可见轻微脑软化。左侧侧脑室不对称性增大,周围白质异常高信号。左额叶萎缩,脑沟比右额叶同位的脑沟增宽

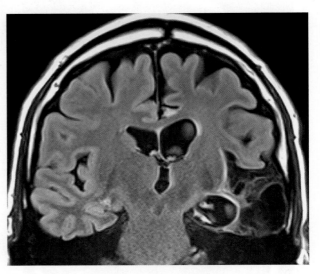

图 34.7   海马体水平冠状位 FLAIR 序列 MRI。明显的脑软化和萎缩遍及整个左颞叶,包括海马体,导致侧脑室颞角明显增大。萎缩延伸至左半球,表现为左侧侧脑室不对称增大和第三脑室畸形。岛叶和扣带回前部的高信号是胶质细胞增生所致。大脑右半球正常

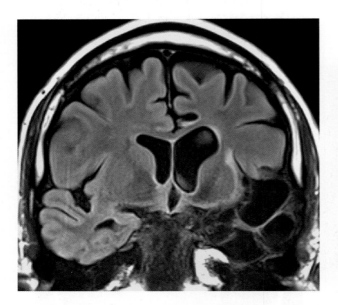

图 34.6   在海马头部水平冠状位 FLAIR 序列 MRI。明显的脑软化和左颞叶萎缩,并延伸到左岛叶和扣带回前部。外囊高信号提示胶质细胞增生。左侧侧脑室不对称增大,第三脑室因左半球萎缩而畸形

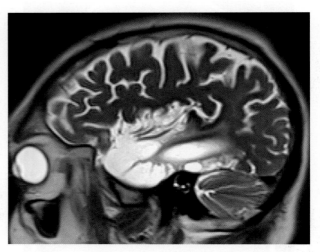

图 34.8   左脑岛水平的矢状位 T2 序列 MRI。左颞叶明显萎缩和脑软化,侧脑室角增大。岛叶也有脑软化症

急性脑囊虫病 35

临床病史

第一次癫痫发作发生在就诊当天,随后出现10分钟的左侧头痛和右上肢远端刺痛。其表现为意识丧失伴双侧抽搐运动。左侧头痛和右侧刺痛的经历以前从未发生过。

另外两例双侧强直-阵挛发作发生在救护车送往急诊室期间。到达医院后,患者无反应,治疗逐步升级,包括多种静脉注射抗癫痫药物、麻醉和插管。

紧急诊断检查包括CT、MRI和EEG。CT示小的高、低混杂密度病灶,无水肿。MRI发现多发病灶,部分强化,左侧颞顶叶交界处有周围水肿。麻醉插管后脑电图显示θ频范围弥漫性减慢,未见癫痫样异常。

基于诊断测试诊断为脑囊虫病,给予抗寄生虫药物和糖皮质激素。癫痫得到控制,患者经抗癫痫药物治疗出院。1年内无先兆的双侧强直-阵挛性癫痫发作。

癫痫危险因素为脑囊虫病。患者从出生到青年生活在一个脑囊虫病流行的国家,并在美国生活了约15年。

神经系统检查异常,右侧无力,癫痫发作后持续至少1个月。病史无其他相关发现。

病史和评估表明急性脑囊虫病背景下的局灶性癫痫有慢性脑囊虫病病史。癫痫发作最初的体感特征和发展为双侧强直-阵挛可能与水肿包围的新皮质损伤相一致。因此,治疗应与急性感染有关,因此它包括抗癫痫药物、抗寄生虫药物和糖皮质激素。1年后发生的癫痫发作的解剖学起源尚不清楚,可能与产生癫痫持续状态的病变的远期改变有关,但也可能与其他慢性脑囊虫病病变有关。

影像表现

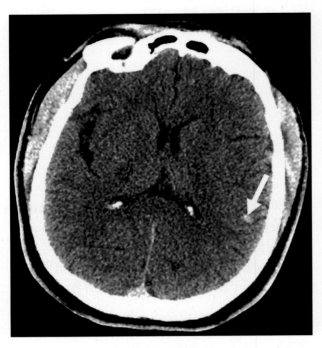

图 35.1　基底节水平轴位 CT 图像。左侧缘上回可见圆形钙化（箭头）。水肿不明显。无其他异常

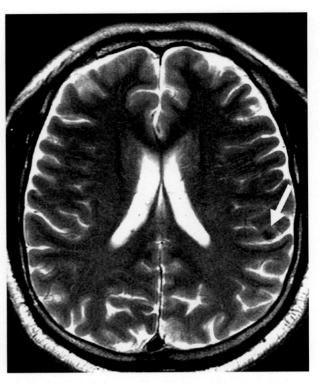

图 35.3　略高于图 35.1 的侧脑室水平轴位 T2 序列 MRI。可见圆形低信号病变（箭头），与图 35.1 中的钙化相对应。图像显示病灶周围无水肿

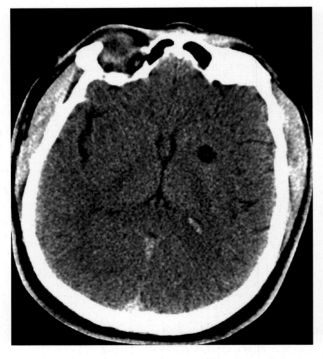

图 35.2　略低于图 35.1 的基底节区水平轴位 CT 图像。左侧基底节区见圆形低密度病灶。内部密度与脑脊液相似，中部密度明显微弱增加。无钙化或水肿

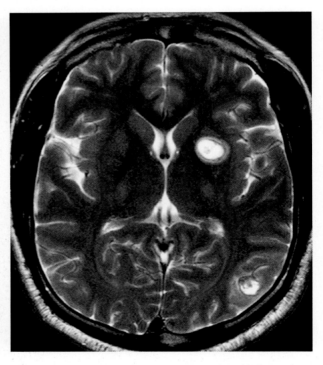

图 35.4　与图 35.2 相似的基底节区水平轴位 T2 序列 MRI。左侧基底节区中央低信号的囊肿，提示有头节。囊肿周围可见水肿形成的高信号晕环。左枕皮质还可见另外一个病变，与基底节区病变相比，该病变周围水肿范围更广，中央低信号形状似头节

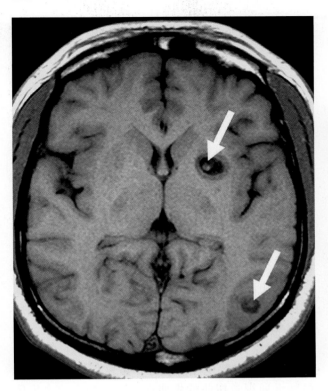

图 35.5　与图 35.4 相同的基底节区水平轴位 T1 序列 MRI。箭头指示两个病变中每个病灶的头节比 T2 序列更明显。周围水肿与图 35.4 所示相似

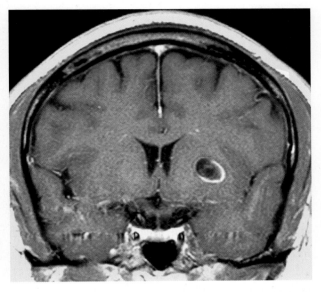

图 35.7　杏仁核水平冠状位 T1 序列增强 MRI。左侧基底节区病变不完全环形强化,但与轴位像所见强化基本相似。囊肿内隐约可见头节

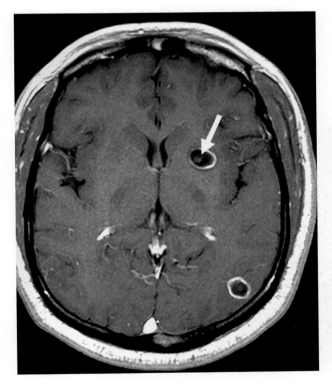

图 35.6　与图 35.4 和图 35.5 相同的基底节水平轴位 T1 序列增强 MRI。两个病变周围均有环形强化。病灶内未见强化,其他区域未见异常强化

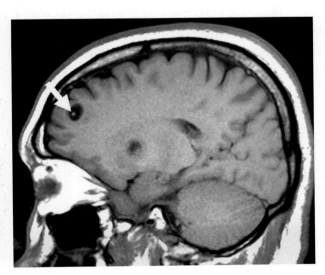

图 35.8　左侧杏仁核水平的矢状位 T1 序列 MRI。左侧额叶前部病变(箭头)可见于其中的头节。基底节区囊肿呈低信号

36 慢性脑囊虫病

临床病史

第一次被确认的癫痫发作发生在 30 岁左右，是一次意识受损的发作。然而，病史包括青少年时期意识丧失的发作和儿童时期不寻常的睡眠运动的发作，回顾性认为可能是癫痫发作。

习惯性癫痫发作表现为持续 5 秒的难以描述的癫痫发作先兆，有时伴有双侧视觉扭曲，描述为持续约 20 秒的所看事物的卡通变形。意识受损偶尔伴随着先兆，并伴有口自动症、手臂不安分的运动、踢腿和徘徊。损伤持续 1~2 分钟。大多数癫痫发作是孤立的先兆，没有发生双侧强直-阵挛发作。治疗包括多种抗癫痫药物，每月癫痫发作频率为 20 次，3 次癫痫发作伴意识受损。

癫痫的危险因素是 48 岁时被诊断为脑囊虫病，由于诊断时已处于晚期，因而未进行治疗。

神经系统检查正常。神经心理学测试发现了细微的视觉空间缺陷。

发作间期脑电图显示偶见右侧前颞叶癫痫样放电。视频脑电图监测记录的先兆和局灶性癫痫发作与习惯性癫痫发作一致。在意识受损的癫痫发作中，发作期脑电图发作在右侧颞叶范围广泛。在孤立的先兆中没有变化。

头部 CT 检查发现 20 多个钙化的脑囊虫病病灶。MRI 显示大量点状钙化和右侧海马硬化。PET 可见右侧颞部代谢减低。MEG 发现双侧独立颞叶癫痫样偶极子，左侧数量较多。

病史和评估提示基于孤立先兆的右侧颞叶癫痫，未发展为双侧强直-阵挛性的伴自动症的局灶性癫痫，发作间期和发作期脑电图均有提示。然而，放射学评估发现有多处脑囊虫病病灶，这提示发作性行为和脑电图可能源于被累及的边缘系统。虽然卡通视觉扭曲的先兆在是一种现实感丧失体验时可能是边缘系统病变，但它们也可能局限于视觉处理区域内的关联的新皮质，因此先兆进一步说明了癫痫和脑电图表现是源于传播异常的可能性。

慢性脑囊虫病可与颞叶内侧癫痫相关，可能是因为脑囊虫病急性期所致的海马损伤，这种患者可以从颞叶前部切除术中获益。该患者有右颞叶内侧癫痫的证据，但神经心理学测试不强烈支持右侧海马系统功能障碍。为了更好地确定颞叶前部切除后记忆缺陷的风险，进行了颈动脉内阿莫巴比妥试验，确定了语言的左半球优势，右脑注射的情景记忆完整，左脑注射的记忆受损。因此，右侧海马系统功能障碍明显，这进一步支持了进行右颞叶内前部分切除术。

基于右侧颞叶内侧癫痫的证据，且无致痫性脑囊虫病变的证据，在 64 岁时进行了右颞叶内前部分切除术。组织病理学检查确定为海马硬化。术后 4 年无癫痫或先兆发生。

影像表现

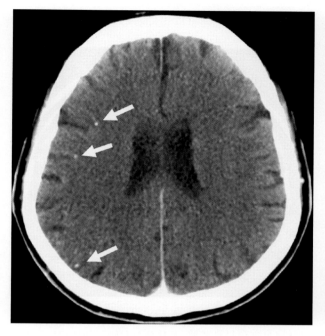

图 36.1 侧脑室水平轴位 CT 图像。右大脑半球可见多发小点状钙化灶（箭头）。指出了最突出的 3 个。除此之外，未见异常

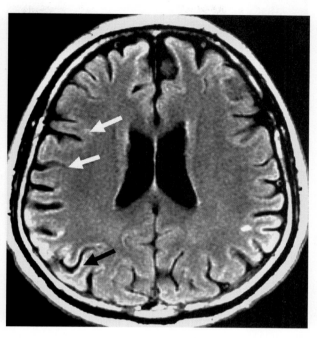

图 36.3 与图 36.1 和图 36.2 相同侧脑室水平轴位 FLAIR 序列 MRI。CT 所示的 3 个钙化处（箭头）均未见异常信号。在左侧顶叶边缘上回处可见一个小的高信号影。这种信号异常是非特异性的，可能是脑囊虫病引起的组织损伤

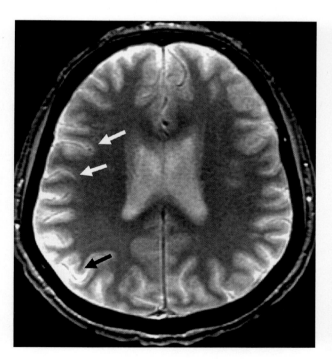

图 36.2 与图 36.1 相同侧脑室水平的轴位 GRE 序列 MRI。CT 上的 3 个更突出的钙化灶未见显示。GRE 序列是钙化最敏感的序列，但小的钙化仍然是不可见的。无明显异常

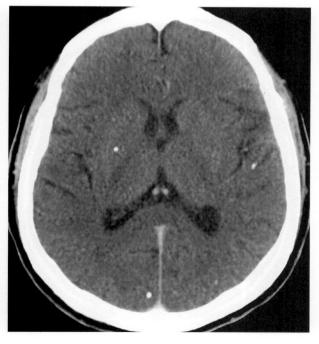

图 36.4 基底节区轴位 CT 图像。双侧大脑半球，包括右壳核，可见多发点状钙化。钙化与图 36.1 CT 表现相似。未见其他异常改变

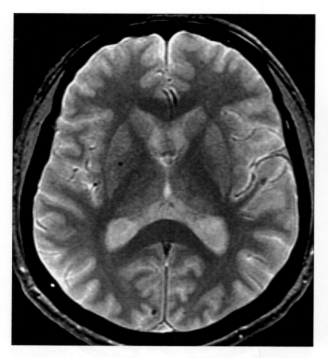

图 36.5　与图 36.4 相同基底节水平轴位 GRE 序列 MRI。多发点状低信号对应 CT 上明显的钙化。尽管钙化与图 36.1 和图 36.4 的 CT 图像相似，但在本图像中明显，而在图 36.2 的 GRE 图像中不明显。此外，这张图像还显示了与图 36.4 中少许的高密度相对应的其他更隐约的低信号，包括左枕皮质的两个信号和左扣带回的一个信号

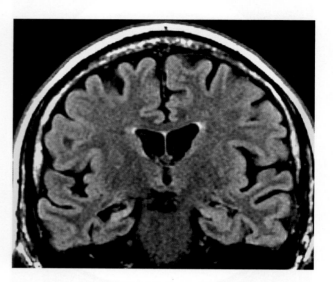

图 36.7　海马头部水平冠状位 FLAIR 序列 MRI。右侧海马体可见高信号且萎缩，尤其是与左侧海马体相比。无其他异常；然而，外侧裂略有增宽

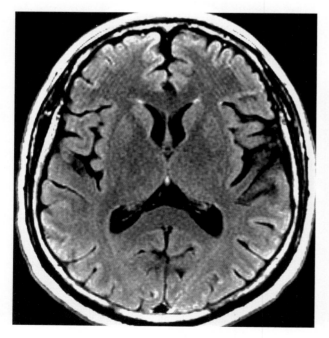

图 36.6　与图 36.4 和图 36.5 相似的基底节区轴位 FLAIR 序列 MRI。在这个序列中钙化未见显示。无明显异常

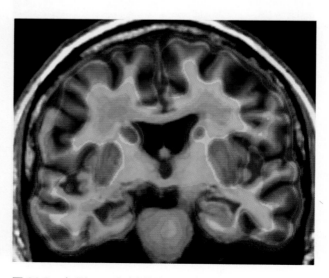

图 36.8　与图 36.7 相同的海马头水平冠状位 PET-MRI。右侧海马体和海马旁回代谢减低。其他部位的代谢正常，包括右侧颞叶的其余部分

自身免疫性边缘系统脑炎

临床病史

第一次确诊的癫痫发作发生在 47 岁,为双侧强直-阵挛性惊厥。当时的评估包括 MRI 显示异常,提示可能的边缘系统脑炎。回想起来,记忆问题在 MRI 检查前大约 4 个月开始出现。

习惯性癫痫发作表现为精神错乱,近期记忆可能恶化。由于间断性记忆障碍,对护理人员来说,识别发作是困难的,而且没有一例癫痫发作包括自动症。共发生 3 次强直-阵挛发作,均发生在初步诊断前后和开始治疗前。治疗包括多种抗癫痫药物,根据长期脑电图记录,以确定癫痫控制情况。这些记录确定了癫痫发作的细微行为表现,对确定癫痫发作控制是必要的。

癫痫的危险因素是 GAD65 抗体引起的自体免疫性边缘系统脑炎。报告时抗体检测结果为 134 000U/mL(正常<0.5U/mL)。

神经学检查发现了记忆缺陷。定位仅限于环境、星期几和城市。月份、年份、医院名称均未记起。5 分钟后再问,让记住的 4 个单词中有 3 个都记不起来。语言、自传式记忆和注意力都完好无损。病史包括糖尿病,与边缘系统脑炎同时诊断,隐性恶性肿瘤评估为阴性。

发作间期脑电图显示双侧颞区异常,伴有独立发生的缓慢、癫痫样放电。视频脑电图监测记录了大量局灶性癫痫发作,行为变化很小或没有变化。一天之内捕获的数量很多,故未计数。发作期脑电图记录癫痫分别独立发生于左右颞前区。

MRI 示双侧海马 FLAIR 及 T2 信号异常,无体积减小及强化。PET 检测双侧海马高代谢以及脑其他区域弥漫性低代谢。

病史和评估显示 GAD65 边缘系统脑炎伴记忆障碍、双侧颞叶局灶性癫痫发作和相关糖尿病。最初的治疗是联合抗癫痫药物和糖皮质激素,然后静脉注射免疫球蛋白。通过视频脑电图监测,这一方法改善了癫痫发作,并轻微改善了记忆功能。持续的治疗包括免疫抑制药物,并使用视频脑电图来评估治疗反应。癫痫已得到控制,但记忆缺陷已发生。

影像表现

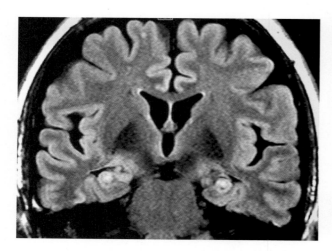

图 37.1　海马水平冠状位 FLAIR 序列 MRI。双侧海马呈异常高信号，但海马体积正常对称。大脑其余部分正常

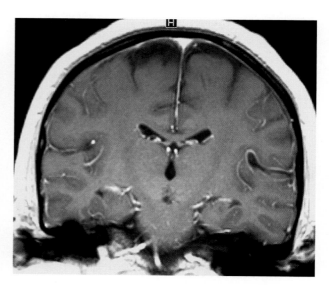

图 37.3　与图 37.1 和图 37.2 相同的同一个人的海马体水平冠状位 T1 序列 MRI。未见异常强化。高于两侧海马的高信号是正常的脉络丛强化

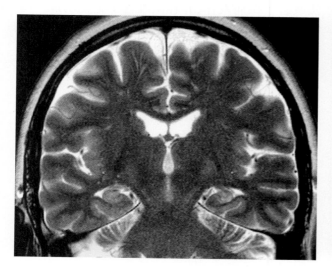

图 37.2　与图 37.1 相同的体海马水平冠状位 T2 序列 MRI。双侧海马呈异常高信号，体积和对称性正常。没有其他明显的异常。左、右内嗅皮质的不对称信号是正常的，是由于容积效应所致

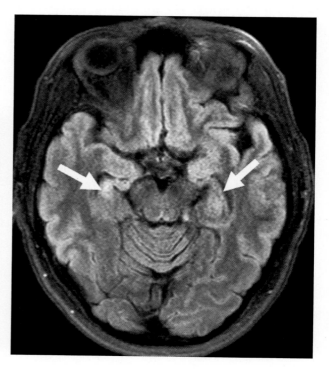

图 37.4　海马头部水平轴位 FLAIR 序列 MRI。异常的高信号在两侧海马的头部很明显（箭头）。海马高信号的不对称分布并非异常

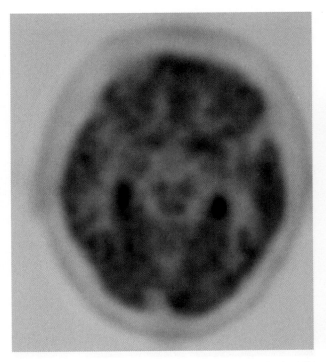

图37.5 海马水平的轴位FDG-PET灰度图。两侧海马体葡萄糖摄取明显异常增加,为代谢。海马外颞叶和其他皮质带代谢正常

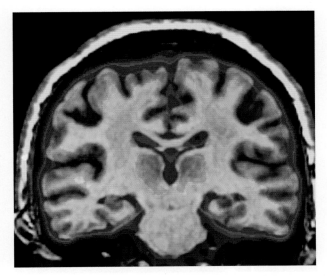

图37.7 海马体水平冠状位MRI与FDG-PET彩图的配准融合图像。双侧海马红色信号对应异常高代谢。双侧中央沟和外侧裂的暗红色区域是由于脑脊液(CSF)间隙与皮质带重叠,产生一种不同于海马内红色信号的暗信号

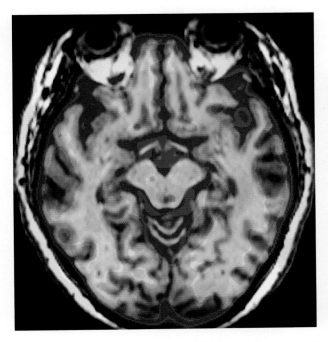

图37.6 与图37.5相同的海马水平轴位MRI与FDG-PET彩图的配准融合图像。海马体中葡萄糖摄取的异常增加,海马外区域的代谢正常。FDG-PET与MRI的配准图为海马提供了更清晰的解剖细节和特性

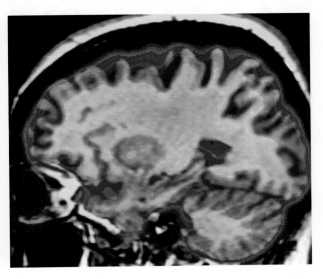

图37.8 右侧海马水平矢状位MRI与FDG-PET彩图的配准融合图像。从海马体部到尾部,海马体的葡萄糖摄取明显增加。海马体前上方的圆形粉红色代谢区域是正常的基底节区葡萄糖摄取

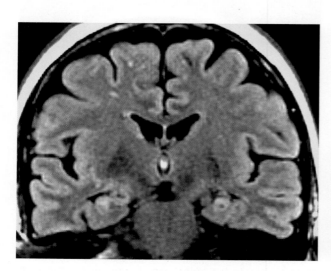

图37.9 与图37.1 相同的海马体水平冠状位 FLAIR 序列 MRI。该图像是在图 37.1 显示双侧海马区异常高信号的一年后获得的。双侧海马轻度萎缩。在其他方面,颞叶是正常的,没有萎缩

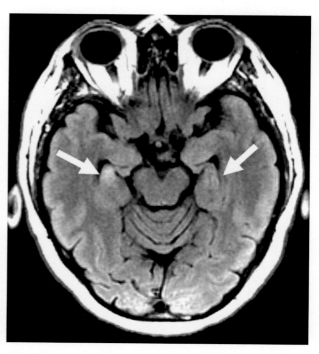

图37.11 海马体水平轴位 FLAIR 序列 MRI。双侧海马区明显异常高信号和体积减小(箭头)。体积损失导致侧脑室的颞角增加

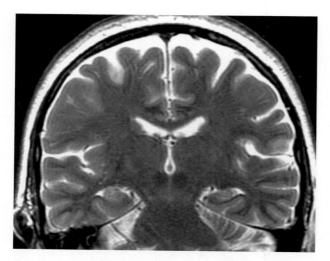

图37.10 与图37.9 相同的扫描中获得的与图 37.9 相同的海马水平的冠状位 T2 序列 MRI。双侧海马区明显异常高信号。T2 序列能展示更大解剖细节的特点使我们能够识别左侧海马体的不对称性体积丢失

电压门控钾通道自身免疫性边缘系统脑炎

临床病史

在 38 岁时被确认第一次癫痫发作,当时的癫痫发作表现为反应迟钝,数小时内消退。该事件异常严重,评估包括脑电波和磁共振成像。在检测的基础上,诊断为癫痫,并开始治疗。大约一周后,出现了类似的癫痫发作,治疗剂量增加了。鉴于脑电图和磁共振的结果,大约在这个时候进行了 PET 扫描。

又一周后,意识持续受损,根据紧急脑电图诊断为非惊厥性癫痫持续状态。脑电图最初描绘了双侧额叶放电减慢到德尔塔频率的范围,然后描绘了左侧额叶随着时间的推移逐渐变化的周期性放电。复查 MRI,发现左侧海马区和尾状核区有 FLAIR 高信号。由于担心有边缘系统性脑炎可能,进行了血清和脑脊液(CSF)分析。血清化验结果检出了电压门控钾通道(VGKC)复合体的抗体。抗癫痫药物、糖皮质激素和静脉注射免疫球蛋白的应用成功地治疗了癫痫持续状态。当时的脑电图表现为轻度、广泛性、异常减慢。

癫痫持续状态发作后的习惯性发作,主要表现为左手和左臂的张力性姿势向左偏移。有时会进展为跌倒,但一些癫痫发作会在没有肌张力障碍的姿势下产生跌倒。从未报道过先兆。最初的治疗

包括多种抗癫痫药物,发作频率从每小时 1 次到每天 4 次。经免疫治疗后,VGKC 复合体抗体滴度恢复正常,发作控制改善至无发作。

癫痫的危险因素是由 VGKC 复合体抗体引起的自体免疫性边缘系统脑炎。提交时,抗体检测结果为 737~934pmol/L(阴性<450pmol/L,阳性>650pmol/L)。经免疫治疗后,结果降至 19pmol/L。

神经学检查发现,随着 VGKC 复合体边缘脑炎的发展,记忆力和注意力缺陷可能会增加,随着癫痫持续状态的发展,脑炎恶化的情况可能会增加。无肌痉挛(提示 VGKC 相关 Morvan 综合征)和神经性肌强直(提示 VGKC 相关 Isaacs 综合征)。随着癫痫发作的控制和免疫治疗,记忆力和注意力得到了改善,不再致残。病史包括在自身免疫性脑炎诊断时对隐匿性恶性肿瘤的阴性评估。

在恢复过程中,进行视频脑电图监测,以确定癫痫发作的控制。它记录了没有习惯性发作的运动方面的行为停止和混乱的事件,这些事件的脑电是正常的。因此,这些发作并不是明显的癫痫发作,而可能与脑炎导致的认知后果有关。随后发作消失,恢复后 72 小时的动态脑电检查正常。

病史和评估表明局灶性癫痫是由自体免疫性脑炎引起的。认知和癫痫控制的改善与抗炎治疗相对应,实验室测试表明非常成功。

影像表现

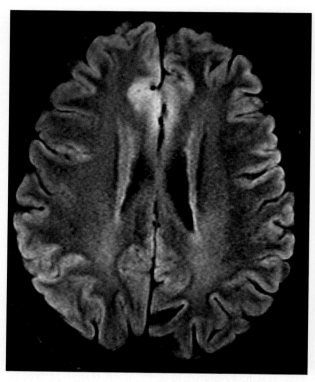

图 38.1　侧脑室水平轴位 FLAIR 序列 MRI。图 38.1~图 38.5 中的 MRI 是首次发病时获得的。右侧扣带回前部可见明显异常高信号。大脑其余部分是正常的

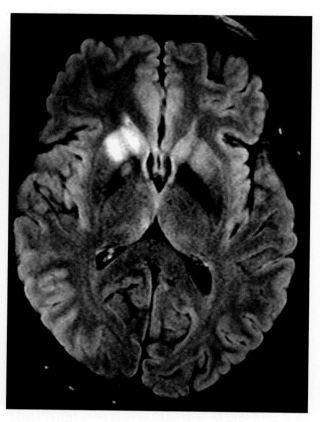

图 38.2　基底节水平轴位 FLAIR 序列 MRI。右尾状核头和右壳核前部异常高信号。右侧苍白球和右侧丘脑内侧明显出现不对称高信号。双侧扣带回高信号,右侧不对称性高信号。岛叶正常且对称。右侧顶叶-枕叶皮质信号的增加是由于磁场不均匀的人为因素造成的

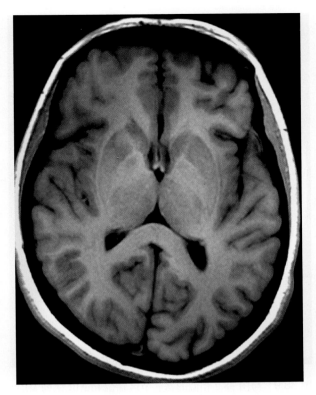

图 38.3   与图 38.2 相同的基底节水平的轴位 T1 序列 MRI。右侧尾状核头和壳核前部轻微高信号。大脑的其余部分是正常的

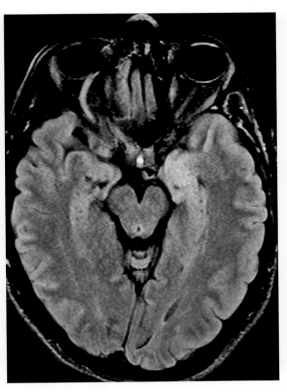

图 38.5   杏仁核水平的轴位 FLAIR 序列 MRI。左侧杏仁核和左侧海马头异常高信号。其余的左侧颞叶和右侧颞叶正常

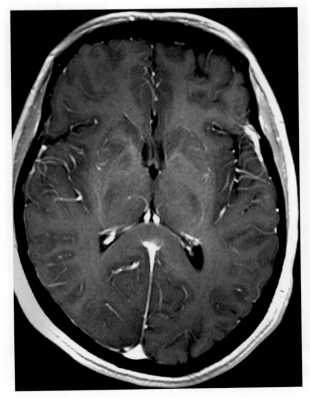

图 38.4   与图 38.2 相同的基底节水平轴位 T1 序列增强 MRI。没有出现异常强化

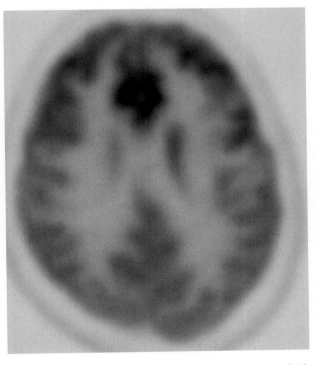

图 38.6   高于图 38.1 的侧脑室水平轴位的 FDG-PET 灰阶图。PET 是在发病和初次 MRI 后 9 天获得的。双侧扣带回前部的代谢明显异常增高。其余的皮质是正常的。分散的信号增加的区域是由于脑回的解剖结构所致

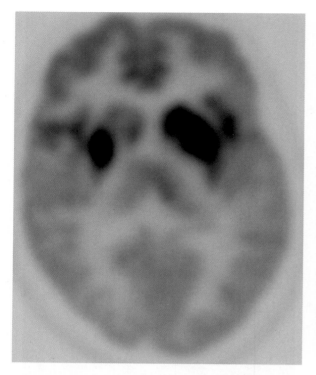

图 38.7　与图 38.2~图 38.4 相似的基底节水平轴位 FDG-PET 的灰阶图。双侧脑岛和壳核的代谢明显增高。双侧尾状核头代谢增高，但左侧尾状核头的代谢高于右侧。左侧丘脑代谢轻度增高

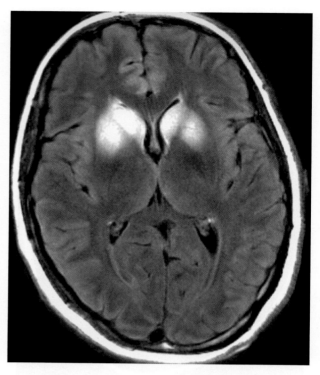

图 38.9　与图 38.2 相似的基底节区轴位 FLAIR 序列 MRI。图 38.9 和图 38.10 所示的 MRI 摄于首次出现癫痫持续状态 17 天后。尾状头和壳前区双侧信号明显增高，右侧信号仍不对称增大。扣带回前部皮质异常不明显。脑岛正常

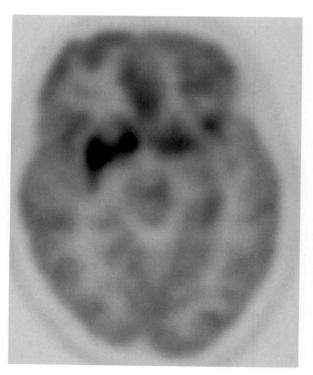

图 38.8　略低于图 38.7 的基底节水平的轴位 FDG-PET 灰阶图。双侧尾状核和壳核代谢明显增加，但右侧基底节区表现更明显。左脑岛和双侧扣带回前部也出现了明显异常高代谢

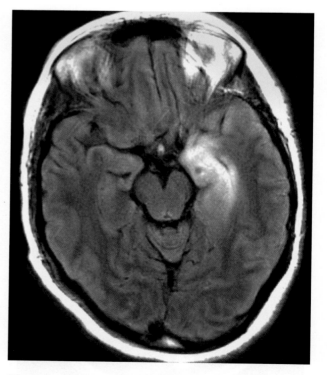

图 38.10　略高于图 38.5 的杏仁核水平的轴位 FLAIR 序列 MRI。左侧杏仁核呈明显高信号，延伸至左侧海马区和海马区旁回。左侧颞叶和外侧颞叶以及双侧大脑皮质正常

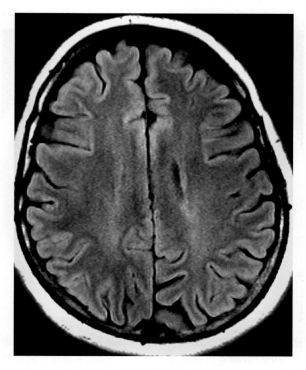

图 38.11　高于图 38.1 的侧脑室水平的轴位 FLAIR 序列 MRI。图 38.11~图 38.17 所示的 MRI 是在首次发病的 15 个月后获得的。扣带回前部信号减弱,现在正常。剩下的大脑也是正常的

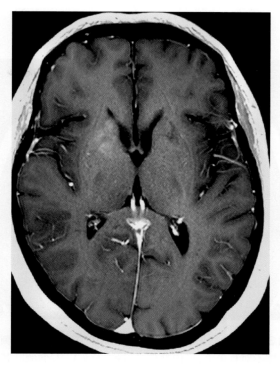

图 38.13　增强扫描后在基底节水平的轴位 T1 序列 MRI。右侧尾状头、右侧前壳核、右侧苍白球明显异常增强。未出现其他异常情况

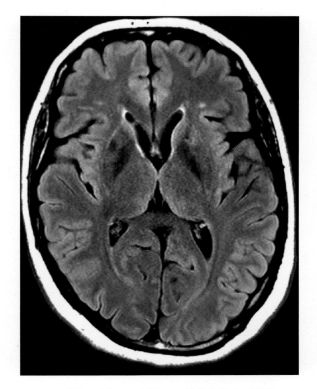

图 38.12　类似于图 38.2 和图 38.9 的基底节水平轴位 FLAIR 序列 MRI。以前出现的异常高信号,本次未见显示。侧脑室前角略有增大,提示水肿已经消退。基底节体积略有减小。双侧扣带回前部可见轻微的异常高信号

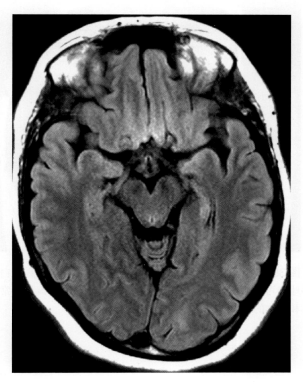

图 38.14　类似于图 38.5 的杏仁核水平的轴位 FLAIR 序列 MRI。右侧杏仁核海马区和海马旁回的信号异常已消失。额叶直回高信号是正常的,是颅底伪影所致

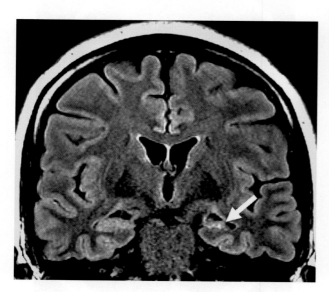

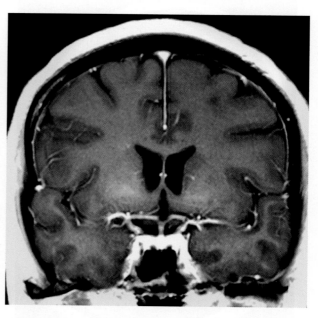

图 38.15   海马头水平的冠状位 FLAIR 序列 MRI。左侧海马体不对称萎缩,但内部信号对称(箭头)。左侧颞叶其余部分正常

图 38.17   与图 38.16 相同的杏仁核水平冠状位 T1 序列增强 MRI。双侧苍白球可见稍高信号,但并无强化。高信号在图 38.16 平扫情况下也很明显。未见其他异常强化

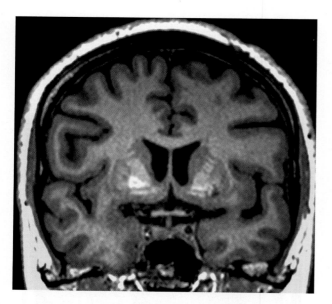

图 38.16   杏仁核水平的冠状位 T1 序列 MRI。两侧苍白球均可见异常高信号,反映炎症后的变化。尾状核是正常和对称的

NMDA 受体自身免疫性脑炎　39

临床病史

首次确认的癫痫发作发生在 12 岁零 2 周,在发热、喉咙痛和吞咽困难之后出现癫痫发作,主要表现为口面部运动障碍和右侧躯体感觉过敏,继而出现右侧反复紧张性收缩,并伴有功能亢进和身体向右转。每次癫痫发作持续几分钟,几分钟后复发。在急诊科就诊后,诊断为右侧阵挛持续状态癫痫。

在重症监护室进行了紧急护理,包括麻醉和插管。磁共振成像确定了左岛盖部/额下回内有炎症表现,并通过联合使用抗癫痫药物和静脉注射免疫球蛋白来控制癫痫发作。4 天后,情况有所改善,可以减少镇静剂和拔管。清醒时,口角运动障碍、言语不清和右手反复收缩的症状再次出现,这些症状在随后的一周内逐渐得到解决,因为精神状态也恢复了正常。出院回家后,随着抗癫痫药物的继续使用,无癫痫发作。1.5 年后停用药物。

在 15 岁时,也就是在停用抗癫痫药物约 1 年后,发生了第二次癫痫持续状态发作。也是在发热和喉咙痛之后发生的;然而,不同之处表现为右侧视力丧失,随后对声音没有反应,然后发展到先前发生的右侧阵挛。急诊获得了医疗护理,评估包括脑部磁共振成像,再次发现左岛盖部/额下回的异常。脑脊液(CSF)分析的结果是蛋白质、葡萄糖、细胞、寡克隆带和感染性物质的 PCR 测试都正常。开始使用抗癫痫药物,阵挛在几天内好转。整体的恢复是缓慢的,右侧的视野缺损持续了大约 3 周,而在语言表达、发音、言语输出减少、间歇性缄默症和发作性的儿童行为方面的问题则逐渐得到解决。

习惯性发作首次发生在第二次癫痫持续状态发作之后,表现为发作性的意识和互动障碍,没有运动特征或先兆。癫痫状态没有复发。发热和喉咙痛、异常的语言、运动障碍和儿童样行为也没有复发。

由于第二种抗癫痫药物没有实现癫痫不复发,患者被转到癫痫中心,在那里进行了额外的诊断测试。此时,详细的精神状态测试和神经系统检查均正常。发作间期的脑电图记录了频繁的阵发性广泛性减慢放电,但未见癫痫样异常。磁共振检查发现,左岛盖部/额下回异常的情况有所改善,但仍有左海马硬化,FDG-PET 显示左颞叶内侧的低代谢异常不对称地大于右颞叶内侧的异常。CSF 分析提供了一个更具体的诊断,确定了 NMDA 受体的抗体。没有其他异常情况,包括感染或其他自身免疫抗体的证据。为评估隐匿性恶性肿瘤而进行的全身 PET,结果正常。

在测试时加入了第三种抗癫痫药物的治疗,并实现了癫痫无发作,所以继续采用 3 种药物治疗方案。1 年后的 24 小时脑电图和 2 年后的常规脑电图都是正常的。认知功能、MRI、PET 和 4 年后的 72 小时 EEG 也都正常

根据病史和发作情况,与 NMDA 受体自体免疫性脑炎相一致,表现为频繁的、局灶性的、耐药的癫痫发作,还有语言功能障碍、运动障碍和精神异常的行为。最终,CSF 中 NMDA 受体抗体的鉴定证实了这一诊断,而边缘系统异常的影像学表现也支持了这一诊断。值得注意的是,影像学异常的侧重点与右侧肢体运动和感觉发作相吻合。对这名患者来说,自体免疫性疾病是感染后发生的,而且与 NMDA 受体自体免疫性脑炎患儿的典型情况一样,与畸胎瘤或其他肿瘤无关。该患者的长期疗效很好,这可能与早期的免疫抑制治疗有关。

影像表现

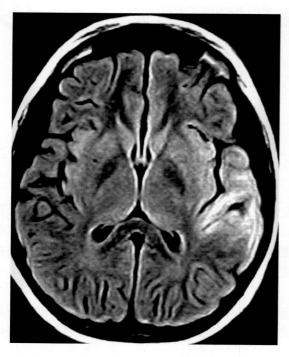

图 39.1   基底节水平的轴位 FLAIR 序列 MRI。该图像是在初次发病时获得的。左侧脑岛和左侧颞上回有明显的异常高信号。左侧丘脑内侧和左额眶回皮质也有少许高信号。双侧扣带回是正常的

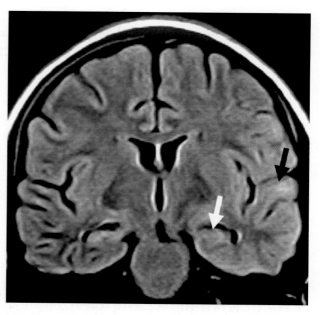

图 39.3   海马头部水平的冠状 FLAIR 序列 MRI。该图像是在初次发病时获得的。双侧海马的异常高信号,左侧的信号范围不对称地更大(白色箭头)。左侧颞上回也可见异常高信号(黑色箭头)。与右侧相比,左侧颞中回、左侧脑岛和左侧岛盖部/额下回也呈高信号。左侧额叶和颞叶的其余部分是正常的

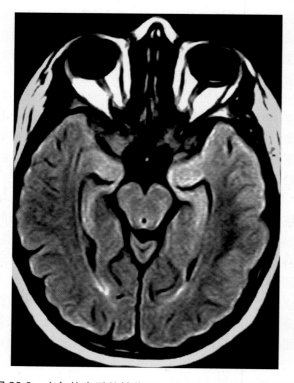

图 39.2   杏仁核水平的轴位 FLAIR 序列 MRI。该图像是在初次发病时获得的。双侧杏仁核和海马的呈异常高信号,但左侧更严重,高信号延伸到颞部

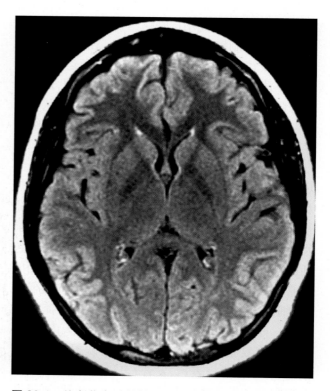

图 39.4   基底节水平的轴位 FLAIR 序列 MRI。该图像拍摄于第二次癫痫状态发作时,即图 39.1 的 3 年后。颞上回的信号异常已经消失。岛叶和丘脑现在正常,之前所有的信号异常都已好转

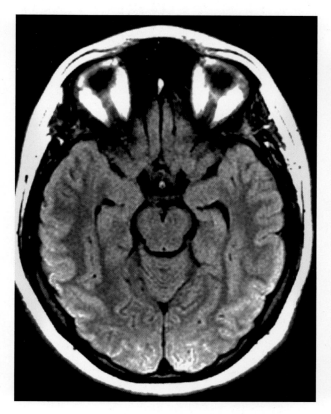

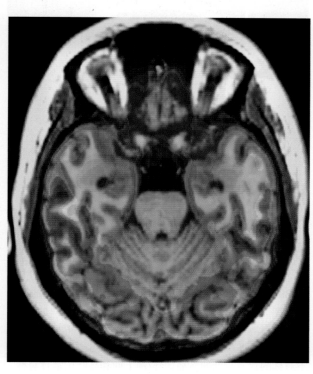

图 39.5 与图 39.2 相似的杏仁核水平的轴位 FLAIR 序列 MRI。该图像是在图 39.2 的 3 年后获得的。整个杏仁核和海马的信号强度是正常的。由于左海马萎缩,左侧侧脑室的颞角不对称地增大。大脑的其余部分是正常的

图 39.7 类似于图 39.2 和图 39.5 的杏仁核水平的轴位 MRI 与 FDG-PET 彩图的配准融合图。PET 图像晚于 MRI 获得。双侧颞叶前内侧代谢减低

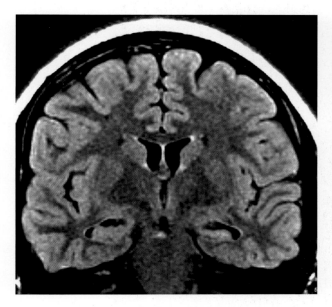

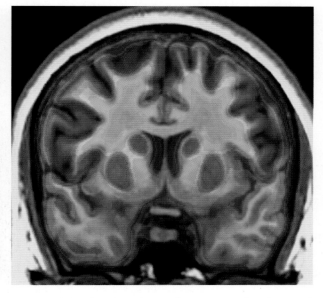

图 39.6 与图 39.3 相同的海马头部水平冠状位 FLAIR 序列 MRI。该图像是在图 39.3 的 3 年后获得的。左侧海马萎缩明显,同时呈异常高信号,这与左侧海马硬化一致。左侧颞上回和岛盖部/额下回是正常的。大脑导水管处的高信号是正常的 CSF 搏动伪影

图 39.8 颞极水平冠状位 MRI 与 FDG-PET 彩图的配准融合图。双侧颞叶低代谢,左侧更明显,下方和侧面更明显。不存在其他不对称或异常

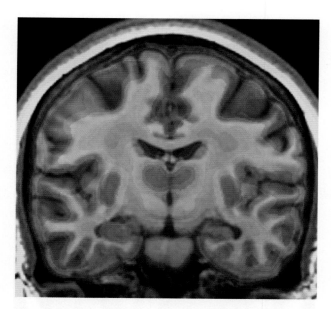

图 39.9   海马头水平冠状位 MRI 与 FDG-PET 彩图的配准融合图。左侧海马体的不对称代谢减低,左侧海马体中有蓝色信号,此处也是萎缩的。左颞叶下表面和外侧表面的暖色减弱是左颞叶代谢减低的进一步证据。左侧丘脑也是不对称的代谢减低的。岛盖部/额下回和岛叶正常且对称

桥本脑病（自身免疫性甲状腺炎相关的类固醇反应性脑病） **40**

临床病史

第一次被确认的癫痫发作发生在 20~30 岁，并在多年后的回顾中被确认，因此没有回忆起癫痫发作的确切的年龄和细节。30 岁以后发生的导致癫痫诊断的发作的更多细节已为人所知。这些发作被定型为具有非特异性头晕的先兆和普遍的皮肤紧缩感，随后是情绪困扰，偶尔还会出现燃烧香气的嗅觉幻觉。大多数先兆都是孤立发生的。当先兆出现在意识受损的癫痫发作之前时，它们会发展为颈部疼痛性紧缩，随后是意识丧失和双侧强直-阵挛性抽搐。在 30 多岁，每年都会发生几次强直-阵挛性发作，并且在这 10 年间会发生数次癫痫持续状态。

最近一次强直-阵挛性发作大约在 40 岁时，表现为惊厥性癫痫持续状态。随后的发作后意识模糊持续了几天，包括伴有幻觉和偏执的精神病。发作后期间的评估包括 EEG 中度弥漫性异常放电减慢、甲状腺过氧化物酶抗体升高至 214IU/mL（正常 < 2IU/mL）以及图 40.1~图 40.8 中的 MRI 图像。甲状腺球蛋白抗体、甲状腺功能血清学试验以及针对感染和自体免疫原因的脑脊液（CSF）研究均为阴性。

过去 15 年的习惯性癫痫发作与先兆无关，仅通过记忆或意识受损的离散发作来识别。这些有时是显而易见的，因为反复提问几分钟没有回忆。这些事件是零星的，发作之间间隔数年，然后连续发作数次。

唯一确定的危险因素是桥本甲状腺炎病史。甲状腺疾病在 25 岁时被诊断为甲状腺功能亢进症，后来发展为甲状腺功能减退症。通过补充激素可达到甲状腺功能正常状态，这在癫痫发作时就存在。大约在这个年龄出现甲状腺炎，记忆力减退、焦虑和抑郁也随之发展。这些年来，焦虑和抑郁明显改善，但记忆障碍仍然是一个问题。

病史和评估表明局灶性癫痫发作伴有提示脑岛、嗅觉皮质和杏仁核受累的边缘系统特征。根据桥本甲状腺炎病史、就诊时甲状腺过氧化物酶抗体升高以及 MRI 检查结果，诊断为桥本脑病，这导致在抗癫痫药物治疗方案中增加了免疫抑制。开始使用甲基泼尼松龙后的几天内，记忆力和注意力得到了改善，精神病也得到了解决。在过去的几年中，抗癫痫药物、吗替麦考酚酯和低剂量泼尼松的组合已经使癫痫不再发作。这段时间甲状腺过氧化物酶抗体一直处于正常的边缘。后续成像也显示出改善。

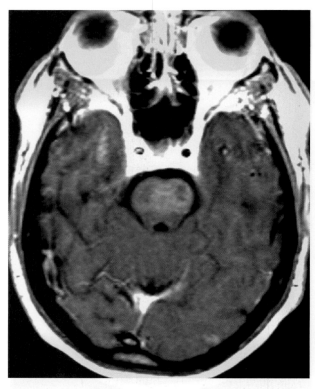

图 40.7　在比图 40.6 更高的基底部轴位 T1 序列增强 MRI。脑桥基底存在弥漫性强化灶,但它不包括皮质脊髓束。右颞叶内前部的线性高信号是搏动伪影

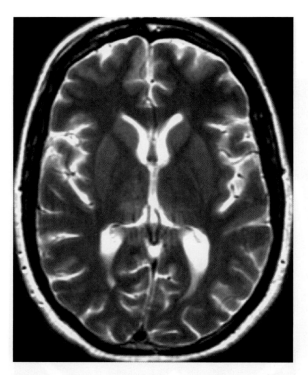

图 40.9　与图 40.1 类似的丘脑水平的轴位 T2 序列 MRI。该图像是在图 40.1 的 1 年后获得的。右侧丘脑内的高信号略有下降。左侧丘脑的异常高信号也有所下降,但仍有细微的异常

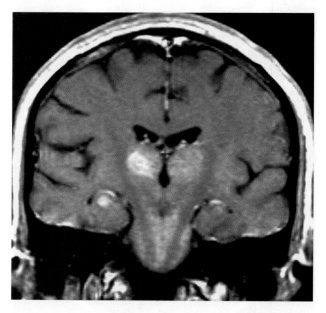

图 40.8　丘脑水平冠状位 T1 序列增强 MRI。丘脑基底有弥漫性异常强化,不包括皮质脊髓束。双侧丘脑也有强化,右侧丘脑的强化程度更高,右侧海马体也可见强化

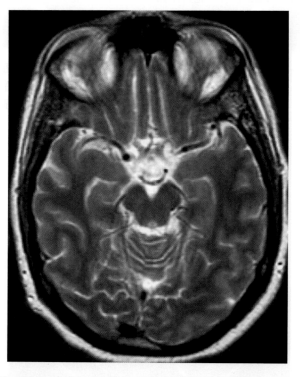

图 40.10　与图 40.4 类似的杏仁核水平的轴位 T2 序列 MRI。该图像是在图 40.4 的 1 年后获得的。与图 40.4 相比,右侧杏仁核和海马体内异常高信号已经减少。左边的杏仁核和海马体仍然正常

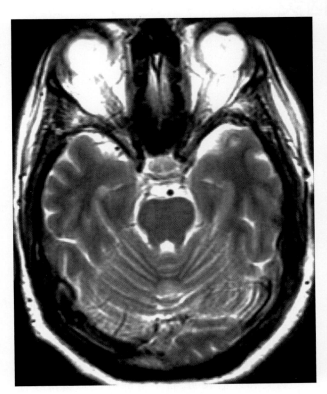

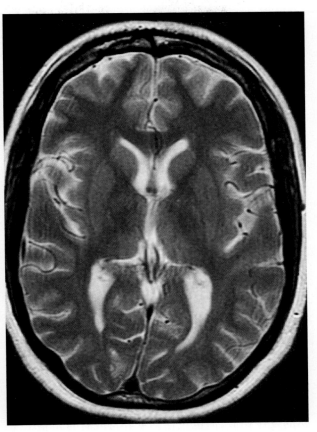

图 40.11 与图 40.6 类似的脑桥水平的轴位 T2 序列 MRI。该图像是在图 40.6 的 1 年后获得的。脑桥基底部信号已经减少，现在基本正常

图 40.13 类似于图 40.9 和图 40.1 的丘脑水平的轴位 T2 序列 MRI。该图像是在图 40.9 后 7 年和图 40.1 后 8 年获得的。双侧丘脑信号正常。大脑的其余部分也正常

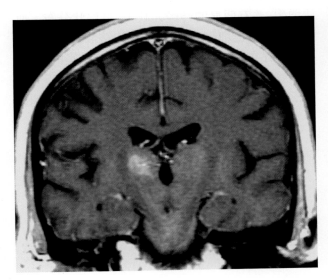

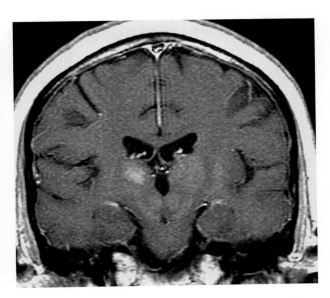

图 40.12 与图 40.8 相同的丘脑水平冠状位 T1 序列增强 MRI。右侧丘脑强化的强度和大小都有所下降。右侧海马体和左侧丘脑的异常强化已经消退。脑干轻度高信号继续存在

图 40.14 类似于图 40.12 和图 40.8，丘脑水平冠状位 T1 序列增强 MRI。该图像是在图 40.12 后 7 年和图 40.8 后 8 年获得的。右侧丘脑强化现在仅残留更小部分。脑干强化已消退，右侧海马体和左侧丘脑仍无强化

41 早期拉斯马森脑炎

临床病史

第一次确认的癫痫发作发生在 4 岁时，表现为一系列发作，包括无反应的凝视、流口水、口自动症和左侧面部强直性收缩。总持续时间为 5~10 分钟，无发作后缺陷。当时的评估是正常的，包括 MRI 和常规脑脊液（CSF）的细胞、蛋白质和葡萄糖检测。

习惯性发作是在现症发作后不久出现的，与最初的发作相似，但也包括感觉异常或有时是整个左侧身体的疼痛。大约一半的癫痫发作是局灶性感觉性的，其余的包括运动特征，并有意识障碍。癫痫发作往往是簇发的，尽管进行了包括多种抗癫痫药物在内的治疗，但单个或簇发的癫痫发作每月都会发生几次。

不存在癫痫危险因素。

神经系统检查发现左鼻唇沟有轻微的不对称性扁平，左前臂轻微漂移，左手笨拙，左侧轻微跛行，以及左深腱反射不对称性增强。父母指出笨拙和跛行是在第一次癫痫发作后几个月出现的。

病史和儿童发育都很正常。

发作间期脑电图描述了频繁的右侧多灶性癫痫样放电，这些放电经常在右侧中央和颞部以长列形式出现。视频脑电图监测记录了前 24 小时内的多次局灶性发作，与习惯性发作一致。局部脑电图的发作是 1Hz 的右额尖波和慢波放电。

磁共振检查发现右脑内有数月的渐进性异常。在正常磁共振成像的 4 个月后，出现了右侧皮质下信号异常。又过了 1 个月，该异常扩大并产生肿块效应。FDG-PET 确定了一个与 MRI 异常共同定位的代谢减低的区域，该区域内有一个代谢低的区域，表明正在经历癫痫性异常。

病史和评估表明，右半身部分性癫痫持续存在，发作时表现为感觉和运动特征。癫痫伴有解剖学上相应的、进行性的运动障碍。癫痫发作、运动障碍和影像学异常的组合支持拉斯马森脑炎的诊断。

癫痫发病后约 6 个月进行了右半脑切除术。组织病理学检查发现有明显的、成片的星形细胞胶质增生，并有明显的神经元缺失，呈层状分布。血管周围的淋巴细胞群、小胶质细胞结节和皮质海绵状物都存在。这些发现支持拉斯姆森脑炎的诊断。手术后 4 年内没有癫痫发作或先兆，包括最近 6 个月没有服用抗癫痫药物。学校表现正常，左侧偏瘫并不妨碍独立行走。

影像表现

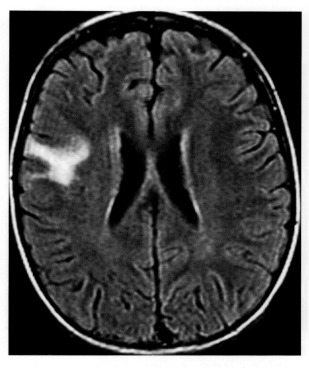

图 41.1　侧脑室水平的轴位 FLAIR 序列 MRI。该图像和图 41.2 中的图像是在第一次癫痫发作后 4 个月获得的。右侧中央前回皮质下白质内可见异常高信号。无体积减小或占位效应

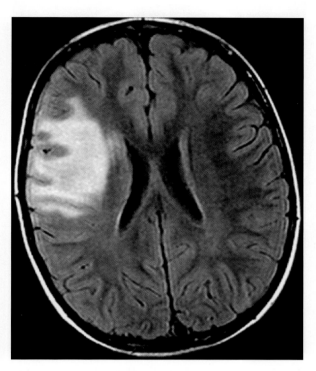

图 41.3　与图 41.1 相同的侧脑室水平的轴位 FLAIR 序列 MRI。该图像及随后的所有图像都是在图 41.1 和图 41.2 的 1 个月后获得。右额叶皮质下白质内异常高信号已向前方和后方扩展,现在已超过了中央前回。右侧侧脑室轻微受压变形,但灰白交界处可见,未见扭曲变形

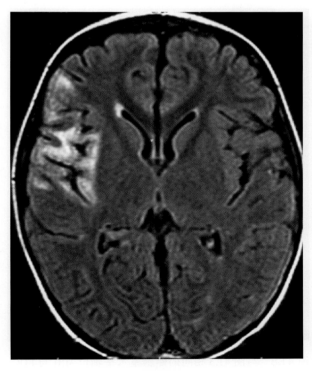

图 41.2　脑岛叶的轴位 FLAIR 序列 MRI。右脑岛叶、右额下回和右岛盖部/额下回的皮质下白质内可见异常高信号。无体积减小或占位效应。其余的大脑是正常的

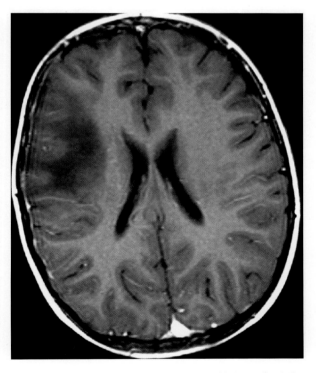

图 41.4　在与图 41.3 相同的侧脑室水平轴位 T1 序列增强 MRI。右额叶皮质下白质呈低信号,未见异常强化。覆盖的皮质脑沟消失了

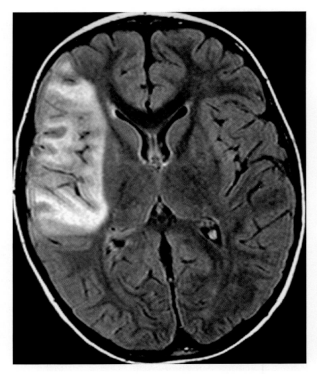

图 41.5   与图 41.2 相同岛叶水平的轴位 FLAIR 序列 MRI。FLAIR 异常高信号涉及右侧岛叶至外侧裂区周围的整个皮质下白质,包括右侧额下回、右岛盖和右颞上回。右侧侧脑室前角的轻度受压变形。没有中线移位或体积减小。灰白质的交界处可见

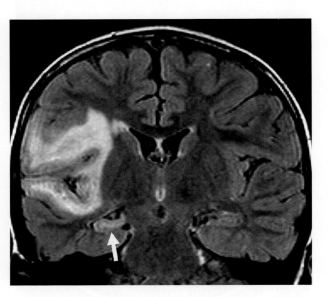

图 41.7   海马头部水平的冠状位 FLAIR 序列 MRI。皮质下异常高信号延伸至右侧外侧裂区,包括右侧额盖、右侧颞上回和右侧外囊。右侧海马头(箭头)呈高信号,但无萎缩

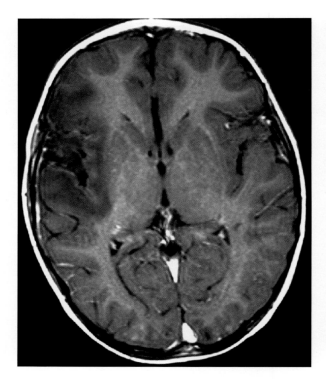

图 41.6   与图 41.5 相似的岛叶水平对比剂后轴位 T1 序列 MRI。右侧外侧裂区皮质下白质呈低信号,不显示异常强化。覆盖的皮质沟消失了

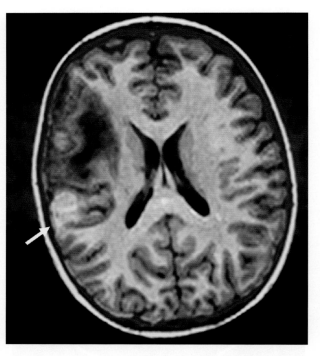

图 41.8   与图 41.3 相同的侧脑室水平轴位 MRI 与 FDG-PET 彩图的配准融合图像。右额叶皮质下可见广泛的低代谢区,其后缘有一个高代谢区(箭头)。高代谢提示癫痫异常的位置以及正在发生的癫痫发作。额叶皮质并非异常不对称

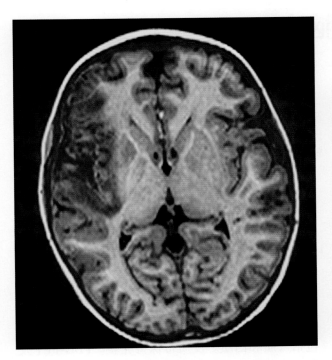

图 41.9　与图 41.6 相同的脑岛水平轴位 MRI 与 FDG-PET 彩图的配准融合图像。右侧基底节和右侧脑岛可见不对称的高代谢区,这与癫痫发作有关。从右侧额下回延伸至右颞上回,外侧裂区的周边部分可见不对称的代谢减低

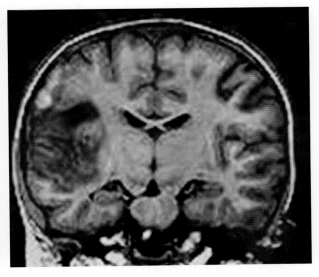

图 41.10　图 41.7 稍前的海马头部水平冠状位 MRI 与 FDG-PET 彩图的配准融合图像。右下顶叶不对称性高代谢,提示癫痫异常和癫痫发作的位置。右颞叶、岛盖、皮质下白质和外囊低代谢

42 晚期拉斯马森脑炎

临床病史

第一次确认的癫痫发作发生在6岁时,表现为右脚脚趾的抽搐。当时的评估包括磁共振成像,确定了左侧大脑半球神经胶质增生的小病灶。诊断后癫痫发作不致残,且未达到特异性癫痫诊断。

在随后的2年中,习惯性癫痫发作改变为右唇或下巴抽搐15~45秒,有时伴有凝视和意识障碍。不太常见的是,癫痫发作发展为持续1分钟的双侧强直-阵挛性惊厥。随着癫痫发作表现的改变和频率的增加,重新进行了评估,最终诊断为拉斯姆森脑炎。治疗范围扩大到包括免疫抑制疗法。在此期间,发作频率从1天内几次发作到每隔几天发作一次不等。半球癫痫手术最初因担心功能缺陷而推迟,然后在癫痫发作控制恶化后重新考虑,出现了每晚多次双侧强直-阵挛性癫痫发作的模式。

不存在癫痫风险因素。病史和儿童发育正常。

神经学检查发现右侧轻偏瘫伴右侧反射亢进。在癫痫发作后的大部分时间里,偏瘫是轻微的,并且在手术评估前的几个月内加重。神经心理学测试确定了表达性语言缺陷。发作间期脑电图描绘了左侧快速频率降低和慢速频率增加,左侧有不良形成的顶点尖波和睡眠纺锤波。视频脑电图监测记录每天大约发生100次的局灶性癫痫发作,表现为行为停止,有时伴有右臂张力障碍姿势。发作性脑电图的发作表现为左侧额颞区缓慢活动的节律性增加。左侧后颞区存在侧化周期性放电。

磁共振成像确定了进行性左侧大脑半球萎缩,包括灰质和白质。皮质带保持完整。FDG-PET发现了广泛和局部的异常代谢低下。语言功能磁共振成像确定了左半球的表达性语言功能和右半球的一些接受性语言功能。

病史和评估表明,左侧半球癫痫发作从孤立的局灶性癫痫发作发展到持续部分性癫痫发作,然后发展为双侧惊厥性癫痫持续状态,持续时间超过3年。癫痫伴有类似的偏侧进行性运动和语言缺陷。随着影像学的发现,诊断拉斯姆森脑炎成立。

在9岁出现癫痫持续状态后不久,进行了左半球切除术。组织病理学检查发现中度淋巴细胞浸润的血管周围间隙和罕见的小胶质细胞结节,这些提示拉斯姆森脑炎。手术后3个月没有癫痫发作。此时,学习成绩随着认知焦点的增加而提高,右手的运动功能包括张开和闭合,但不包括单个手指的运动。

影像表现

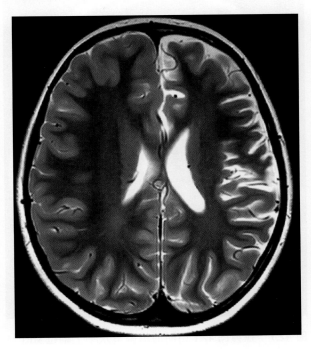

图 42.1 侧脑室水平的轴位 T2 序列 MRI。该图像以及图 42.2 和图 42.3 中的图像是在首次癫痫发作 1.5 年后获得的。左半球萎缩包括左扣带回前部、额叶、岛盖部/额下回和顶下小叶。灰质和白质有体积减小。右侧侧脑室非真空性扩大与脑组织体积损失成正比。皮质带是正常的,有正常的灰白质分化。右半球是正常的

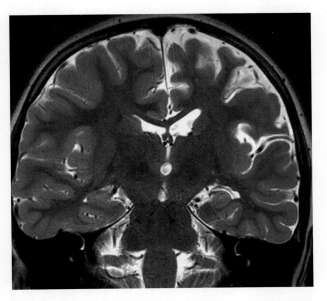

图 42.3 海马体水平的冠状位 T2 序列 MRI。左半脑萎缩包括左扣带回前部、额叶、岛盖部/额下回和岛叶。左颞叶亦受累及。左侧侧脑室的扩大与脑组织的损失成正比。海马、基底节和脑干是对称的和正常的。胼胝体是正常的,但由于脑室的扩大,它向上方偏移了

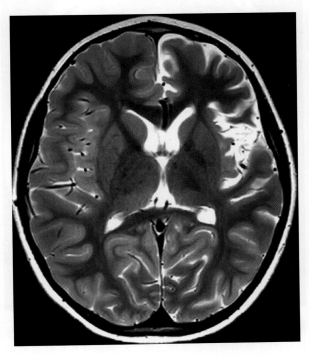

图 42.2 丘脑水平轴位 T2 序列 MRI。左半脑萎缩包括左扣带回前部、额叶、岛叶皮质和颞上回。基底节和丘脑是对称的和正常的。右半脑正常

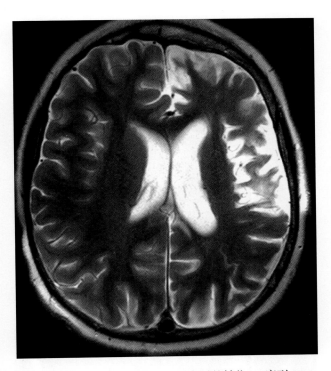

图 42.4 与图 42.1 类似的侧脑室水平的轴位 T2 序列 MRI。该图像和随后的所有图像都是在半球切除术前获得的,也就是图 42.1、图 42.2 和图 42.3 之后的 1.5 年。左半球的额外萎缩是明显的,左额叶、岛盖部/额下回、岛叶,以及在较小程度上的左顶叶都有明显的萎缩。左侧侧脑室扩大。胼胝体和右脑半球正常

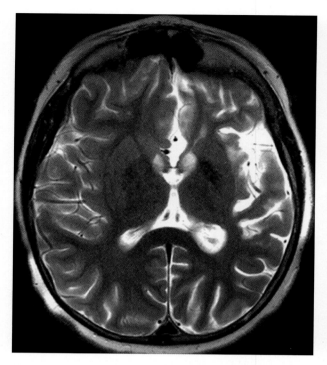

图 42.5 丘脑水平的轴位 T2 序列 MRI，与图 42.2 相似，但角度略有不同。左侧半球萎缩，左侧扣带回、额叶、岛叶和颞上回萎缩更明显。基底节和丘脑是对称的和正常的。双侧的皮质带是正常的。右半球正常

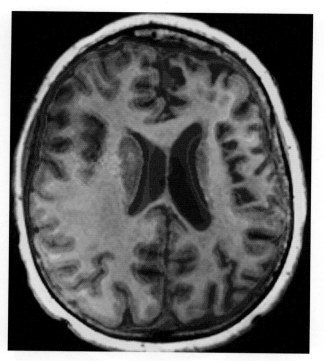

图 42.7 在与图 42.1 相同的侧脑室水平上轴位 MRI 与 FDG-PET 彩图配准融合图像。左半球有比半球萎缩更广泛的代谢低下，而且在整个皮质表面有斑点状的表现。除了大脑皮质代谢低下外，左尾状核也有不对称的代谢减低

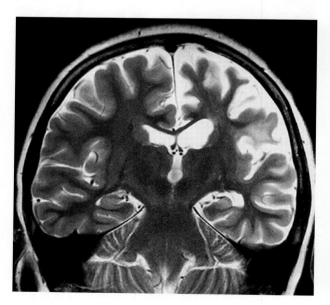

图 42.6 与图 42.3 相同的海马体水平的冠状位 T2 序列 MRI。左侧半球的萎缩已经发展到了左侧扣带回、额叶、岛盖部/额下回和颞叶。左侧海马现在也包括在内，信号也略有增加，这表明海马硬化的发展。左侧侧脑室也同时扩大，左侧胼胝体变薄。丘脑、脑干和小脑是对称的、正常的

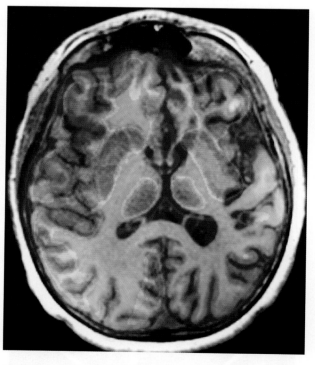

图 42.8 与图 42.2 相同的丘脑水平上的轴位 MRI 与 FDG-PET 彩图的配准融合图像。左侧颞叶和枕叶有明显的代谢减低，比萎缩更广泛。左额眶回的萎缩部分高代谢，表明有癫痫活动。左侧的豆状核壳和丘脑相对对称且保存完好

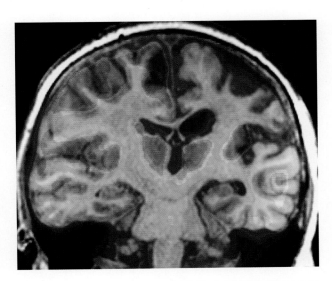

图 42.9 与图 42.3 在同一海马体水平冠状位 MRI 与 FDG-PET 彩图的配准融合图像。左额叶、岛盖和颞叶低代谢。左侧海马体和左侧尾状核也是不对称的低代谢。左脑岛叶高代谢

先天性或后天性异常所致的缺血或出血性损伤是与癫痫相关的血管异常。在血管畸形的主要类型中,海绵状血管畸形和动静脉畸形与癫痫最为相关。更常见的发育性静脉异常则与癫痫关系不大,在"8 非致痫性表现"中讨论。

海绵状血管畸形

海绵状血管畸形(海绵状血管瘤)外观呈桑葚果状,边界清楚,是一种有裂隙状窦腔、低流速的静脉畸形,无中间动脉、毛细血管床或静脉。海绵状血管畸形由于慢性少量出血,通常被 T2WI 低信号包围,提示含铁血黄素沉积。梯度回波(GRE)和磁敏感加权成像(SWI)对于识别含铁血黄素沉积的海绵状血管畸形特别敏感。在检测和诊断方面 MRI 优于 CT,CT 可以通过表现为微弱高密度的钙化来提示海绵状血管畸形的存在。颅内海绵状血管畸形的 70%~90% 为单一畸形。

动静脉畸形

脑动静脉畸形是软脑膜动脉和引流静脉之间的异常连接,导致血流通过脑实质内异常的中间血管网短路。该畸形不存在真正的毛细血管床。动静脉之间的过渡显示为绕以病灶周边的杂乱血管,征象很明显,表现为 T2 低信号轮廓。这可能是先前的出血和含铁血黄素沉积造成的。

缺血性梗死

缺血性梗死可由多种机制产生,这些机制可能影响与癫痫的关系;然而,梗死时的年龄也对癫痫发生和癫痫表现有影响。特别是在大脑发育阶段与癫痫的关系非常敏感,所以梗死要考虑其是否产前、围产期或产后。无论年龄大小,大脑中动脉区域是一个致痫性梗死的常见部位。

脑穿通畸形

脑穿通畸形是由于产前大脑半球缺血或出血性梗死而形成的大脑半球

囊性空腔。这种外观与梗死时不成熟的侧支循环有关,囊肿可以巨大伴脑室和蛛网膜下腔之间沟通。神经胶质增生引起的信号异常在脑穿通畸形附近的组织中很明显。伴随梗死可有更多的弥漫性缺氧损伤,因此可能与海马硬化相关。脑穿通畸形可以发生于双侧。

Sturge-Weber 综合征

软脑膜血管瘤病,被称为 Sturge-Weber 综合征(SWS),是一种毛细血管畸形,可能与原始头静脉丛退化失败所致。MRI 显示,软脑膜明显萎缩和强化。SWS 最典型的特征是由于皮质上静脉引流系统发育不良,向深部引流系统流出的静脉充血,导致软脑膜和软脑膜血管充血,从而对比增强。脉络丛也增大,萎缩侧出现代偿性皮质骨增厚。当年龄小于 6 个月时,可出现髓鞘增生。

CT 显示大脑半球萎缩和钙化,当小于 6 个月时,白质高密度提示髓鞘增生。虽然普通 X 线平片不是一种首选技术,但可以观察到典型的脑回状皮质钙化,也称为电车轨样改变。

主要参考文献

Geibprasert S, PongpechS, Jiarakongmun P, et al. Radiologic assessment of brain arteriovenous malformations: what clinicians need to know. Radiographics 2010;30:483–501.

Higueros E, Roe E, Granell E, Baselga E. Sturge-Weber syndrome: review. Actas Dermo-sifiliogr 2017;108:407–17.

Pasternak JF, Mantovani JF, Volpa JJ. Porencephaly from periventricular hemorrhage in a premature infarct. Am J Dis Child 1980;134:674–5.

Pinto AL, Chen L, Friedman R, et al. Sturge-Weber syndrome: brain magnetic resonance imaging and neuropathology findings. Pediatr Neurol. 2016;58:25–30.

Zafar A, Fiani B, Hadi H, et al. Cerebral vascular malformations and their imaging modalities. Neurol Sci. 2020;1–5.

海绵状血管畸形伴急性出血 43

临床病史

首次确认的是在儿童早期癫痫作为单独症状发作。最初症状是一种似曾相识的视觉记忆感觉,试图记起图像来源时却是徒劳的。到了青春期早期,症状也发生了变化,包括胸部温暖、愉悦、上升的感觉。

成年期癫痫的习惯性发作最早形成于青春期晚期。症状变得不愉快,有寒冷或恐惧的感觉,通常会发展到一种不掺杂个人情感的发作状态。在发作间期,患儿行为包括无意义的语言,茫然凝视的束缚行为,然后有咀嚼动作。癫痫发作持续几分钟,恢复则需要额外的几分钟。不发生双侧强直-阵挛。由于损伤的发生,进行脑电图的评估提示癫痫诊断。治疗包括当癫痫发作频率为每周2~3次单独发作或成簇发作时应用多种抗癫痫药物。

直到成年时诊断血管畸形时才认为其是癫痫的危险因素。

神经系统检查正常。神经心理学测试,总体表现优异,包括良好的语言和视觉空间记忆。病史无相关异常。

发作间期脑电图显示左侧颞中前部痫性放电。视频脑电图监测记录局灶性癫痫,表现为凝视伴左手不自主乱动及右手肌张力不全。发作期脑电图显示癫痫起自左侧颞内前部。

MRI发现左侧颞前部、毗邻海马的一个直径为3厘米的海绵状血管瘤。PET发现左前颞叶有一个大的低代谢区。

病史和评估表明左侧颞叶癫痫。发病于儿童时期,孤立起病,具有与记忆相关的边缘叶特征,表明起自颞叶内侧。在青春期,癫痫发作变为包括情绪和自主体验的其他边缘叶特征,表明杏仁核和岛叶的参与。癫痫发作后出现意识障碍,但未发展为抽搐运动的特征,这也表明致痫灶来自边缘叶而非新皮质的异常。

右侧肌张力障碍和发作期EEG显示癫痫向左侧颞前叶发作,这与左侧颞前叶海绵状血管畸形相对应。近期和远期出血的证据为癫痫的进行性变化提供了可能的解释,但这种癫痫变化也可能发生在无进行性病理改变的颞叶内侧癫痫。值得注意的是,神经心理学测试表明邻近的海马系统没有受损。如果进行标准的左侧前内颞叶切除术,可会出现记忆障碍。因此,需采用有限切除。

患儿实施了左侧前颞叶切除术,切除了海绵状血管瘤及周围组织包括杏仁核,但不包括海马。组织病理学检查证实为海绵状血管瘤,病灶有大量扩张、紧密排列的可变血管,内部无神经胶质细胞基质。术后10年未有癫痫发作,5年多前已停止抗癫痫药物的治疗。

影像表现

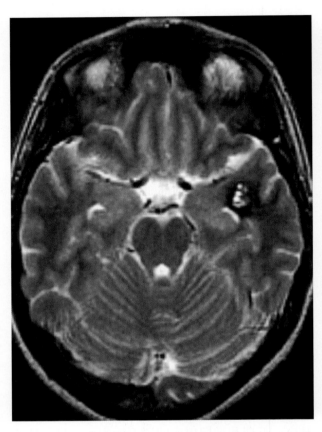

图 43.1　杏仁核水平轴位 T2 序列 MR 图像。左侧颞叶杏仁核外侧存在混合信号异常。病变有多个亮度不同的小高信号，提示不同期相的小出血灶。含铁血黄素沉积造成高信号周围被低信号包绕。无水肿征象。双侧颞叶内侧结构正常

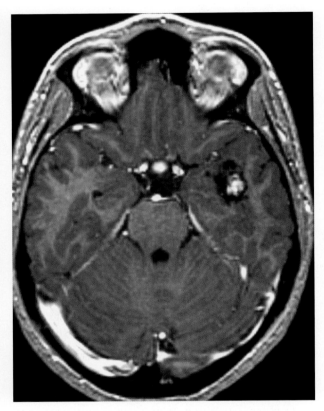

图 43.2　杏仁核水平轴位 T1 序列增强 MR 图像，与图 43.1 相同层面。由于含铁血黄素沉积，左侧颞叶病灶呈绕以低信号的混合性异常信号。该异常与不同时间的多次少量出血相一致。没有异常的对比增强，包括海绵状血管畸形周围没有发育性静脉的异常征象。无水肿存在

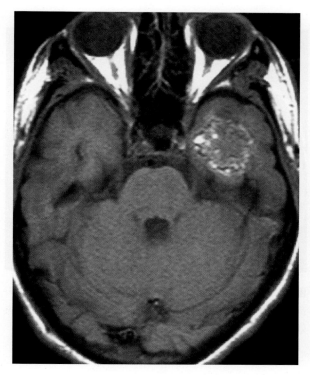

图 43.3 脑桥上部水平的轴位 T1 序列 MR 图像。左侧颞叶大面积明显异常信号灶，边缘有斑点状高信号，而非位于中央或周边。高信号提示亚急性出血。急性出血 T1 序列上是等信号的，T2 序列为高信号，在图 43.4 上很明显

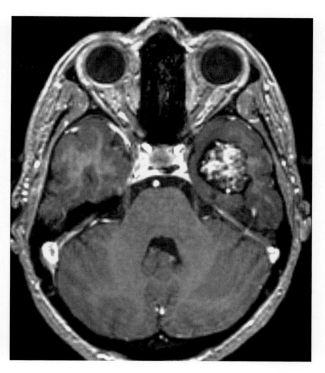

图 43.5 小脑中脚水平增强轴位 T1 序列 MR 图像，与图 43.4 相同层面。左侧颞叶大的非均匀性病灶，周围有含铁血黄素沉着的低信号，该低信号在内侧比外侧更广泛。无异常对比增强或发育性静脉异常。病变无水肿或肿块效应

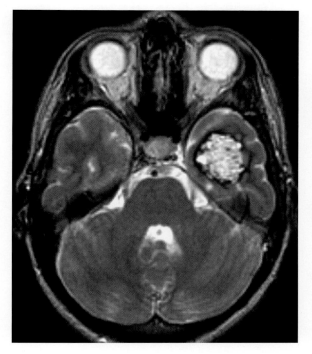

图 43.4 小脑中脚水平的轴位 T2 序列 MR 图像，层面略低于图 43.3。左侧颞叶可见一个大的混合信号病灶，有多发囊腔。病灶的显著高信号对应于图 43.3 中的 T1 等信号，提示急性出血。周围低信号为含铁血黄素沉着。病变没有肿块效应或周围水肿。大脑的其余部分是正常的

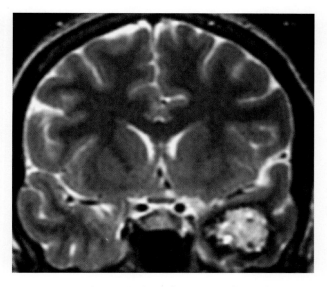

图 43.6 颞极水平冠状位 T2 序列 MR 图像。左侧颞叶可见混杂信号病变，周围有低信号边缘。无水肿或肿块效应。剩下的大脑是正常的

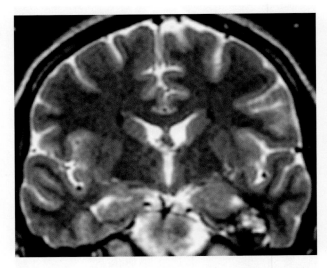

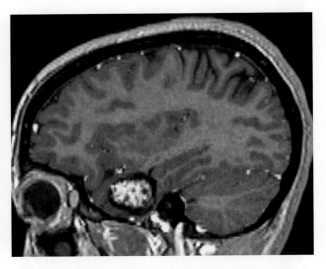

图 43.7 海马头部水平冠状位 T2 序列 MR 图像。混杂信号病灶周围的含铁血黄素沉着延伸至左侧梭状回；然而，相邻的左侧杏仁核是正常的。由于头部处于扭转位置，右侧的海马也是正常的

图 43.8 左海马水平矢状 T1 序列增强 MR 图像。海马头部前方有一个混杂信号病灶，周围呈低信号。病变无肿块效应或水肿。无异常对比增强或发育性静脉异常

临床病史

癫痫最早发作于 30 岁时,表现为语言识别或阅读困难。有时伴随着一种难以形容的"怪异"感觉。发作通常持续 15~30 秒,与意识、反应能力或记忆力受损无关。当时的评估确定了左侧颞中脑回前部的血管畸形。

在随后的几年中,癫痫习惯性发作持续时间更长,持续 30 秒~2 分钟,言语障碍变得更加严重,最终导致无法交流或理解。患者无主观认知损伤,但家属观察到患者最近癫痫的发作包括无目的单词重复和失忆。发作后,患者有时会出现恶心。治疗包括多种抗癫痫药物,每个月约有两次癫痫发作导致患者识别意识受损。没有癫痫发作发展为双侧强直-阵挛性惊厥。

癫痫唯一的危险因素是脑血管畸形。

神经系统检查正常。神经心理学测试发现,在言语能力、记忆和抽象推理方面,患者非常优秀,平均成绩很高。病史与癫痫无关。

发作间期脑电图显示偶尔出现癫痫样棘波,左侧颞前叶相关慢波和罕见的左侧颞叶慢波。视频脑电图监测记录的局灶性癫痫表现为意识受损所致行为停止。诱发性脑电图捕获发作起自左侧颞中区。

MRI 发现左侧颞中回前部有一个 9mm 的海绵状血管畸形。PET 发现左颞海绵状血管畸形周围低代谢。

病史和评估表明左颞叶癫痫伴癫痫发作,最初表现为失语症,没有额外损害的证据。因此,可能的定位是语言优势颞叶的外侧面。脑电图和影像学证实了这一点,发现一个未涉及左侧颞叶内侧结构的海绵状血管畸形。由于药物治疗的耐药性和癫痫发作产生不可复损害,患者接受了保留颞叶内侧结构功能的癫痫手术。

扩大切除海绵状血管畸形,组织病理学检查证实为海绵状血管瘤。手术后的 5 年里,没有癫痫或先兆发作。抗癫痫药物已逐渐减少,目前一种药物已被停用,另一种药物的剂量为术前一半。

影像表现

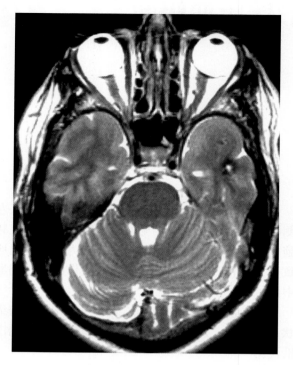

图 44.1   颞极水平轴位 T2 序列 MR 图像。左侧颞中回见一个小的高信号圆形病灶,周围绕以低信号。周围的低信号是含铁血黄素沉着所致。病灶无水肿,余部脑组织正常。病灶前方小的低信号灶是部分容积效应所致

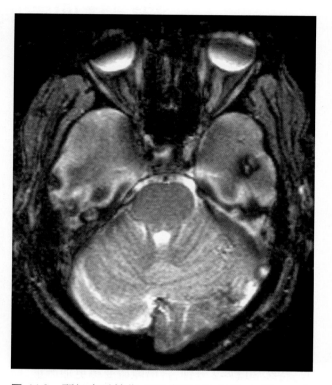

图 44.3   颞极水平轴位 GRE 序列 MR 图像,与图 44.1 和图 44.2 层面相同。病变周围的低信号延伸到海绵状血管畸形的边界之外,如图 44.1 与图 44.2 所示。这种延伸到正常组织的现象被称为"晕状伪影"。在低信号内的高信号灶指示出血期相不明

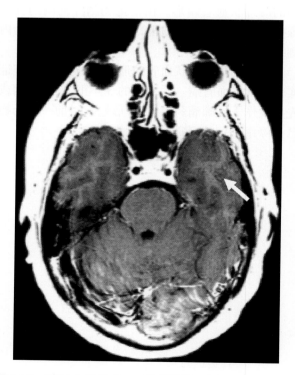

图 44.2   颞极水平轴位 T1 序列增强 MR 图像,与图 44.1 层面相同。病灶在图 44.1 中明显,本图中病灶不易发现且无强化(箭头)。未见异常强化或其他异常征象

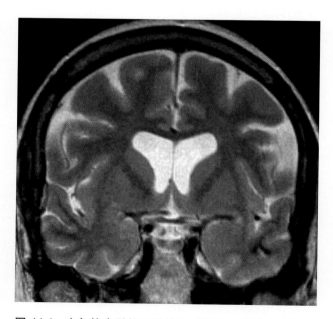

图 44.4   杏仁核水平的冠状位 T2 序列 MR 图像。左侧颞中回皮质下白质可见海绵状血管畸形,呈线性高信号,周围绕以低信号。总体征象表明,在含铁血黄素沉积中,出血溶解表现为稍高信号

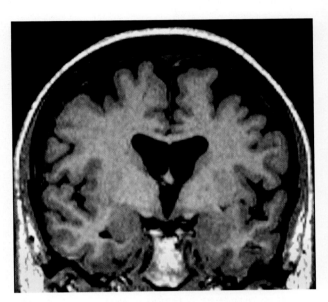

图 44.5　杏仁核水平冠状位 T1 序列 MR 图像,与图 44.4 层面相同。左侧颞中回白质明显呈线性低信号,无异常高信号。颞叶余部正常,具有保存良好的灰白质对比

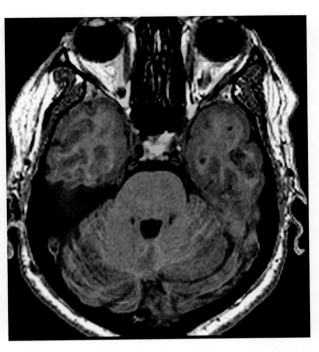

图 44.7　颞极水平轴位 MRI 与 FDG-PET 彩图的配准融合图像,与图 44.1 层面相同。左侧颞极从海绵状血管畸形延伸到周围区域的低代谢,包括颞前叶的内侧和外侧。由于 MRI 的配准,海绵状血管畸形表现为一个明显的圆形、深色病灶,沿着内侧边界呈曲线状低信号。右侧颞叶正常

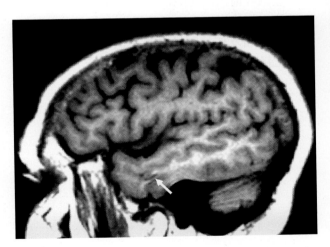

图 44.6　左侧大脑外侧裂水平的矢状位 T1 序列 MR 图像。左颞中回前部很细微的线性低信号(箭头)。大脑余部正常

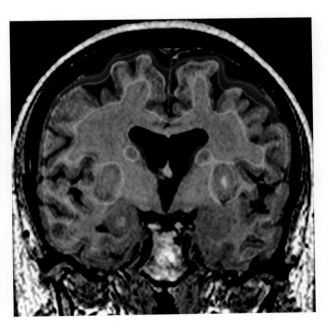

图 44.8　杏仁核水平冠状位 MRI 与 FDG-PET 彩图的配准融合图像,配准层面为与图 44.4 的相同层面。左侧颞叶内侧、下侧和外侧低代谢。配准 MR 图左侧颞中沟可见明显的海绵状血管畸形,为一个不规则、曲线状、较暗的区域。右颞叶正常

45 海绵状血管畸形伴发育性静脉异常

临床病史

癫痫最早发作于 40 岁时。全身冰冷,随后僵硬,失去知觉。回想起来,全身冰冷的经历已经发生了大约 1 年,但没有意识到其重要性。本次意识丧失后约 3 个月,发作了一次身体冰冷状况,发展为瞳孔扩大、无意义的言语,以及手部徐动。癫痫发作持续了几分钟,接着是 10 分钟的发作后混乱。当时没有进行评估。

这种习惯性发作表现为先兆全身冰冷,随之而来的是各种无目的行为的意识受损。治疗包括多种抗癫痫药物,发作频率约为每月 12 次,包括发作超过一次的天数。附加一次伴全身强直的癫痫发作,详细描述表明这是双侧性强直-阵挛。

不存在致痫危险因素。

神经系统检查正常。病史与癫痫诊断无关。

发作间期脑电图显示,右侧额颞区偶尔出现形成不良的癫痫样尖波,左侧颞区出现罕见的形成不良的痫样尖波。视频 EEG 监测记录了局灶性癫痫发作,表现为意识受损的行为停止,然后发展为抽搐,随后数分钟出现了发作后的混乱。当运动伪影不模糊时,诱发脑电图的癫痫起于左侧颞区。

MRI 发现左侧海马体内有一个 40mm 的海绵状血管畸形。PET 显示左侧颞极低代谢。进行了颈动脉内异戊巴比妥试验,显示左颞叶内侧切除术可作为候选方案。

病史和评估提示左颞叶内侧癫痫。癫痫的孤立先兆发作,表现为身体双侧冰冷,并不足以进行定位,但其孤立发作的规律性表明存在边缘叶致痫区域。随后出现意识受损的局灶性癫痫,很少进展为双侧强直-阵挛性惊厥,这是边缘叶癫痫的进一步证据。最终,脑电图和影像学提供了左颞叶内侧癫痫伴海马异常的证据。如同在颈内动脉异戊苯巴比妥试验中发现的那样,海马结构的长期异常很可能是支持陈述性记忆的右颞叶内侧基础。

左颞叶前内侧切除术,组织病理学检查证实为海绵状血管畸形。手术后数周内未发生癫痫发作,但长期癫痫发作控制结果尚不清楚。手术后的陈述性记忆表现未变。

影像表现

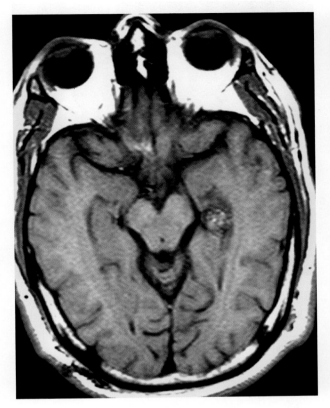

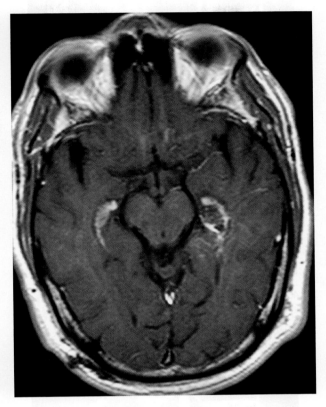

图 45.1   海马体水平的轴位 T1 序列 MRI 图像。左侧海马体可见一圆形、混合信号强度病灶。无水肿、肿块效应或脑室扩大。信号不均匀是不同期相的小出血所致,整体外观提示海绵状血管畸形。紧邻病变前方的信号减低是正常的,这是由于侧脑室颞角的信号平均所致

图 45.2   海马体水平轴位 T1 序列增强 MR 图像,与图 45.1 层面相同。海绵状血管畸形后缘的线状对比增强是相关的发育性静脉异常所致。无其他异常强化。病变前外侧的弧线状强化是侧脑室的脉络丛,与右侧增强区域对称、类似

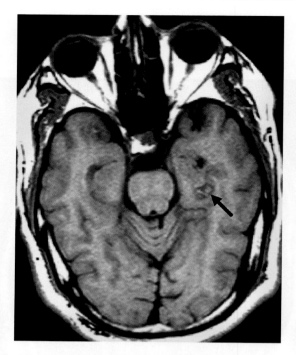

图 45.3　脑桥水平的轴位 T1 序列 MR 图像,低于图 45.1
和图 45.2 层面。左侧颞叶、左侧海马体内明显的混合信号
灶(箭头),并向下延伸至海马旁回。病变前方的长圆形低
信号是正常的,是侧脑室的颞角

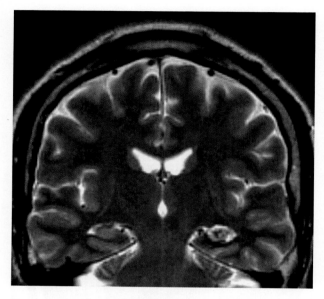

图 45.5　海马体水平的冠状位 T2 序列 MR 图像。海马体
区见明显的混杂信号病灶。由于含铁血黄素沉积,病灶信
号低于海马体和下托。病灶无水肿。右侧海马和颞叶以及
左侧颞叶余部正常

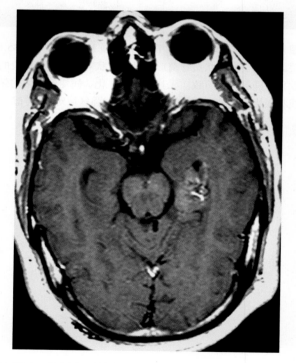

图 45.4　脑桥水平轴位 T1 序列增强 MR 图像,与图 45.3
相同层面。沿着海绵状血管畸形的后内侧明显线状强化,
对应发育性静脉异常。在海绵状静脉畸形中可见异常强化
灶。由于含铁血黄素沉积,病灶周围呈低信号。左颞叶内
侧、病灶内和邻近病变处见明显的丛集状强化,这与导致发
育性静脉异常的小血管有关

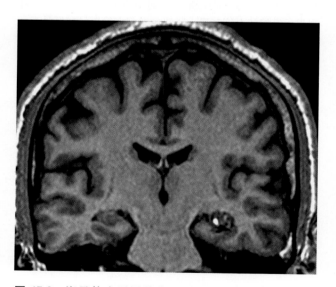

图 45.6　海马体水平冠状位 T1 序列 MR 图像,与图 45.5
相同层面。左侧海马体附近见一个不均匀信号病灶。病变
的内侧有高信号,提示亚急性出血。病变的下部由于慢性
出血致含铁血黄素沉积,呈低信号

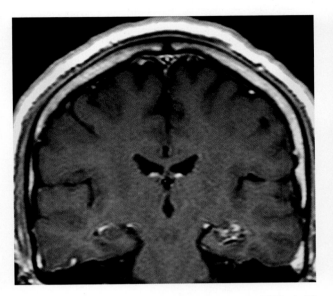

图 **45.7**　海马体水平冠状位 T1 序列增强 MR 图像,与图 45.5 和图 45.6 层面相同。左颞叶病变的不均匀强化是由沿着病变上面的发育静脉畸形和沿着病变的上侧面正常强化的脉络丛所致。右海马的上外侧方可见正常强化的脉络丛

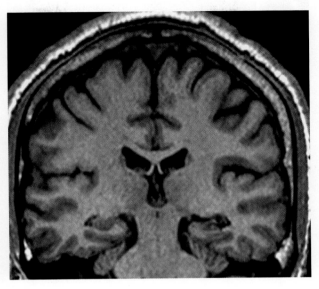

图 **45.9**　丘脑水平冠状位 T1 序列 MR 图像,与图 45.8 层面相同。由于左颞叶内侧的变形可见左侧海马和脉络丛区的等信号病变,是海绵状血管畸形。右颞叶内侧和海马正常

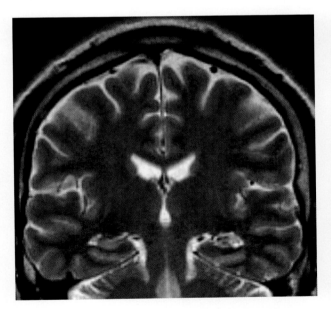

图 **45.8**　丘脑水平的冠状位 T2 序列 MR 图像。左侧海马区信号混杂,左侧海马显示不清。病变下缘的左侧海马旁白质呈低信号,提示含铁血黄素沉积。右侧海马正常

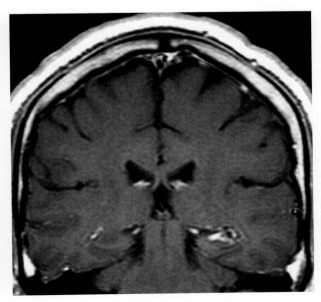

图 **45.10**　丘脑水平冠状位 T1 序列增强 MR 图像,与图 45.9 层面相同。左侧海马区和侧脑室内侧见明显不规则的线性强化,为发育性静脉异常。正常脉络丛在旁边表现为独立的线状强化,与右侧脉络丛强化相似

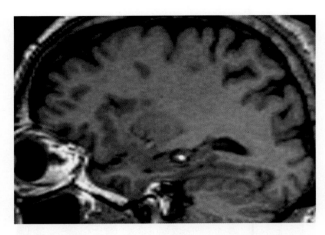

图 45.11　左海马水平的矢状位 T1 序列 MRI 图像。海马区的一圈高信号是由于海绵状血管畸形内的细微出血，而周围的低信号是由含铁血黄素沉积所致。这种畸形在海马体上形成凹陷，导致凹陷处的海马体变薄。海马头部和所示尾部正常

多发性海绵状血管畸形 46

临床病史

癫痫最早发作在 45 岁时，是"间隔"发作。每一次发作都毫无征兆，持续数秒，然后立即恢复正常心理状态。是他人最初发现了这些事件，而患者自己并不知道这些事件的发生。

习惯性癫痫发作相似，表现为持续长达 30 秒的行为停止伴意识受损。无进展为自动症、强制姿势或强直-阵挛性惊厥。罕见的是，"超现实"的先兆先于癫痫发作，同样的先兆也很少发生，而没有随后的损害性癫痫发作。治疗包括多种抗癫痫药物，癫痫发作频率为每周内最多 3 次癫痫发作，最多 3 周无癫痫发作。

不存在致痫危险因素。

神经系统检查正常。神经心理测试发现患者很难识别复杂的视觉形式和非言语记忆任务。其他病史正常。

发作间期 EEG 示右前颞区和中颞区偶见癫痫样棘波放电。视频脑电图监测记录局灶性癫痫发作表现为咀嚼和左手或双侧手自动症，右手不动或僵硬，右手发作后擦鼻。发作期 EEG 的癫痫发作是跨越前右颞叶的 5 次发作和跨越左前颞叶的 1 次发作。两种诱发脑电图的癫痫发作行为相同。

MRI 发现多个海绵状血管畸形，其中右颞叶下部有一个大的畸形，其余畸形位于右颞中回、右额叶眶回和左颞叶白质。PET 显示双侧颞叶前部低代谢。颈内动脉异戊苯巴比妥试验基于右侧注射后的完整记忆和左侧注射后的失忆，确定了左侧语言优势和左侧对陈述性记忆的依赖性。

病史和评估表明，右颞叶内侧癫痫是基于具有边缘系统行为特征的癫痫发作、颞前叶癫痫发作和右侧颞叶潜在致痫性病变。然而，评估并不简单，因为罕见和非特异性先兆病史、癫痫发作持续时间短暂和立即恢复正常的精神状态可能提示新皮质癫痫。然而偏侧化的证据包括右手强制姿势提示左侧癫痫，一次左侧诱发脑电图发作，以及 PET 证据显示双侧颞叶前部低代谢。不过，MRI、神经心理学测试和颈内动脉异戊苯巴比妥试验表明右颞叶结构和功能异常更明显。

进行了右颞下部海绵状血管畸形切除术和部分海马切除术，组织病理学检查发现了含铁血黄素和钙化的海绵状血管畸形。自手术后的末次随访时间不足以确定无癫痫发作结局。

影像表现

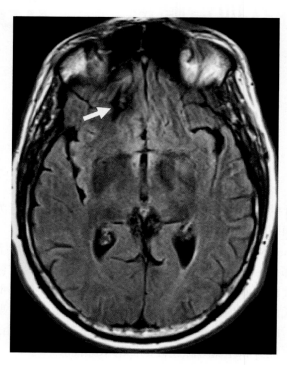

图 46.1   丘脑水平的轴位 FLAIR 序列 MR 图像。右额叶眶回示明显的多小分叶状等信号的海绵状血管畸形(箭头),周围绕以含铁血黄素沉积的低信号。病灶无水肿或其他异常

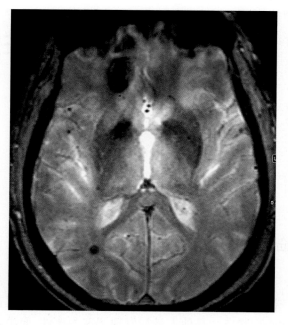

图 46.3   丘脑水平轴位 GRE 序列 MR 图像,与图 46.1 和图 46.2 同层面。海绵状血管畸形边界外 T1 和 FLAIR 显示扩大的低信号范围是由晕状伪影所致。右枕叶还有一个明显的低信号病灶,是微小出血周围的晕状伪影所致,由于病灶较小,在 T1 或 FLAIR 图像上不可见。小的、点状的、双侧性低信号灶是正常的血管

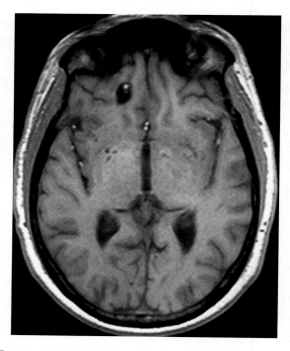

图 46.2   丘脑水平轴位 T1 序列 MR 图像,与图 46.1 层面相同。海绵状血管畸形表现为右额叶眶回明显的圆形低信号病灶,内部为高信号结节,表明细微出血。与图 46.1 相比,形状的差异是由于水平切面的角度略有不同

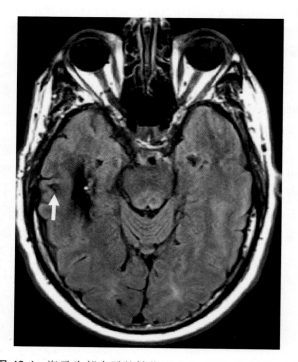

图 46.4   海马头部水平的轴位 FLAIR 序列 MR 图像。两个海绵状血管畸形在这张图像上很明显。一个病灶是右颞叶白质(海马区外侧)内前后走行的线性低信号。畸形内侧出现的小的圆形高信号是由亚急性出血所致。另一个海绵状血管畸形位于较大异常的外侧,右侧颞中回,呈三角形低信号(箭头)。两侧海马都正常

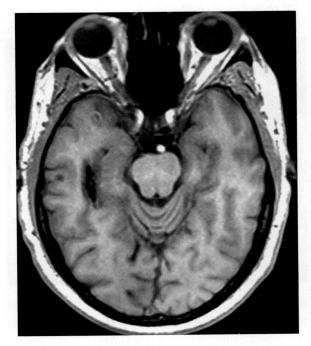

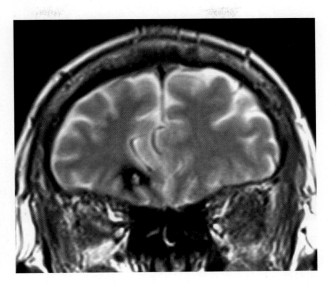

图 46.5 海马头部水平的轴位 T1 序列 MR 图像,与图 46.4 层面相同。位于右侧海马外侧的一个呈椭圆形的混杂信号的海绵状血管畸形。异常的低信号是由含铁血黄素沉积所致,而微弱的高信号是由亚急性出血所致。异常的外侧有一个小的低信号灶,与图 46.4 中的第二个畸形一致。病灶周围未见水肿。两个海马都正常

图 46.7 额叶水平的冠状位 T2 序列 MR 图像。右额叶高信号灶被低信号包绕,并延伸至右额叶直回。病变表现为亚急性和慢性出血,无水肿或肿块效应。不存在其他异常

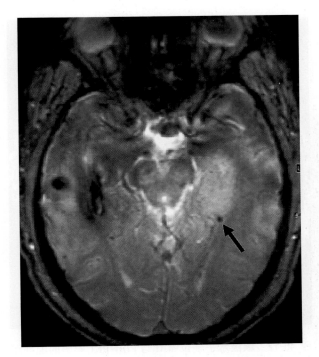

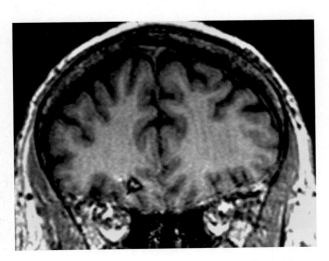

图 46.6 海马头部水平的 MRI 轴位 GRE 序列图像,与图 46.4 和图 46.5 相同层面。右侧颞叶白质内海绵状血管畸形周围有大的晕状伪影,右侧颞叶中部病变周围有小的晕状伪影。此外,左侧颞叶白质内另一个海绵状血管畸形(箭头)呈小的低信号灶。正常的血管表现为微弱的点状低信号

图 46.8 额叶水平的冠状位 T1 序列 MR 图像,与图 46.7 类似层面。右额叶见一个三角形低信号病灶,其内呈高信号。与图 46.7 的 GRE 图像相比,病灶周围低信号范围较小,内部高信号范围相似

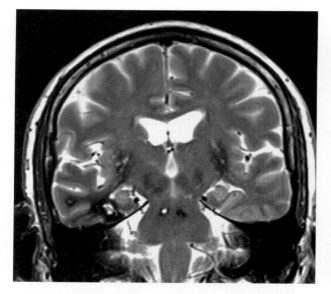

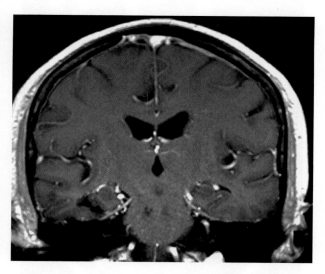

图 46.9　海马体水平的冠状位 T2 序列 MR 图像。在右侧梭状回和颞下回可见一个明显的具有中央高信号的大的低信号灶。相邻的海马体部是正常的，与左侧正常海马一致。右侧颞中回见另一内部高信号、绕以低信号的病灶，这对应于海马头部水平轴向图像中外侧的海绵状血管畸形。脑桥中央见两个低强信号灶，提示还有两个海绵体血管畸形。右侧脑桥病变具有明显的中央高信号，表明亚急性出血。其余点状低强度是正常血管

图 46.11　海马体水平冠状位 T1 序列增强 MR 图像，与图 46.10 相同层面。没有明显的发育性静脉异常。无异常强化。右侧颞叶的两个海绵状血管畸形清晰可见，呈低信号灶

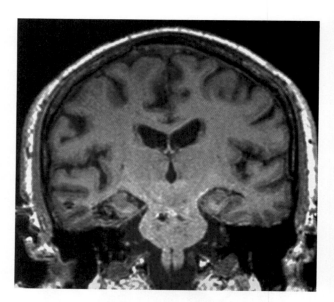

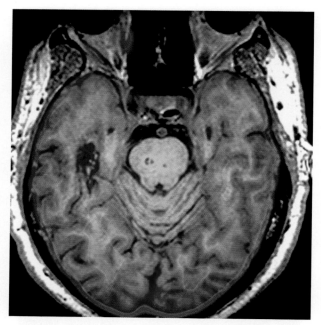

图 46.10　海马体水平的冠状位 T1 序列 MR 图像，与图 46.9 相似层面。海绵状血管畸形表现明显，为右侧梭状回和右侧颞中回的混合信号病灶，以及脑桥中央的两个不规则低信号病灶。含铁血黄素低信号明显少于 T2 序列。海马正常

图 46.12　颞极水平轴位 MRI 与 FDG-PET 彩图的配准图像。双侧颞叶前部代谢明显减低。右侧颞叶白质内海绵状血管畸形表现为 MRI 低信号。由于水平切面角度不同于前面 MRI 轴位图像，所以右侧颞中回海绵状血管畸形未包含在图像内，但两个脑桥海绵状血管畸形可见

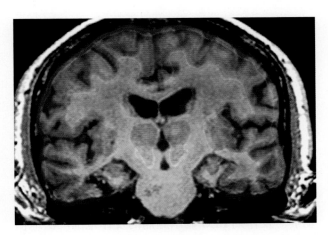

图 46.13　海马水平轴位 MRI 与 FDG-PET 彩图的配准图像。双侧颞叶内侧和右侧梭状回呈明显低代谢。无其他代谢异常

47 动静脉畸形

临床病史

最早癫痫发作于 22 岁时,为强直-阵挛性惊厥。当时的一项评估确定了左额叶动静脉畸形(AVM)。

习惯性癫痫发作表现为双侧强直-阵挛性惊厥,有时伴随着刻板的先兆,被描述为对迫在眉睫的危险的高度意识。

这种先兆也可孤立出现。局灶性癫痫并意识受损罕见,呈多年无发作、一发作一天内几次的模式。当进展到双侧强直-阵挛运动时,癫痫发作包括手臂的不对称姿势,但当场并不知道看到的姿势不对称。治疗包括多种抗癫痫药物的使用,癫痫频率为每 1~3 个月一次强直-阵挛发作,以及数年无发作伴意识受损的局灶性癫痫。

癫痫唯一的危险因素是血管畸形。

神经系统检查发现单词查找和语言流畅度不足。缺陷严重程度有波动,癫痫发作后最明显。通过神经心理测试患者识别跨越多个范畴边界的表现,表明发病前水平有所下降。

发作间期脑电图显示左侧广泛的异常放电减慢,在颞中部区域最大,左侧额叶和颞部出现癫痫样放电区域。视频脑电图监测发现,局灶性癫痫表现为伴右臂阵挛性运动和头部向右转动的左手自动症。发作期 EEG 显示癫痫的发作范围广泛地横跨左侧大脑半球,在向后延伸之前以左前额叶区域为突出。

MRI 和 CT 发现了左侧额叶一个巨大的 AVM,额上回呈明显的脑软化改变。颞叶未受影响。PET 发现了左侧额叶一个巨大的边缘叶低代谢的代谢异常区域。病史和评估表明,局灶性癫痫发作启动于左侧大脑半球,而且影像学发现了左侧额叶上部一处巨大的病变。癫痫先兆和局灶性发作但没有发展到强直-阵挛的一种可能的解释是波及边缘系统,但感觉到危险临近并不一定是边缘系统所致。此外,观察到的向不对称阵挛运动的快速进展更提示新皮质发作,并与 AVM 位置有关。由于 AVM 的特点,两个或多个离散的致痫区域可能产生不同的癫痫表现,这使致痫区域的定位进一步复杂化。

AVM 的大小妨碍了完全切除,并且评估没有找到切除内部致痫区的可靠定位。与患者讨论后,选择了姑息性放疗。

影像表现

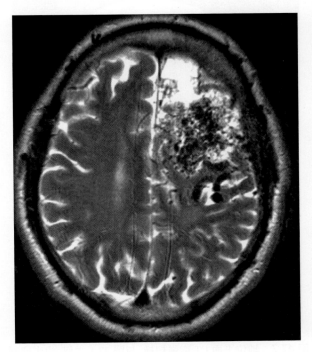

图 47.1 较高位置的侧脑室的轴位 T2 序列 MR 图像。左侧额叶可见大量血管缠结、流空。在病灶的后部,存在一个大血管和引流静脉。在病灶前方,左侧额上回见脑软化灶。右侧大脑半球正常

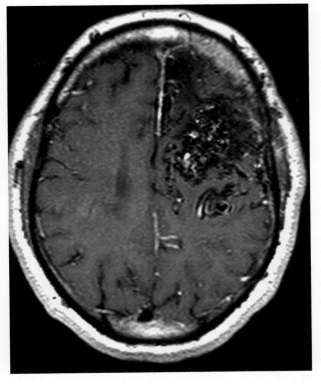

图 47.3 轴位 T1 序列 MR 增强扫描图像,与图 47.1 和图 47.2 相同的高位水平的侧脑室切面。大多数血管畸形未显示强化。内部和部分引流静脉中存在小部分散在强化。这种增强可能是由于局部存在湍流

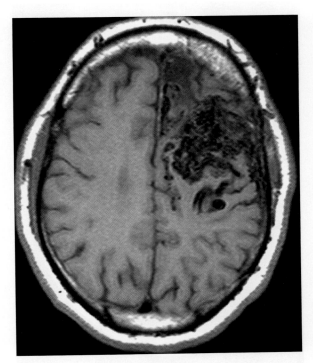

图 47.2 与图 47.1 相同侧脑室较高位置的轴位 T1 序列 MR 图像。与额上回脑软化灶相邻的左侧额叶,可见明显的大量血管缠结。提示动静脉畸形的严重程度的低信号区域与图 47.1 中的 T2 序列图像一致

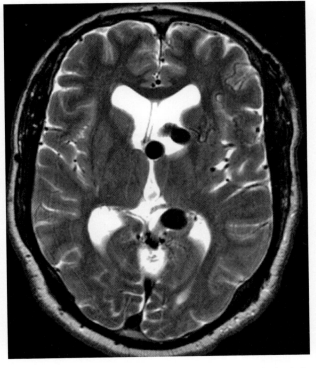

图 47.4 丘脑水平的轴位 T2 序列 MR 图像。左侧侧脑室的扩张血管是引流静脉的组成部分。左侧外侧裂和左侧大脑半球前间裂可见异常的动脉分支大于右侧相应血管

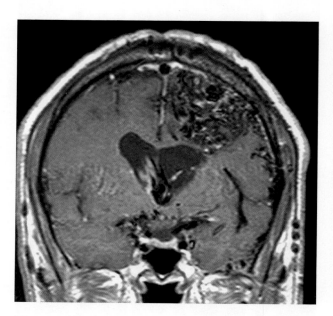

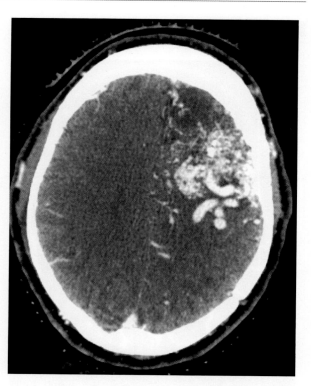

图 47.5　颞极水平冠状位 T1 序列增强扫描图像。左侧额叶可见一个巨大的病灶,左侧侧脑室额角移位。由于湍流,MR 病灶内可见散在强化。上矢状窦呈圆形,提示血流流速增加

图 47.7　轴位平面 CT 增强扫描,与图 47.1 类似,为半卵圆中心水平切面。对比增强后左额叶血管明显缠结,见与引流静脉相对应的蛇形血管。病灶前方的低密度区是额上回的脑软化灶

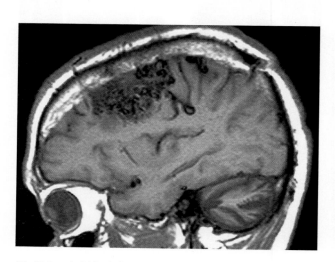

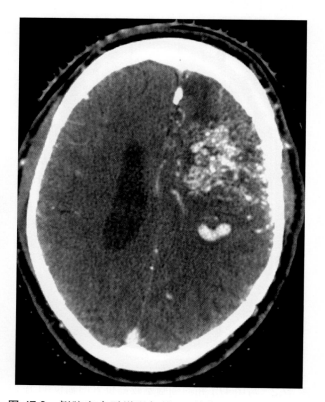

图 47.6　左侧岛叶水平的矢状位 T1 序列 MR 图像。左侧额叶病灶明显位于中央沟的前方。病灶后下方,扩张的引流静脉明显呈环状低信号。还有小脑萎缩存在

图 47.8　侧脑室水平增强扫描 CT 轴位图像。由于 AVM 取代导致左侧侧脑室向下移位,不能同层面显示。AVM 显示为左额叶中部散在强化,血管缠结,并伴向后的引流静脉

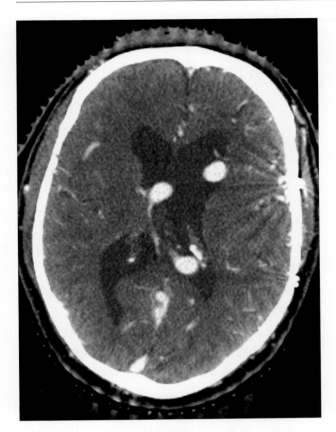

图 47.9　增强扫描 CT 轴位图像，稍高于图 47.4 侧脑室水平切面。侧脑室见引流静脉明显扩张，侧脑室异常扩大。由于之前开颅手术的缝钉，左侧额叶出现条纹状伪影

48 缺血性梗死

临床病史

癫痫最早发作在 19 岁时，表现为右髋不自主屈曲，接着是右臂和右脚脚趾屈曲。意识或记忆没有发生改变。当时的一项评估包括一个扩展的脑电图记录，发现发作间期时的左侧癫痫样异常。

习惯性癫痫发作与第 1 次发作相似，并伴有相同的扩散性运动异常，在站立时发作会导致跌倒。然而，习惯性癫痫发作的不同之处在于快速发展成一种感官感受，并没有运动异常的进展过程。感官表现为右侧半身感觉丧失或感觉异常，伴有影响言语的喉咙感觉异常，有时会导致窒息。癫痫发作时，理解力、意识和记忆并不受损。癫痫总发作持续时间不到 1 分钟，恢复迅速，无疲劳、混乱或局灶性功能缺失。治疗包括多种抗癫痫药物，癫痫发作频率通常为每天一次或多次，频率跨度可达 3 周，1天内发作可达 20 次。

癫痫的危险因素是卒中。16 岁时，患者右手协调和行走出现问题。通过磁共振成像（MRI）进行评估，发现左侧尾状核梗死。卒中的原因尚未查明。

神经检查发现，由于卒中相关右手笨拙所致的左手代偿。右侧面部下垂、右旋前肌运动缓慢、右手姿势性震颤和右侧肌张力亢进。神经心理学测试发现患者言语表达困难，执行功能受损，处理速度降低。病史与癫痫或脑血管疾病无关。

发作间期脑电图显示了广泛分布的左侧癫痫样放电，经常发生在跑步过程中。视频脑电图监测记录到无意识受损的局灶性癫痫发作，表现为伴眼动的右臂阵挛。发作期脑电图的癫痫发作范围广泛，节律性减慢，产生于左半球，最明显处是左额-中央区域。

MRI 发现左侧基底节慢性梗死伴邻近脑岛胶质细胞增生。PET 发现了左侧尾状核及邻近区域的低代谢。脑磁图发现左侧岛叶、左侧梭状回和累及左侧额叶的棘波偶极子。语言功能 MRI 识别双侧布罗卡区（Broca's area）和韦尼克区（Wernicke's area）的激活。

病史和评估表明局灶性癫痫可能具有额叶和岛叶特征。早期的运动扩展特征可能是左侧额叶，随后的半身和喉部感觉特征表明是左侧脑岛。成像和头皮 EEG 提示左前象限的区域定位。这并不能区分额叶新皮质和脑岛，因此定位不足以支持切除术。为了进一步定位，使用 12 个深度电极获得颅内脑电图，其中双侧覆盖内嗅和眶额皮质，左侧覆盖杏仁核、海马、扣带回皮质和岛叶。发作间期深度脑电图记录发现左侧电极（包括内侧和外侧接触）出现频繁的癫痫样放电。发作期深度脑电图发现癫痫始发区包括左侧额下区和岛叶前区。

深度脑电图记录缩小了定位范围，但没有提供足够的证据证明可切除致痫区，因此使用反应性神经刺激器进行治疗。根据发作间期术中皮质脑电图发现的最大的癫痫样异常区，于左侧额下区和左侧岛叶前区分别放置神经刺激器的记录电极，这也正是深部脑电图显示癫痫发作的位置。

自放置反应性神经刺激器以来，癫痫发作持续了一年。在此期间，根据优化检测和终止癫痫发作需求，已调整癫痫发作检测器和刺激装置。由于两个电极对刺激的反应不足，刺激路径现在位于两个电极之间，这为更大的区域提供了刺激。

影像表现

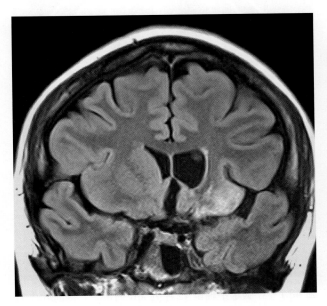

图 48.1　颞极水平冠状位 FLAIR 序列 MR 图像。示从左侧前岛叶延伸至基底前脑的高信号区以及左侧壳核区的线性高信号。左侧侧脑室前角扩大并衬以一个高信号区,对应于尾状核萎缩。颞叶和额叶正常

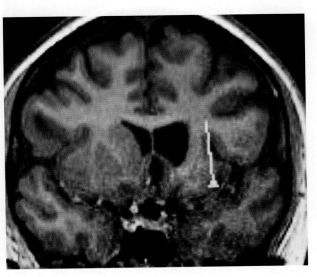

图 48.3　MEG 在与图 48.1 和图 48.2 相同的颞极水平上与冠状 T1 序列 MR 图像配准图。一个单一的癫痫样偶极子位于左侧岛叶前部

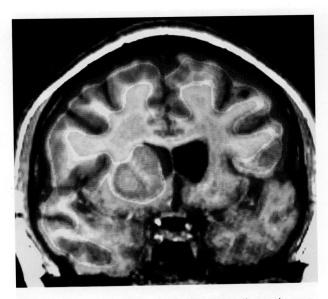

图 48.2　与图 48.1 相同的颞极水平冠状位 MR 与 FDG-PET 彩图的配准融合图。示左侧前岛叶、左侧尾状核和壳核以及左侧颞极代谢明显减低。右侧颞叶和双侧额叶结构正常,但左侧额叶代谢轻微不对称下降,这可能是左侧基底节异常和传入神经功能阻滞所致

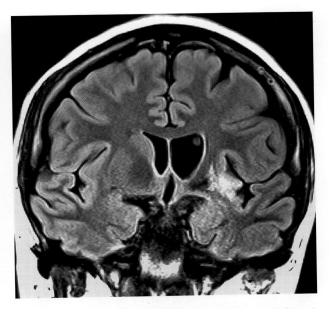

图 48.4　杏仁核水平的冠状位 FLAIR 序列 MR 图像。示左侧岛叶和壳核明显高信号,左侧苍白球明显低信号。随着这些结构的缺血性损伤,左侧侧脑室出现牵拉性扩张。杏仁核与颞叶余部及额叶双侧对称和正常

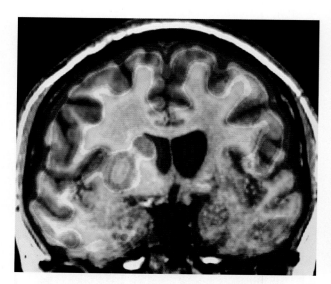

图 48.5　与图 48.4 相同的杏仁核水平冠状位 MR 与 FDG-PET 彩图的配准融合图。左侧岛叶、左侧基底节和最显著的左侧下叶呈低代谢。左侧颞叶余部是低代谢,但不如下部突出。在较小程度上,整个左额叶也呈低代谢状态

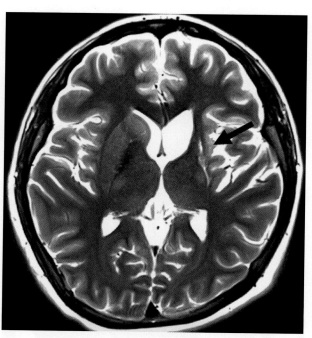

图 48.7　丘脑水平轴位 T2 序列 MR 图像。左侧岛叶皮质萎缩(箭头)。左侧岛叶内侧的线性高信号是左侧壳核的软化灶。左侧尾状核不可见,这对应于左侧侧脑室前角和室腔的扩大。梗死区域与大脑中动脉深部穿支一致。总体而言,左半球轻微萎缩

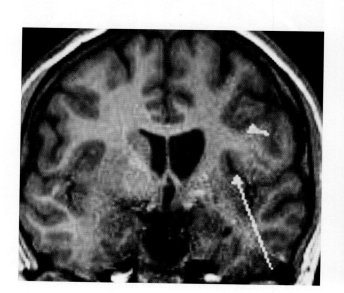

图 48.6　MEG 在与图 48.4 和图 48.5 相同的杏仁核水平上与冠状 T1 序列 MR 图像配准图。两个癫痫样偶极子位于左侧岛叶,另一个位于左侧额中回

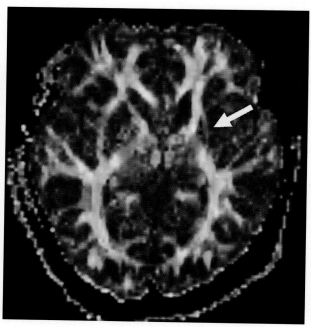

图 48.8　与图 48.7 相同的丘脑水平轴位 MR 扩散张量成像图。左侧外囊隐约可见(箭头),右侧清晰可见。视放射的也是不对称的,表现为对比蓝绿色的浅绿色,提示各向异性的缺失。内囊不对称提示左侧壳核萎缩

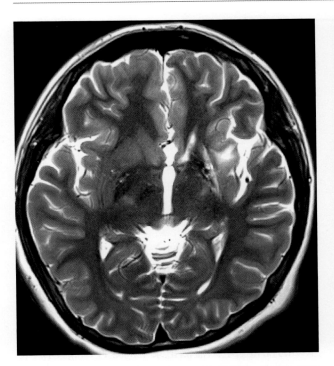

图 48.9 后联合水平的轴位 T2 序列 MR 图像,切面略低于丘脑。左侧岛叶和壳核见明显高信号,左侧壳核和左侧基底节的其余部分萎缩。左侧大脑半球轻微的整体萎缩。右侧大脑半球正常

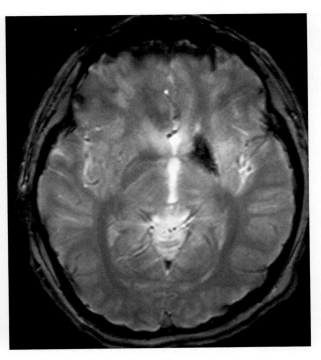

图 48.11 与图 48.9 和图 48.10 相同的后联合水平轴位 GRE 序列 MR 图像。异常的低信号是出血性梗死的后遗改变(多样性),穿过左侧壳核,包括左尾状核的一部分。没有其他异常

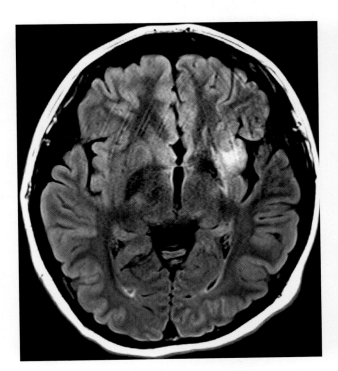

图 48.10 与图 48.9 相同的后联合水平轴位 FLAIR 序列 MR 图像。左侧岛叶和壳核见明显高信号,但这些结构的萎缩不像图 48.7 和图 48.9 中 T2 序列显示得那样明显。右侧大脑半球正常

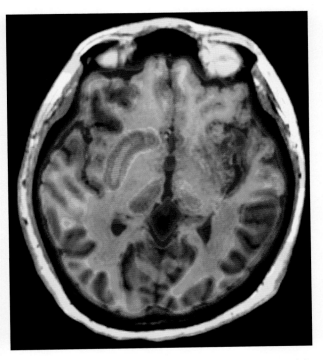

图 48.12 丘脑水平轴位 MR 与 FDG-PET 彩图的配准融合图。左额眶回皮质、左侧岛叶、左侧基底节、左侧颞极和左侧颞上回前部代谢明显减低。左侧丘脑代谢轻度减低。额叶内侧、颞叶后侧和枕叶的代谢正常

49 脑穿通畸形

临床病史

最早发现的癫痫发作于婴儿时期,有细菌性脑膜炎的背景。这些癫痫发作的特征已不为人知,但童年时期的癫痫发作可以被回忆起,这些症状表现为伴口自动症的左臂僵硬、头部向左转动。

习惯性癫痫发作通常表现为行为停止、流涎和凝视并目光呆滞的面部表情,持续时间通常为30~60秒。癫痫很少会发作进展到失去姿势张力或跌倒,跌倒发作时伴或不伴强直-阵挛运动。治疗包括多种抗癫痫药物,3种药物联合使用在过去1年中使癫痫发作得到缓解。在此之前,凝视性癫痫每天发作2~3次,而跌倒发作很少发生,无癫痫发作期可长达数年。

癫痫的危险因素是儿童早期脑膜炎。

神经系统检查发现智力残疾和左侧偏瘫。通过指点来实现沟通,言语交流仅限于单个单词和偶尔会有几个单词句。总体而言,沟通可以满足表达

的基本需求。无日常独立生活活动能力,为了安全和提高行动能力,患者使用了轮椅。

成年期的发作间期脑电图显示,右侧颞中和颞后区出现轻度间歇性右颞减慢和频繁的癫痫样放电。癫痫样放电单独发生,持续时间长达8秒。儿童期的视频脑电图监测记录了局灶性癫痫发作,表现为咂嘴、左臂僵硬和头转向左侧。发作期脑电图发作表现为肌肉和运动的伪影,没有癫痫样异常。

MRI发现左侧岛叶周围胶质增生,脑穿通性囊肿占据了右侧大脑半球的大部分区域。PET检测到与右侧半球脑软化灶相对应的右侧额叶和顶叶摄取减少。

在智力残疾和双侧脑损伤的背景下,病史和评估提示药物难治性癫痫。尽管成像和发作间期脑电图确定了可能导致局灶性癫痫发作的异常区域,但弥漫性脑功能障碍和非局限性发作的脑电图表明行癫痫手术成功的可能性不足。幸运的是,后来药物治疗可以控制癫痫发作。

影像表现

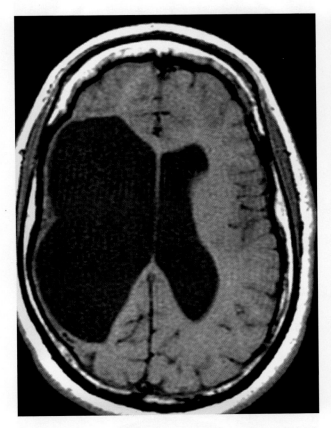

图 49.1　侧脑室水平的轴位 T1 序列 MR 图像。右侧侧脑室明显扩张,右侧皮质表面变薄。与侧脑室在脑实质梗死后产生的牵拉性扩张不同,脑穿通畸形囊肿边缘没有室管膜,因此囊肿包括脑室和梗死后产生的脑脊液(CSF)腔隙。不存在中线偏移

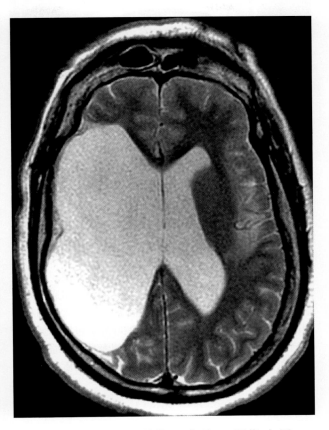

图 49.2　侧脑室水平的轴位 T2 序列 MR 图像,与图 49.1 相同水平切面。右侧见明显的穿通畸形囊肿,其前部、后部边缘分别见额叶皮质、顶叶皮质的轻微高信号。左侧岛叶也有类似的高信号。高信号区域是胶质增生,可能与产生脑穿通畸形囊肿的脑实质内血管闭塞有关

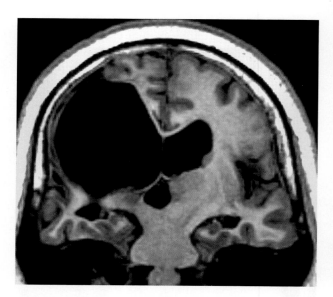

图49.3　海马体水平的冠状位 T1 序列 MR 图像。右侧侧脑室明显扩张，与右侧大脑中动脉梗死的区域相通。第三脑室不对称扩张，向右偏移。右侧额上回、右侧大脑脚和右侧颞叶与左侧不对称，小于左侧。颞叶异常包括右侧颞上回脑软化、右侧侧脑室颞角扩大和右侧海马体萎缩。左侧岛叶和邻近的岛周区有轻微的低信号，提示胶质增生。左侧颞叶正常

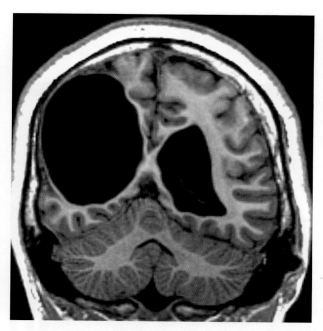

图49.5　胼胝体压部水平的冠状位 T1 序列 MR 图像。右侧脑穿通畸形囊肿边缘呈明显低信号。左侧小脑有轻微的下部畸形，但无小脑发育不全。由于梗死发生的年龄在大脑与小脑连接形成之前，因此预计不会出现小脑发育不全

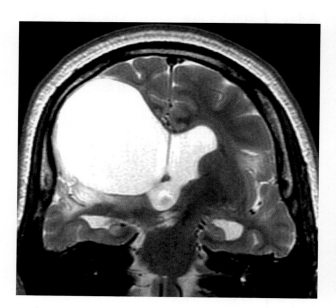

图49.4　与图49.3 相同海马体水平的冠状位 T2 序列 MR 图像。信号明显低于扩张的脑室和右颞上回，这比 T1 序列更清楚地显示胶质增生区域。右侧海马体呈稍高信号，这也比 T1 序列更清楚地表明异常，并提示海马硬化。左侧胶质增生也很明显，如左岛、额盖和颞上回内的高信号。胼胝体两侧变薄

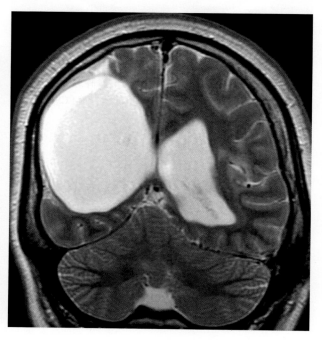

图49.6　胼胝体压部水平的冠状位 T2 序列 MR 图像，与图49.5 相同切面。在右侧脑穿通畸形囊肿的上缘和侧缘可见明显高信号。左侧侧脑室出现牵拉性向外扩大，脑室边缘完整，这是由于左侧大脑缺血所致。左侧大脑缺血还表现为左外侧裂区后部胶质增生相关的明显高信号

婴儿 Sturge-Weber 综合征 **50**

临床病史

首次确认的癫痫发作发生在出生后第 3 天,表现为右臂和右腿抽搐。此后不久,癫痫发作表现为强直性僵硬、躯干屈曲和异常眼球运动,当时的评估得出了 Sturge-Weber 综合征的诊断。

习惯性癫痫发作表现为右手和右脚抽搐,通常持续 25 秒,每天发作 15 次。一些癫痫发作持续数分钟,其中一次发作持续了 20 分钟。经过 2 个月的连续药物治疗,癫痫发作得以控制,并维持了 2.5 个月。在 4 个月大时,出现癫痫持续状态,随后出现数周频繁而持久的癫痫发作,类似于新生儿期的癫痫发作。

癫痫发作的危险因素是 Sturge-Weber 综合征。

神经学检查发现,随着癫痫程度的加重,出现了发育迟缓和发育倒退。运动明显不对称表现在右手的控制不良和由此产生的左手习惯。

病史包括正常妊娠和分娩。

发作期脑电图显示左侧节律紊乱和减弱,双侧后象限减慢,缺少后优势节律。左后象限有不对称的更大的节律减慢,缺乏更快的频率。V 形尖锐波和睡眠纺锤波是不对称的,在右侧较为显著。棘波、棘波和慢波复合体偶尔出现在左侧枕极和左侧额旁矢状区。视频脑电图监测未记录习惯性癫痫发作,但识别出了左侧额叶中央区域的癫痫发作脑电图,并向前、向后扩展,最终累及左侧顶叶和枕叶。

MRI 检查证实了左脑容量的进行性减少。PET 检查确认了左侧大脑半球大片区域的低代谢,右侧大脑半球代谢正常。

病史和评估表明,药物耐受性癫痫与伴有左侧大脑半球结构和癫痫样异常的 Sturge-Weber 综合征相关。高癫痫负担和发育倒退需考虑进行癫痫手术,目前出现的运动障碍和广泛的癫痫发作是广泛切除的指征。

7 个月大时患儿进行了左侧大脑半球功能性切除术。组织病理学检查证实脑膜血管瘤病符合 Sturge-Weber 综合征、局灶性皮质发育不良和脑钙化。术后 2 年内无癫痫发作,4 种抗癫痫药物中的 3 种已逐渐停止使用。2.5 岁时的神经学检查发现双侧运动完整,惯用左手,能独自坐起,不能行走。

影像表现

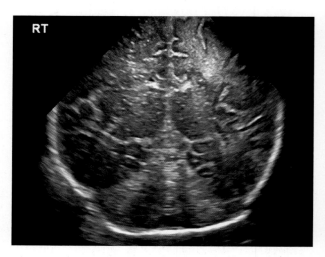

图 50.1　经颅超声检查丘脑水平冠状位。这张图像是在出生后第 1 天获得。与右侧相比，左侧大脑半球的回声明显增强，皮质脑沟增宽。无脑积水

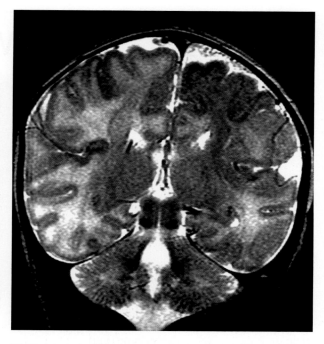

图 50.3　出生后第 2 天，丘脑水平的冠状位 T2 序列 MRI。左侧大脑半球萎缩，脑白质信号减少，提示髓鞘增生。蛛网膜下腔的上表面可见较多小血管影，这表明 Sturge-Weber 综合征的软脑膜血管扩张伴有静脉侧支形成。小脑正常

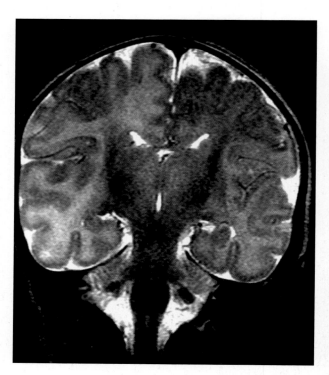

图 50.2　丘脑水平的冠状位 T2 序列 MRI。该图像及图 50.3~图 50.6 是在产后第 2 天获得。左侧额叶皮质可见低信号，是髓鞘增生的征象。左侧颞叶皮质也存在低信号和髓鞘增生，虽无左侧额叶显著，但与右侧颞叶相比，左侧颞叶病灶呈不对称性信号减低。总体而言，左侧大脑半球萎缩，皮质脊髓束异常低信号并从头侧至尾侧逐渐减轻。结合大脑半球萎缩和髓鞘增生，提示 Sturge-Weber 综合征。如预期所示，两侧侧脑室对称

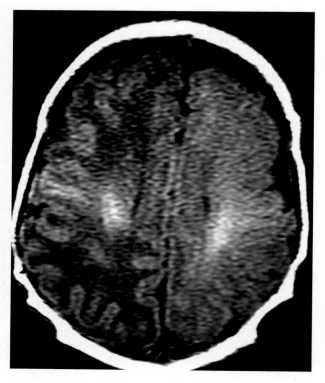

图 50.4　出生后第 2 天，侧脑室上部水平的轴位 T1 序列 MRI。左侧大脑半球萎缩，呈弥漫性高信号，提示髓鞘增生。双侧感觉运动皮质呈明显较高的 T1 信号，这在婴幼儿表现正常。右侧大脑半球为正常的髓鞘形成。双侧大脑半球皮质正常

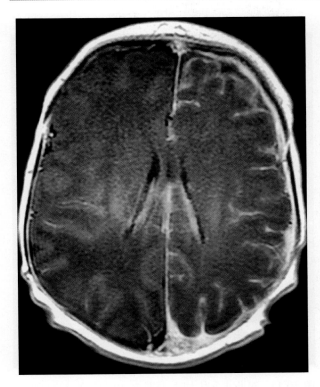

图 50.5　出生后第 2 天,侧脑室水平的轴位 T1 序列增强 MRI。左侧大脑半球萎缩,沿软脑膜表面、蛛网膜下腔和脑沟可见明显强化,这种异常强化表明软脑膜血管扩张。侧脑室正常

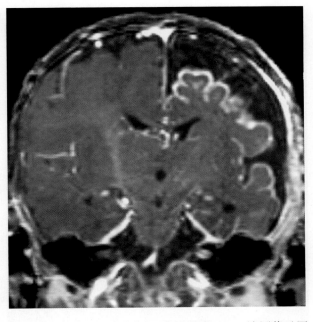

图 50.7　丘脑水平冠状位 T1 序列增强 MRI。该图像及图 50.8~图 50.13 是在患儿 4 个月大时获得。左侧额叶和颞叶明显萎缩,萎缩已经进展,双侧大脑半球的不对称性比出生后 2 天时更显著。目前,左侧侧脑室较右侧扩大,左侧丘脑萎缩较轻。左侧大脑半球可见脑膜和硬脑膜强化。右侧大脑半球正常

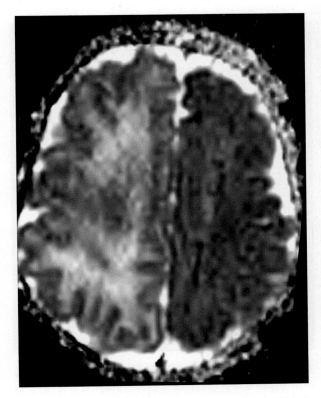

图 50.6　出生后第 2 天,半卵圆中心水平的 MRI 弥散加权成像的 ADC 图。左侧大脑半球萎缩,整个左侧大脑半球的 ADC 值异常降低,提示髓鞘增生。右侧大脑半球正常

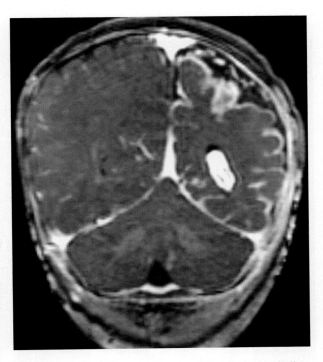

图 50.8　患儿 4 个月大时,左侧侧脑室中部水平冠状位 T1 序列增强 MRI。左侧大脑半球萎缩,左侧软脑膜强化。左侧侧脑室内脉络丛增大,这是 Sturge-Weber 综合征的影像特征,是由于深静脉引流增加引起的。左侧顶叶上方和外侧的蛛网膜下腔的静脉血管影也明显增多。左侧硬脑膜增厚并强化。右侧大脑半球正常

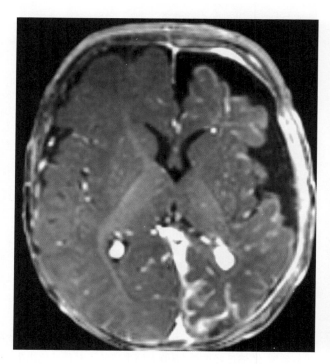

图 50.9　患儿 4 个月大时,基底节水平轴位 T1 序列增强 MRI。左侧额叶和颞叶明显萎缩,左侧大脑半球软脑膜强化。左侧脉络丛异常增大。左侧硬脑膜强化

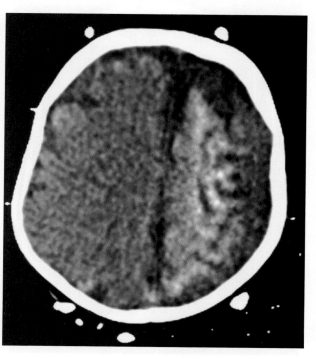

图 50.11　患儿 4 个月大时,与图 50.10 相同的半卵圆中心水平的轴位 CT 平扫图。左侧大脑半球明显萎缩,颅骨增厚。由于脑实质钙化,左侧大脑半球的密度增高,这增加了脑回轮廓的可见性。头部周围的高密度点是脑电图电极

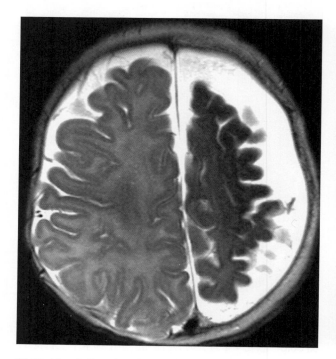

图 50.10　患儿 4 个月大时,半卵圆中心水平的轴位 T2 序列 MRI。左侧大脑半球明显萎缩,脑白质信号降低,提示髓鞘增生。左侧颅骨不对称增厚。右侧大脑半球和颅骨正常

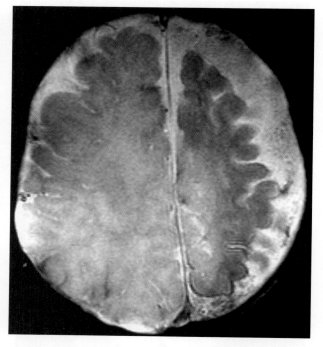

图 50.12　半卵圆中心水平的轴位梯度回波序列 MRI。脑皮质表面的条状低信号线表示钙化,在顶叶最显著,但在额叶也很明显。蛛网膜下腔增宽,血管扩张

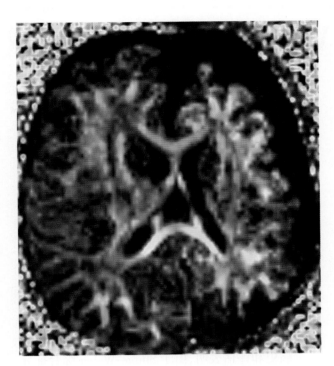

图 50.13　侧脑室水平的 MRI 轴位扩散张量成像彩色图。左侧大脑半球明显萎缩，表现为纤维束分支减少。胼胝体膝部具有正常的左右方向纤维束，呈现红色。而胼胝体的压部不呈红色，表明纤维路径的各向异性分数和失真程度降低

51 儿童 Sturge-Weber 综合征

临床病史

第一次确认的癫痫发作发生在患儿 8 个月大时，表现为左眼凝视偏离，左脸和手臂持续抽搐。给予急诊处理，需要住院 2 周才能控制局灶性运动性癫痫持续状态。

癫痫持续状态发作后 4 个月内无癫痫发作，之后出现习惯性癫痫发作。习惯性癫痫发作最初表现为左脸、下巴和手臂的抽搐，并伴有发作后左侧轻瘫。给予多种抗癫痫药物治疗，虽然癫痫发作未得到控制，但 15 个月内的癫痫发作频率从每天几次变化为数月无发作。局灶性癫痫持续状态在 2 岁时复发，表现为运动性癫痫发作，同时产生左臂抽搐和左脚趾卷曲。

癫痫的危险因素是 Sturge-Weber 综合征。

患儿 9 个月大时神经学检查发现发育迟缓。2 岁时，口语明显受限，主要通过手势进行交流。右眼上方出现葡萄酒色斑。

病史包括正常妊娠、分娩和新生儿期。眼科检查未发现明显的眼部异常。

发作间期脑电图显示异常的双侧减慢并伴有衰减，右侧大脑半球不对称性减满更为显著，其中右后象限的减慢最大，后优势节律仅出现在左侧。

视频脑电图监测记录了局灶性癫痫发作，表现为左手抽搐，不伴有脑电图异常，未出现癫痫发作脑电图。

MRI 检查发现右侧颞叶、顶叶和枕叶的静脉畸形。PET 检查确认了与 MRI 异常相对应区域的低代谢。

病史和评估表明，由于 Sturge-Weber 综合征导致耐药性局灶性运动性癫痫发作，癫痫发作可单独发生，也表现为持续性部分性癫痫发作。非癫痫样不对称减慢的脑电图表现与行为性癫痫发作相关，是典型的持续性部分性癫痫。这种减慢对应于广泛的大脑功能障碍，因癫痫发作不能产生足够广泛的同步性，故无法通过头皮电极脑电图观察到。

由于持续性部分性癫痫、运动缺陷和发育迟缓，患儿在 2 岁时进行了右侧大脑半球切除术。组织病理学检查确认符合 Sturge-Weber 综合征的软脑膜血管瘤病、局灶性皮质发育不良和局灶性营养不良性钙化。术后 12 年无癫痫发作，抗癫痫药物逐渐减量，4 年前停止使用。在术后几个月内，口语能力有所提高，包括说多个单词。3.5 岁时恢复了说话和行走能力。十几岁时，出现左侧轻偏瘫，学校的表现是在同龄年级水平上阅读和数学落后 2~3 个年级水平。

影像表现

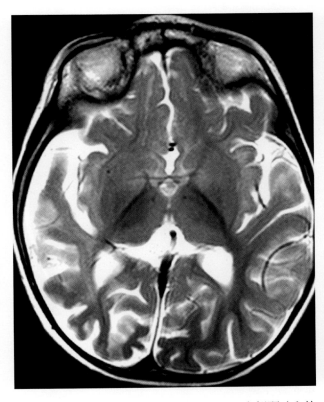

图 51.1 基底节水平的轴位 T2 序列 MRI。右侧颞叶和枕叶萎缩,右侧外侧裂增宽。右侧额叶下部轻度萎缩。右侧颞枕叶脑白质明显髓鞘形成不良。基底节区、丘脑和左侧大脑半球正常

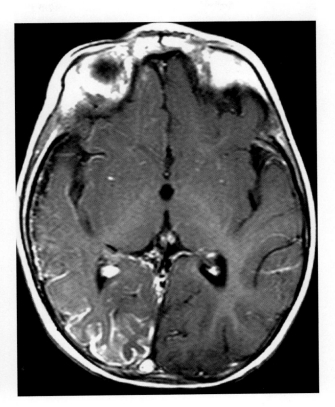

图 51.2 与图 51.1 相同的基底节水平轴位 T1 序列增强 MRI。右侧颞枕叶的脑膜明显强化。右侧颞上回、右侧额下回和右侧岛叶表面的软脑膜明显强化。右侧脉络丛增大,表明深静脉引流异常增加。左侧颞叶的线性高信号是搏动伪影

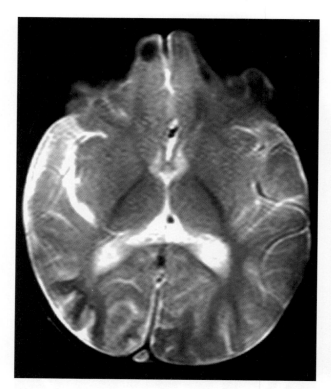

图 51.3 与图 51.1 和图 51.2 相同基底节水平的轴位梯度回波序列 MRI。右侧枕叶皮质上明显的磁敏感伪影为钙化。右侧直回的卵圆形低信号为含气额窦的磁敏感伪影

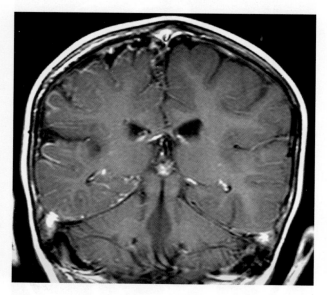

图 51.5 在图 51.4 稍靠后的丘脑水平冠状位 T1 序列 MRI。右侧大脑半球明显萎缩，但不如图 51.4 所示明显。右侧大脑半球表面出现软脑膜强化。左侧大脑半球和小脑半球正常

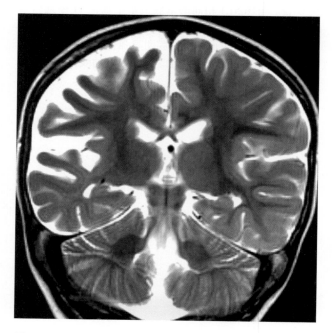

图 51.4 丘脑水平的冠状位 T2 序列 MRI。右侧大脑半球萎缩，右侧外侧裂增宽。右侧颞叶脑白质明显髓鞘形成不良。丘脑、侧脑室和小脑半球对称且正常。左侧大脑半球也正常

成人 Sturge-Weber 综合征　　52

临床病史

第一次被确认的癫痫发作发生在 5 岁时，当时是一种"有趣的感觉"，伴随着凝视和行为停止，对这种癫痫发作的评估得出了 Sturge-Weber 综合征的诊断。回顾过去，第一次癫痫发作发生在 1 岁之前，当时是未被认为异常的颤抖发作。

习惯性癫痫发作的先兆表现为一种"有趣的感觉"，然后是人格丧失，有时还会唱一首特定歌曲中的特定歌词。接下来是左臂的紧张姿势，然后出现右臂的弯曲和双腿的紧张伸展。如果站立时癫痫发作，会导致患者摔倒。癫痫发作损害意识有时表现为短暂的失忆，但从未出现明显的意识丧失。孤立的先兆很少出现，先兆总是发生在伴有健忘症或运动障碍的癫痫发作之前。发作持续时间为 20~30 秒，发作后状态为 1 分钟，伴有恶心和意识模糊。治疗包括多种抗癫痫药物和迷走神经刺激，大多数时候癫痫发作的频率约为 3~4 次，偶尔无癫痫发作。

癫痫的危险因素是 Sturge-Weber 综合征和 2.5 岁时导致昏迷数天的脑膜炎。

神经系统检查发现肢体不对称，左侧较小，尤其是手和脚。轻微的左侧轻偏瘫，步态不对称。婴幼儿期明显发育迟缓，给予个性化的教育方案一直持续到高中毕业。两侧脑神经 V 的 3 个分支分布区域出现葡萄酒染色。病史包括从 11 岁起就失明的单眼青光眼。

发作间期脑电图表现为不对称的后优势节律，原因是右侧节律形成不良而左侧节律正常。睡眠时，左侧出现顶点尖波，无癫痫样异常。视频脑电图监测记录到局灶性癫痫发作，表现为孤立的先兆，与异常脑电图无关。伴有记忆力受损的癫痫发作性脑电图（EEG）表现为整个左侧大脑半球呈节律性减慢。

MRI 检查发现右侧大脑半球萎缩伴有皮质钙化和右侧海马硬化。CT 检查显示右侧大脑半球萎缩，右侧枕叶、后颞叶和后顶叶有广泛的脑回钙化。PET 检查发现右侧大脑半球代谢显著降低，而右侧额叶前部和下部以及右侧丘脑代谢减低相对较轻，左侧小脑半球代谢轻度降低。

病史和评估表明局灶性癫痫发作伴随着边缘系统特征的先兆，包括支持右侧癫痫发作的不对称姿势。影像学和发作性脑电图检查支持这种偏侧化，但广泛的结构异常和广泛的脑电图发作使定位困难。即使有海马硬化的影像学证据，边缘系统特征的先兆也可能是由于传播造成的。该患者没有进行手术治疗，因为需要提供大面积、致残性切除来改善癫痫控制的合理可能性和癫痫发作得到控制的低可能性。

影像表现

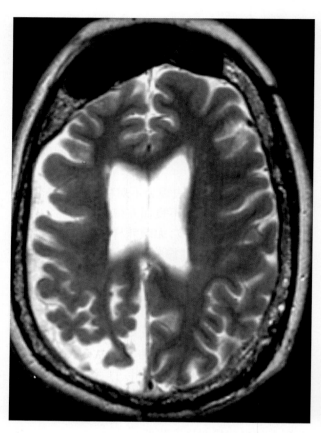

图 52.1   侧脑室水平的轴位 T2 序列 MRI。右侧大脑半球明显萎缩,尤其是后部;脑组织丢失与右侧额窦扩大有关。侧脑室对称且正常。左侧大脑半球正常

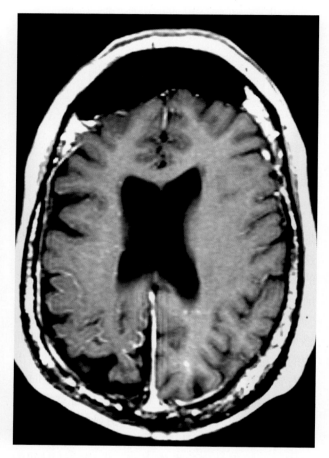

图 52.2   与图 52.1 相同的侧脑室水平轴位 T1 序列增强 MRI。右侧大脑半球明显萎缩,右侧顶叶受累最显著,同时脑膜强化最明显。左侧大脑半球未见异常强化

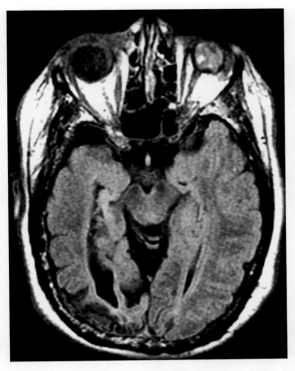

图 52.3 海马水平的轴位 FLAIR 序列 MRI。右侧颞叶和枕叶萎缩,右侧侧脑室颞枕角扩大。右侧枕叶表面明显的低信号提示钙化。左眼较小且畸形,眼球内有异常的不均匀信号,提示陈旧性出血

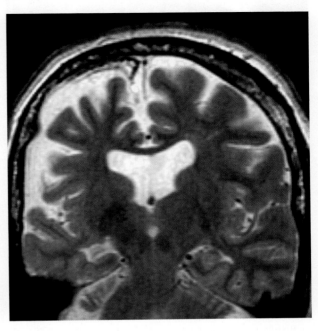

图 52.5 海马体水平的冠状位 T2 序列 MRI。右侧大脑半球萎缩,右上凸面静脉增宽。与左侧大脑半球相比,右侧大脑半球的髓鞘形成减少,右侧海马不对称地萎缩。双侧基底节正常

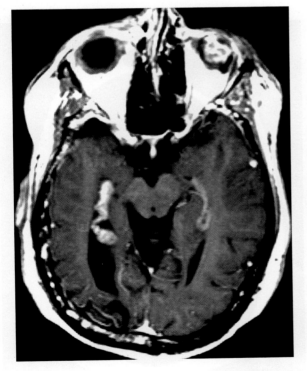

图 52.4 与图 52.3 相同的海马水平轴位 T1 序列增强 MRI。右侧颞叶和枕叶萎缩,右侧侧脑室颞角扩大。右侧脉络丛明显增大。右侧枕叶可见脑膜强化,右侧颞枕骨板障明显强化。左眼玻璃体中可见异常强化

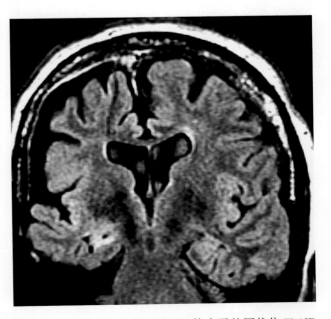

图 52.6 与图 52.5 所示相同海马体水平的冠状位 FLAIR 序列 MRI。右侧大脑半球萎缩,萎缩的右侧海马的高信号提示海马硬化。左侧大脑半球正常

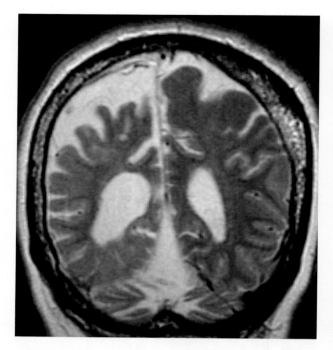

图 52.7　侧脑室枕角水平的冠状位 T2 序列 MRI。右侧顶
叶和枕叶萎缩,右侧侧脑室扩大。右侧枕叶明显髓鞘形成
不良。左侧大脑半球正常

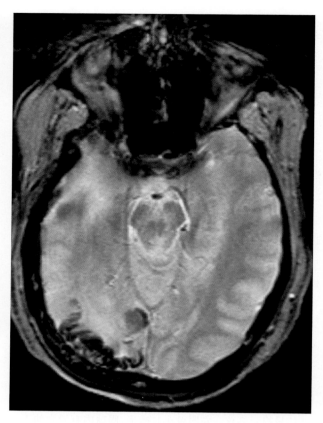

图 52.9　中脑水平的轴位梯度回波序列 MRI。右侧枕叶表
面出现蛇纹状磁敏感伪影,表明脑回状钙化

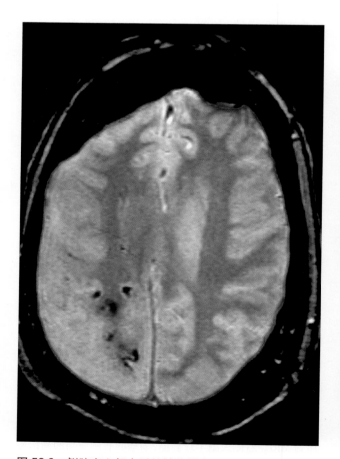

图 52.8　侧脑室上部水平的轴位梯度回波序列 MRI。右侧
顶叶多发点状低信号,这些为磁敏感伪影,表明皮质钙化

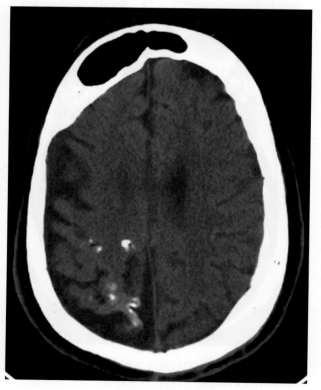

图 52.10　与图 52.8 相同的侧脑室上部水平的轴位 CT 图
像。显示钙化的高密度对应于梯度回波磁敏感伪影区域

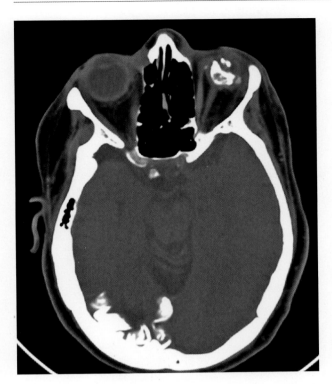

图 52.11 类似于图 52.9 的中脑水平的 CT 轴位图像。右侧枕叶皮质表面可见蛇形的脑回状高密度,与梯度回波磁敏感伪影相对应。左侧眼球也出现异常钙化

第六部分
肿　　瘤

脑肿瘤

脑癌

星形细胞瘤

少突胶质细胞瘤

胚胎发育不良性神经上皮肿瘤

神经节胶质瘤

错构瘤

脑膜瘤

　　星形细胞瘤 CT 平扫为低密度或等密度占位,很少钙化。MRI 常为异常信号病变,如果有占位效应的话也是较轻。周围组织可能表现为相关的局部皮质发育不良(Ⅲb 型)。毛细胞星形细胞瘤常表现为特征性的囊伴有附壁强化结节。大于 25% 含有钙化,瘤内出血也有报道。多形性黄色星形细胞瘤(PXA)表现为累及皮质的局限性结节性肿块,常常沿着相邻的软脑膜强化。

　　少突胶质细胞瘤 T2 高信号,MRI 或者 CT 上常有钙化表见。可能增强或不增强。大于 50% 可出现轻到中度的多发局灶性的点片样强化。

　　胚胎发育不良性神经上皮肿瘤的 CT 表现为低密度占位,伴有累及横跨皮质和皮质下区域的散在钙化。MRI 表现更明显,表现为边界清楚,楔形的,多结节的,泡样或者假囊样皮质内肿瘤,T1 低信号 T2 高信号。有轻度或者无占位效应,没有血管源性水肿。附近颅骨内板可出现"扇贝样"表现。其多囊性表现可有助于与神经节胶质瘤鉴别。约 30% 增强。

　　神经节胶质瘤和神经节细胞瘤影像学特点相似,可通过组织学来鉴别。两者发现时都大约 2~3cm,多位于大脑半球外围。两者鲜有占位效应和周围血管源性水肿,但是浅表的神经节胶质瘤和神经节细胞瘤可能扩张皮质和重塑颅骨。因为含有实性、囊性和钙化成分所以 MR 信号多变且不均质。T2 梯度回波加权序列上低信号多考虑钙化,而 CT 平扫更利于鉴别钙化。增强后表现多变,可能无增强,结节样增强或者环状增强。更少见的情况是有局部软膜强化。

　　下丘脑错构瘤是起源于乳头体和垂体柄之间的灰结节的先天性畸形。失状位上可以清晰地看到肿瘤呈蒂样或结节样附在下丘脑。T1、T2 信号上与灰质信号一致,有时为 T2 高信号。无增强,复查时无体积的变化。如果肿瘤增大了,胶质瘤的可能性更大。

脑膜瘤是以硬膜为基底的占位,T1、T2 信号与灰质等信号。肿瘤下面的脑组织受推挤而移位,当皮质静脉受压时表现为信号异常或者水肿。侵袭性脑膜瘤表现为巨大占位并可能有皮质表面增强。幕上脑膜瘤才会有肿瘤相关的癫痫发作,当有明显瘤周水肿并且非颅底部位更可能出现癫痫发作。

主要参考文献

Castillo M, Davis PC, Takei Y, Hoffman JC. Intracranial ganglioglioma: MR, CT, and clinical findings in 18 patients. Am J Roentgenology. 1990;154:607–12.

Englot DJ, Magill ST, Han SJ, et al. Seizures in supratentorial meningioma: a systematic review and meta-analysis. J Neurosurg. 2016;124:1552–61.

Fernandez C, Girard N, Paredes AP, et al. The usefulness of MR Imaging in the diagnosis of dysembryoplastic neuroepithelial tumor in children: a study of 14 cases. AJNR Am J Neuroradiol. 24:829–34.

Freeman JL, Coleman LT, Wellard RM, et al. MR imaging and spectroscopic study of epileptogenic hypothalamic hamartomas: Analysis of 72 cases. AJNR 2004;25:450–62.

She D, Liu J, Xing Z, et al. MR imaging features of anaplastic pleomorphic xanthoastrocytoma mimicking high-grade astrocytoma. AJNR Am J Neuroradiol 2018;39:1446-52.

Smith M. Imaging of Oligodendroglioma. Br J Radiol 2016;89:20150857.

星形细胞瘤

53

临床病史

患者第一次明确的癫痫发作在 5 岁,表现为夜间强直-阵挛发作,没有侧向性。当时评估发现左额占位。

后来的癫痫发作表现类似,也是夜间强直-阵挛发作,持续约 1 分钟。在明确诊断癫痫后,又发生了另外一种惯常发作,这种发作在清醒和睡眠时均有发生,表现为面部表情突然变化,伴有受惊吓或害怕时出现的睁大双眼。在清醒发作时,简短的面部表情变化伴有行为停滞,癫痫停止后立即恢复意识,但是缄默和语言障碍影响正常交流。应用了多种抗癫痫药物治疗,夜间强直-阵挛发作频率为每 1~2 周一次,多者可每周 2 次,少者可大于每 4 周一次。伴有面部表情改变的癫痫发作频率大约每周 6 次,多者可每天几次。

癫痫的致病因素是左额肿瘤和发育障碍。

神经系统检查提示为语言发育迟滞和自闭。妊娠和生育正常。

发作间期脑电图显示为全头广泛性慢波,左侧半球著伴有左侧"MU"节律缺失。发作间期癫痫样放电在左侧中央区,很少发生且只在睡眠时发生。视频脑电图监测记录到了惯常强直-阵挛发作,表现为睡眠中觉醒伴向前凝视,有时手部自动约 30 秒,随之向右侧跌倒,有时右侧抽动,然后进展为双侧强制阵挛动作。发作期脑电图表现为左额颞慢波起源,掺杂着 1~2Hz 广泛性棘波放电,然后是广泛性快速活动。发作持续约 2 分钟。睁大眼睛和面部表情变化也被记录到,相应的脑电图显示发作是波及左颞的短节律 θ 波。

MRI 发现左额下均匀一致增强的病变,无周围水肿。影像学监测提示肿瘤生长,但是无内部信号改变或者水肿出现。PET 提示为瘤内低代谢。

病史和评估提示部分性和全身强直-阵挛发作。部分性发作表现为刻板的惊恐样面部表情,提示为累及边缘系统,与波及左颞的发作性节律一致。边缘特征明显,双侧强直-阵挛发作时表现为行为停滞、凝视、手自动症,这些特征与额叶扣带回肿瘤一致。继发的双侧同步表现明显,表现为广泛性脑电异常,这也与内侧额叶异常一致。

影像学监测发现肿瘤增大以及多种抗癫痫药物治疗无效,实施了左额手术切除。病理提示为毛细胞型星形细胞瘤。术后 4 年没有出现局灶或者双侧强直-阵挛发作。

影像表现

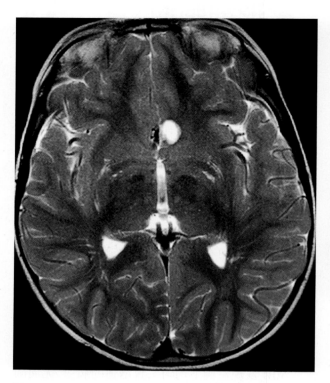

图 53.1　前联合水平的轴位 T2 序列 MRI。左胼胝体下扣带回边界清楚的高信号占位，靠近灰质表面，毗邻大脑前动脉。占位无周围水肿。无其他异常表现

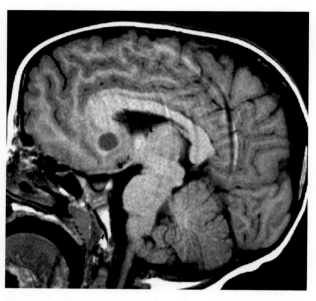

图 53.3　中线胼胝体水平的矢状位 T1 序列 MRI。左侧胼胝体下扣带回可见边界清楚的圆形低信号占位。无占位效应或者水肿。无其他异常表现

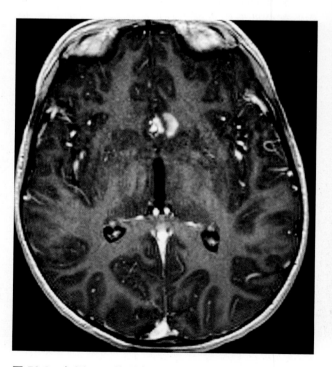

图 53.2　与图 53.1 前联合相同水平的轴位 T1 序列 MR 增强图像。左侧扣带回占位均匀增强，没有扩展到内侧邻近的灰质。灰质将占位与纵裂内正常的部分来自大脑前动脉的血管性高信号分隔开

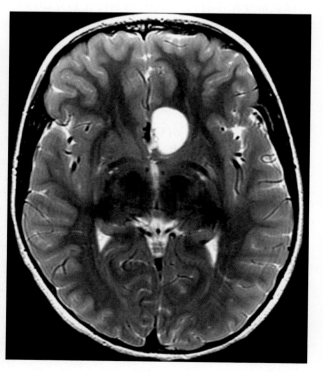

图 53.4　与图 53.1 和图 53.2 前联合同一水平的轴位 T2 序列 MRI。这张图与图 53.5~图 53.10 都是在图 53.1~图 53.3 后 4 年获得的。在此期间，左扣带回占位明显增大，对左侧基底节区产生占位效应。但是瘤内均匀一致的信号没有改变，周围无水肿

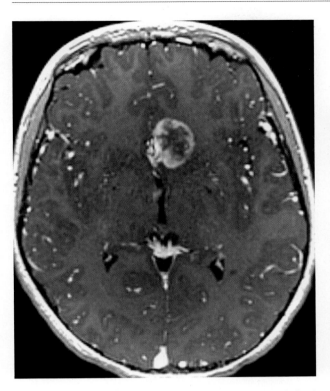

图 53.5　与图 53.4 以及图 53.1 和图 53.2 同一前联合水平的轴位 T1 序列增强 MRI。左扣带回占位不均强化,周围较中心强化明显。占位内侧的正常血管强化明显且与占位清晰可辨。与 53.2 不同的是强化扩展到左胼胝体下扣带回皮质表面,但是没有累及软膜

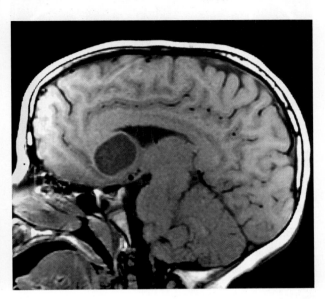

图 53.7　与图 53.3 相同的中线胼胝体矢状位水平 T1 序列 MRI。左胼胝体下扣带回可见边界清楚卵圆形低信号占位,胼胝体嘴部受压变形。无水肿和其他异常

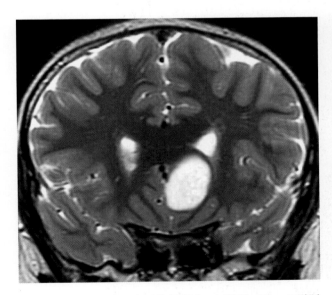

图 53.6　胼胝体膝部水平的冠状位 T2 序列 MRI。左胼胝体下扣带回可见边界清楚卵圆形高信号占位,邻近脑回皮质表面。大脑前动脉受压移位,左侧侧脑室额角受压变形,胼胝体受压移位。无水肿

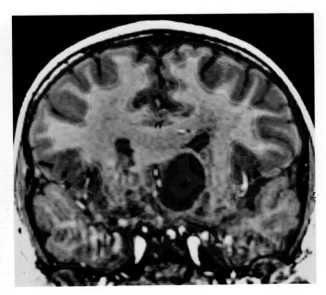

图 53.8　与图 53.6 类似胼胝体膝部水平的冠状位 MRI 与 FDG-PET 彩图的配准融合图像。左扣带回占位明显低代谢。在占位边缘以外,表现为略低代谢。左额眶回和颞极可见非对称低代谢。右颞极和双额凸面正常

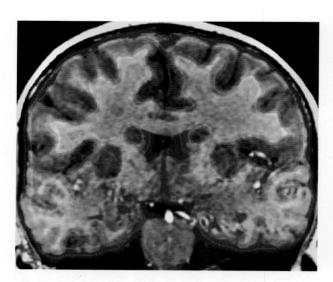

图 53.9　海马头水平的冠状位 MRI 与 FDG-PET 彩图的配准融合图像。左颞叶非对称低代谢，尤其是沿着侧面和下表面更明显。海马双侧对称。额叶正常

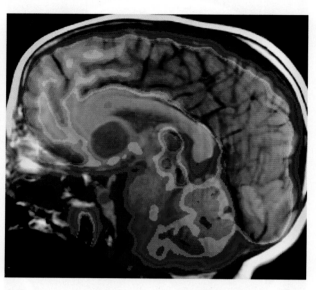

图 53.10　与图 53.3 和图 53.7 相同的中线胼胝体水平的矢状位 MRI 与 FDG-PET 彩图的配准融合图像。胼胝体下扣带回可见边界清楚、低代谢占位。无其他异常

少突胶质细胞瘤

54

临床病史

患者第一次明确的癫痫发作在婴儿期，表现为双侧节律性震颤。1 岁时开始抗癫痫治疗，具体治疗细节不详。强直-阵挛发作持续约 2 年，3 岁时治疗停止。儿童期癫痫未再发作。

16 岁时癫痫复发，表现为夜间强直-阵挛癫痫持续状态，又开始恢复治疗。17 岁出现第二次癫痫发作，表现为夜间强直-阵挛发作。药物治疗，癫痫得到控制。21 岁时惯常发作再次出现，表现为先出现热感和头晕，然后行为停滞，向左看，意识丧失，有时有踏步动作。癫痫持续 30~90 秒，停止后出现发作后疲倦。少数情况下，局灶性癫痫发作进展为双侧强直-阵挛发作。应用了多种抗癫痫药物治疗，局灶性癫痫发作频率为每 2~4 天一次。最近的强直-阵挛发作是几年前了。在这之前强直-阵挛发作频率为数月 1 次。

癫痫的危险因素是成人时发现的顶叶病变。

神经系统检查正常。神经心理检查提示阅读困难，轻度左顶功能障碍，记忆力正常，智商评分较高。

发作间期脑电图显示癫痫样放电，左中央区最明显。视频脑电图监测记录到局灶性癫痫发作，表现为头向左转，右手失张力障碍姿势，左手自动症，然后出现头和上肢的偏侧过度运动，约 30 秒~2 分钟。发作后会出现轻微的意识混乱。只记录到了一次发作期脑电图，表现为矢状窦旁的发作节律性慢波。

MRI 提示 6mm 大小的左顶上小叶病变，T1、T2 都是低信号。PET 低代谢区与 MRI 所示病变一致。发作期 SPECT 提示左侧额和顶叶较高层面的高灌注。

病史和评估提示为部分癫痫发作，有非特异性的前兆。右手肌张力障碍姿势提示癫痫灶在左侧。过度运动和意识快速恢复提示是新皮质癫痫，这与 MRI 结果和神经心理测评结果一致。发作期脑电图抓到一次癫痫发作，所以获得了一次发作期 SPECT，这也为定位提供了支持。

患者在 44 岁时接受了左顶上小叶切除手术。组织病理结果提示少突胶质细胞瘤，有巨大钙化、脑组织细胞数减少和少突胶质细胞占优势的侵袭性胶质细胞。术后 10 年没有癫痫或者先兆出现，后续的 MRI 提示无肿瘤残留或复发。抗癫痫药物根据停药方案进行逐步减量。

影像表现

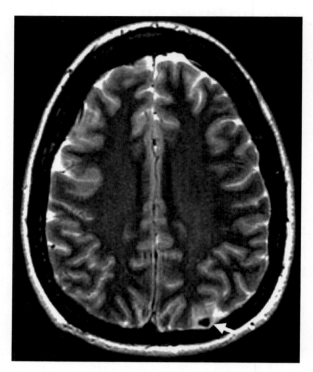

图 54.1 半卵圆中心水平的 T2 序列轴位 MRI。左顶上小叶表面低信号(箭头),周围横跨灰白质交界处有高信号。无水肿

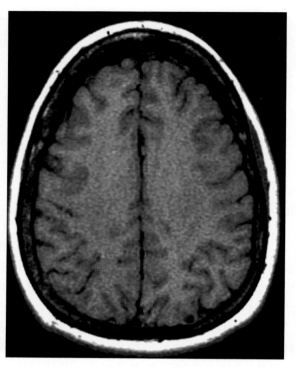

图 54.3 与图 54.1 和图 54.2 同一半卵圆中心水平的轴位 T1 序列 MRI。左顶上小叶表面局部低信号,仅靠它前面无相关异常信号区,而在 FLAIR 序列可以看到异常信号

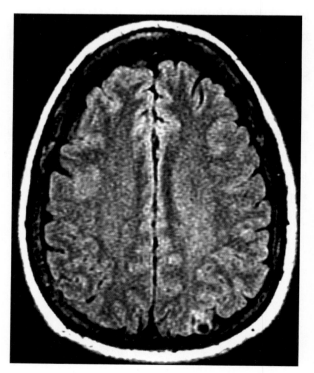

图 54.2 与图 54.1 同一半卵圆中心水平的轴位 FLAIR 序列 MRI。左顶上小叶表面局部低信号,仅靠它前面有相关高信号区。无水肿

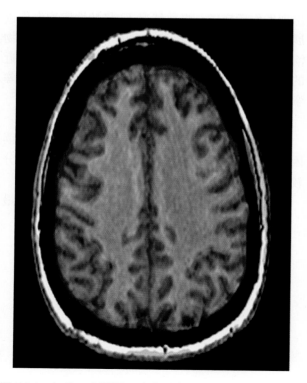

图 54.4 与前 3 个图同一半卵圆中心水平的轴位 MRI 和 FDG-PET 彩图的配准图像。在左顶上小叶病变周围有一低代谢区,在相应 T1 序列 MRI 上是小的低信号区

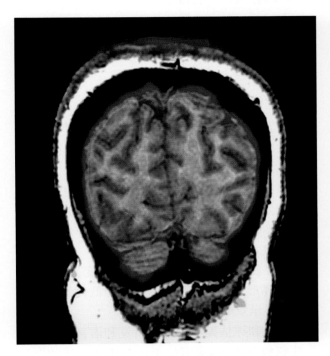 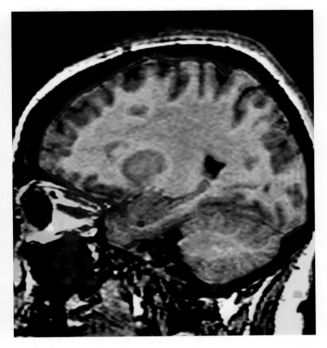

图 54.5　后顶叶水平的冠状位 MRI 和 FDG-PET 彩图的配准图像。左顶上小叶低代谢区自 MRI 显示的病变向远处扩展，包括顶间沟。其他无异常

图 54.6　左侧海马水平的矢状位 MRI 和 FDG-PET 彩图的配准图像。左顶上小叶局部低代谢，围绕这个三角形低信号病变。无其他异常

55 胚胎发育不良性神经上皮肿瘤

临床病史

　　患者第一次明确的癫痫发作在 11 岁,表现为流口水和词语重复,急诊检查发现左颞顶占位。因为占位而住院,期间又一次癫痫发作,发作刚开始与第一次发作一样,并发展为双侧强直-阵挛发作。

　　惯常癫痫发作表现为听觉幻觉先兆,然后表现为语言停滞,但意识清楚约 15~75 秒,或表现为语言停滞并进展到头向右侧偏转继发双侧强直-阵挛发作。多种抗癫痫药物治疗,局灶性癫痫发作频率为每天几次到每 5 天一次,双侧强直-阵挛发作频率是开始几年没有,多年后增加到每个月 3 次。

　　癫痫的危险因素是颞顶病变。

　　神经系统检查有轻度发音困难。神经心理检查提示轻度听觉理解障碍。

　　发作间期脑电图显示左中央区癫痫样放电。视频脑电图监测记录到了局灶性癫痫发作,表现为语言停滞,脑电图表现为左侧中央区活动增强的发作节律 δ 波,快速进展到左半球。记录到了一次运动癫痫发作,表现为发声伴头向右侧偏转,并出现双侧阵挛动作。发作期脑电图癫痫发作起始是全部性节律 δ 活动。

　　MRI 提示左颞上回和缘上回病变,内部不均质以及环形强化。PET 显示病变内低代谢。功能 MRI 可显示双侧语言区。

　　病史和评估提示为具有听觉和语言特征的部分性癫痫发作,提示定位于语言优势半球的颞后区。癫痫发作起始还有流涎,提示累及边缘系统,可能包括岛叶。功能 MRI 显示出复杂的双侧语言区,这可能与病变有关,因为病变的位置会影响发育过程中语言的侧化。

　　该患者进行了清醒开颅,术中行语言测试,将左颞顶病变切除。病理结果为低级别胶质肿瘤,与胚胎发育不良性神经上皮肿瘤一致。术后无语言功能障碍。术后 6 周出现一次癫痫发作,之后的 1.5 年再无癫痫发作。

影像表现

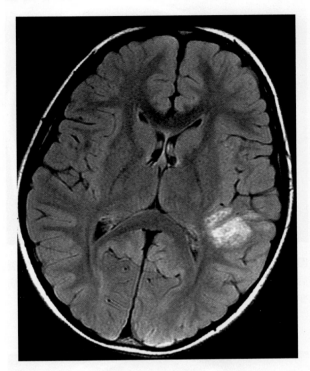

图 55.1　基底节区平面的轴位 FLAIR 序列 MRI。可见左侧赫氏区、后颞上回和缘上回的高信号病变。附近的岛叶未累及,但是邻近视放射。病变无瘤周水肿或占位效应

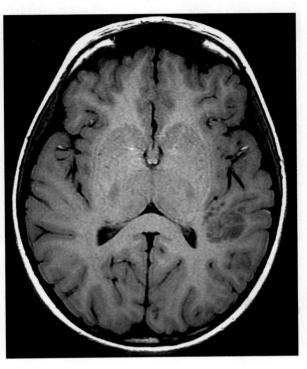

图 55.3　与图 55.2 同一基底节区平面的 T1 序列轴位 MRI。左赫氏区和缘上回低信号、多分隔病变,内部信号轻度不均质。无水肿

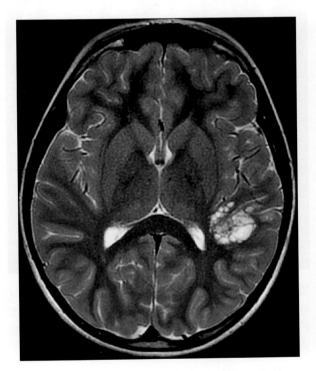

图 55.2　略低于图 55.1 基底节区平面的轴位 T2 序列 MRI。左赫氏区和后颞上回可见边界清楚、多分隔的、高信号病变,内部信号混杂。病变毗邻但并未累及岛叶。无水肿或占位效应

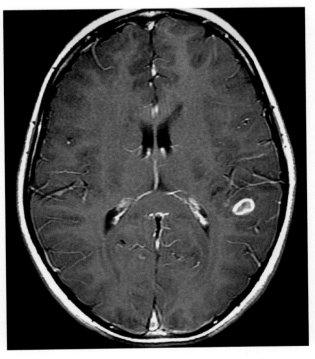

图 55.4　略高于图 55.2 和图 55.3 基底节区平面的 T1 增强序列轴位 MRI。左缘上回环形强化病变。这个平面的赫氏区未受累及。无水肿

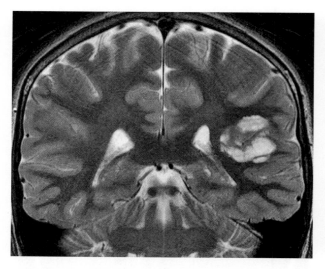

图 55.5 胼胝体压部冠状位 T2 序列 MRI。左颞上回后部和缘上回可见多分隔的不均高信号病变。无水肿

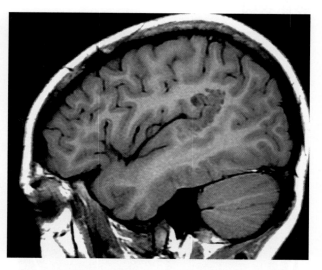

图 55.7 左外侧裂平面的矢状位 T1 序列 MRI。横跨侧裂后部的多分隔的低信号病变,累及皮质附近的 U 状束。病变累及后颞上回和缘上回

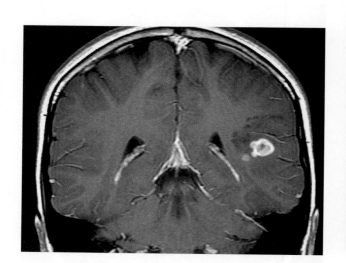

图 55.6 略靠后于图 55.5 的侧脑室体部平面的增强冠位 T1 序列 MRI。左缘上回环状强化病变。内侧突出的另外一个环形强化异常提示为病变分隔

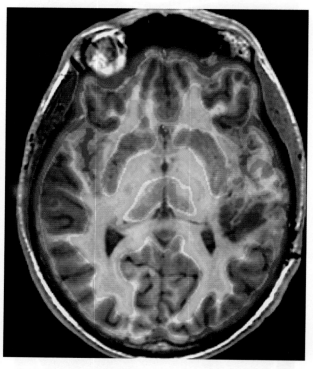

图 55.8 与图 55.2 类似基底节区平面的轴位 MRI 与 FDG-PET 彩图的配准融合图像。左颞上回低代谢,其后部代谢更低。丘脑不对称,左侧轻度低代谢。其他皮质和基底节正常

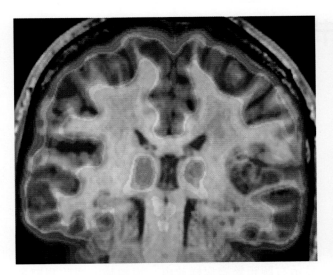

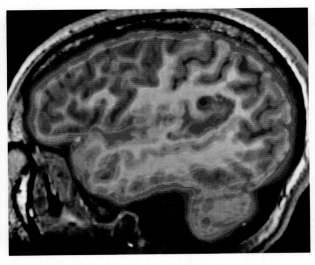

图 55.9 图 55.5 靠前的丘脑枕平面的冠状位 MRI 与 FDG-PET 彩图的配准融合图像。左顶盖部和颞上回低代谢,左颞上回可见病变。左丘脑和左颞下和颞内侧也是低代谢

图 55.10 与图 55.7 类似左外侧裂平面的矢状位 MRI 与 FDG-PET 彩图的配准融合图像。左颞上回和缘上回低代谢,病变对应的是更低代谢区

56 颞叶内侧神经节胶质瘤

临床病史

患者第一次明确的癫痫发作在 7 岁,当时在学校里,突然感觉不适,体验到奇怪的味道,回到家里说外语。随后出现凝视伴面色苍白,然后出现发作后嗜睡。父母回想起来这样的癫痫几年前曾出现过,但是当时没有意识到这是异常表现。7 岁时检查发现右颞肿瘤。颈动脉异戊巴比妥实验提示左侧为语言优势半球,诊断检查后几周内实施了肿瘤切除手术。病理提示伴有少量钙化的神经节胶质瘤。几年内没有癫痫发作或发作先兆出现,停用抗癫痫药物。

大约 10 岁时,新的惯常发作开始出现。起初是轻度而简短的焦虑。到 15 岁时,症状严重程度加重,且发作时间延长,到医院就医。当时表现为焦虑、身体颤抖、左手震颤和短暂意识丧失。焦虑、身体颤抖、手部震颤持续几分钟,短暂意识丧失表现为持续几秒钟的健忘。多种抗癫痫药物治疗,癫痫发作频率为每周多次。

癫痫的危险因素是右颞病变。

神经系统检查正常。学习成绩非常好。

癫痫再次发作后新的惯常发作间歇期脑电图显示右颞频繁癫痫样放电。视频脑电图监测记录到局灶性癫痫发作,表现为无意识障碍的颤抖,与发作间期脑电图、基线比较,脑电图没有变化。

7 岁、10 岁和 15 岁的术后 MRI 没有改变,都表现为右颞前叶切除后空腔,扩展到杏仁核,没有异常强化,右颞极异常信号可能提示局部皮质发育不良。

在 15 岁时诊断为癫痫后恢复了治疗,恢复单药治疗后 8 年无癫痫发作。

病史和评估提示为具有边缘特征的部分性癫痫发作。沿肿瘤边缘进行了肿瘤切除,术后多年无癫痫发作。癫痫复发后的发作形式出现改变,但是还具有边缘系统特征,发作间期脑电图支持原来的右颞内侧癫痫。但是发作期脑电图没有明确诊断,因为癫痫没有影响意识,头皮脑电图敏感性不足以提供诊断。不过,更换了抗癫痫药物方案很好的控制了癫痫,随访的 MRI 无肿瘤复发,没有手术指征。

影像表现

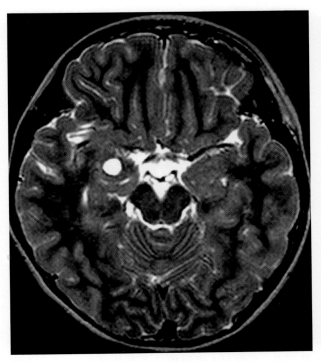

图 56.1 中脑平面的轴位 T2 序列 MRI。右杏仁核圆形高信号病变,杏仁核结构受压变形,但无周围水肿。右海马头和双颞外侧正常

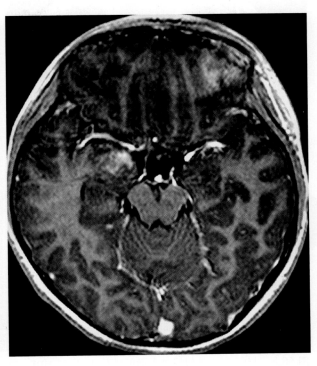

图 56.3 与图 56.1 相同中脑平面的 T1 增强序列轴位 MRI。右杏仁核圆形病变不均强化。无其他异常增强改变

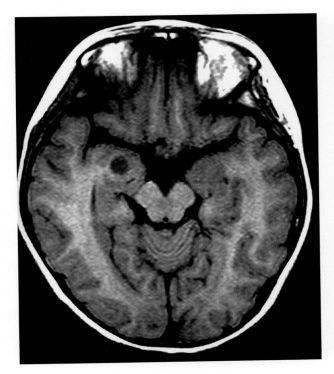

图 56.2 与图 56.1 类似中脑平面的轴位 T1 序列 MRI。右杏仁核圆形低信号病变。无水肿。右颞叶其他部分正常

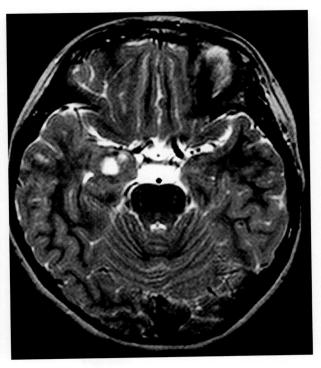

图 56.4 桥脑平面的轴位 T2 序列 MRI。右杏仁核圆形混杂信号病变,前部为实性部分。后外侧部分为均匀高信号,提示为液体,但是图 56.5 T1 序列提示为混杂成分

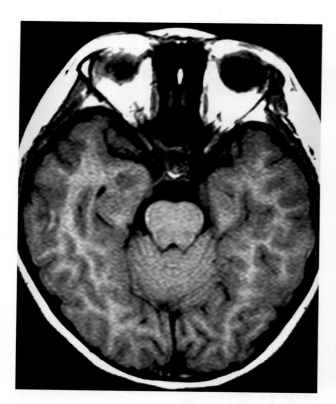

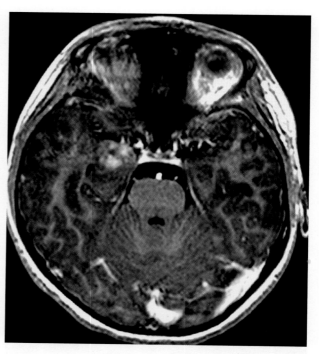

图 56.5   与图 56.4 类似桥脑平面的轴位 T1 序列 MRI。右杏仁核轻度低信号。缺乏清晰的低信号提示为混杂成分而非液体。杏仁核外周轮廓在解剖上是正常的

图 56.6   与图 56.5 相同桥脑平面的轴位 T1 增强序列 MRI。右杏仁核不均匀强化并扩展到杏仁核前部表面强化。这种强化分布形式提示病变要比 T1 平扫序列或 T2 序列表现得大

颞叶外侧神经节胶质瘤

临床病史

患者第一次明确的癫痫发作在 13 岁,表现为意识丧失伴全身抽搐,当时检查发现右颞病变。

惯常发作没有先兆,表现为左手紧握,头向左转,随之左半身抖动、意识丧失。癫痫持续约几秒钟,有发作后疲劳和几秒钟的找词困难。癫痫常发生在入睡时。多种抗癫痫药物治疗,癫痫发作频率为开始每周 1~2 次,几个月后增加到每天 1 次。

癫痫的危险因素是右颞病变。

神经系统检查正常。神经心理测试提示临界认知状态,在视觉空间功能缺陷。语言和非语言记忆正常。

发作间期脑电图显示睡眠中右额颞广泛的癫痫样放电。视频脑电图监测记录到局灶性癫痫发作,表现为意识障碍,有时发展到左侧阵挛。发作期脑电图提示癫痫发作广泛且波及右颞叶。

MRI 提示右颞上多分叶、增强、以皮质为基底的病变。PET 提示右颞上回内低代谢。功能 MRI 提示双侧 Wernicke 区激活,左侧语言优势。

病史和评估提示为部分性癫痫发作定位在右半球,无发作先兆,发作后快速恢复正常。这些特征和脑电图上广泛扩展到右额叶的异常与 MRI 发现的颞上病变一致。认知测试进一步支持右半球异常,但同时也提示颞叶内侧功能正常。基于功能和结构 MRI 结果,致痫区定位到病变区域,排除颞叶内侧。

手术切除了右颞但保留了颞叶内侧结构。病理提示神经节胶质瘤,伴有发育不良,双核神经节样细胞特征的胶质细胞肿瘤。术后 2.5 年无癫痫和先兆发作。术后 2 年抗癫痫药物逐渐减量到停药。

影像表现

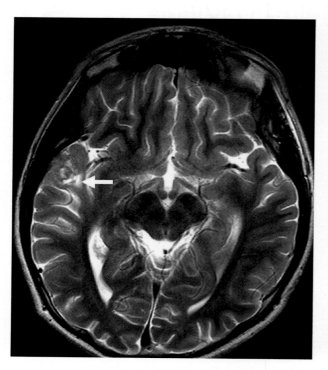

图57.1   中脑平面的轴位T2序列MRI。右颞上回前部灰质可见不均信号病变,高信号向内侧扩展到白质(箭头)。病变无周围水肿和占位效应

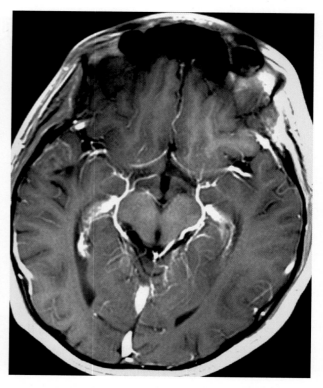

图57.3   与图57.1和图57.2同一中脑平面的轴位T1增强序列MRI。右颞上回病变边缘异常强化。软膜表面高信号提示占位表面的血管源性强化。病变内部无增强,其他无异常强化

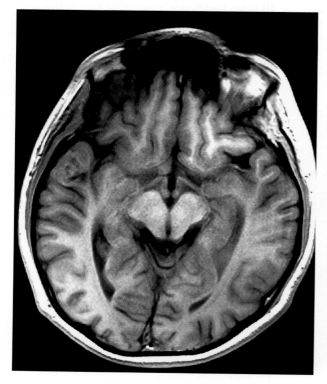

图57.2   与图57.1同一中脑平面的轴位T1序列MRI。右颞上回前部不均信号病变。与图57.1所示的异常T2高信号一致,邻近白质里为低信号

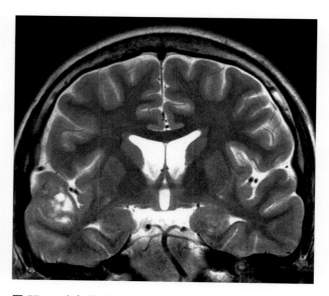

图57.4   杏仁核平面的冠状位T2序列MRI。右颞上回可见扩张的不均信号病变。病变外侧是实性部分,内侧部分是高T2信号的囊。其余颞叶正常

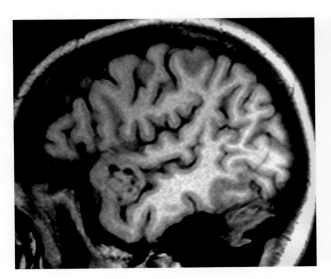

图 57.5 右外侧裂平面的矢状位 T1 序列 MRI。右颞上回扩张的不均信号病变,内有多发囊变,囊内容信号与脑脊液信号一致

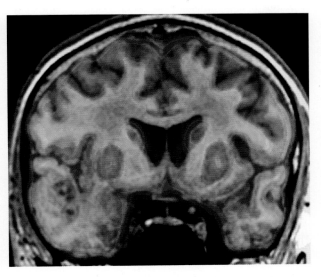

图 57.7 与图 57.4 类似杏仁核平面的冠状位 MRI 与 FDG-PET 彩图的配准融合图像。右颞上回低代谢病变,病变内代谢更低。与左颞相比,因为不对称的更低代谢,右颞外侧和下侧均有异常,额叶外侧轻度代谢不对称,尾状核正常

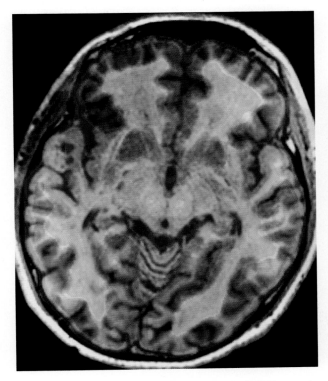

图 57.6 与图 57.1 和图 57.2 类似中脑平面的轴位 MRI 与 FDG-PET 彩图的配准融合图像。右颞上回前部低代谢,病变内代谢更低。病变外的右颞正常。左颞和双侧岛叶正常

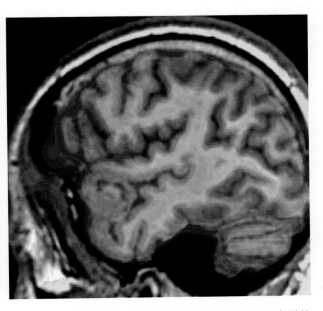

图 57.8 右外侧裂平面的矢状位 MRI 与 FDG-PET 彩图的配准融合图像。颞上回前部低代谢病变,病变内混杂代谢信号

58　错构瘤

临床病史

患者第一次明确的癫痫发作在 7 岁,表现为意识丧失伴四肢强直-阵挛发作,持续 2 分钟,其父母回顾当时脑电图和 MRI 都正常。

第一次发作后 2 个月再次出现强直-阵挛发作,并开始治疗,MRI 提示下丘脑错构瘤。父母回想起患者曾有自发性痴笑,自婴儿期开始多次发作,每次持续 10~15 秒,发作后疲劳或者嗜睡。因为没意识到异常,父母认为痴笑是疲劳或者嗜睡的征象。治疗前痴笑发作频率大约每天 2 次。治疗包括多种抗癫痫药物,虽然痴笑发作没有好转,但是药物治疗后强直-阵挛发作消失了。

癫痫的危险因素是下丘脑错构瘤。

神经系统检查正常。学习成绩较高。无其他病史。

发作间期脑电图显示睡眠期活跃的右中央区-顶叶癫痫样放电。视频脑电图监测记录到清醒状态下局灶性癫痫发作,表现为痴笑发作,无运动异常。发作期脑电图提示癫痫发作为逐渐出现的双额慢波,持续 20~25 秒。另一种局灶发作表现为从睡眠中醒来,伴有恐惧或者困惑的面部表情,之后是双眼向左凝视,口自动症,头部向左偏转。发作期脑电图是全身性的多形性慢波,然后逐渐停止。

MRI 提示下丘脑后部非强化占位病变。PET 未见异常。

病史和评估提示为痴笑性癫痫,表现为没有原因的机械性傻笑发作,提示下丘脑错构瘤。癫痫发作的侧化性行为不能排除下丘脑致痫灶,向右侧扩展不一定是癫痫发作区。广泛的非局灶的脑电图结果与癫痫发作区位置深一致,进一步支持错构瘤致痫来源。

针对错构瘤实施了立体定向间质激光消融手术。术后 2 年无癫痫发作,抗癫痫药物减到单药治疗。

影像表现

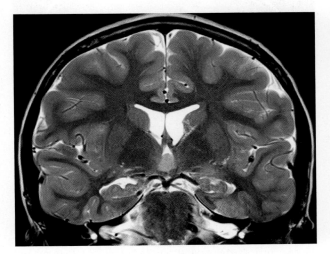

图 58.1 海马头平面的冠状位 T2 序列 MRI。第三脑室占位病变信号均匀,与灰质信号一致。占位效应表现为右侧乳头体受压。左侧尾状核的线状高信号与远处的小的梗死有关。双侧海马和脑室正常

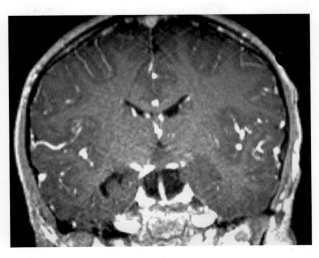

图 58.3 与图 58.2 同一海马头平面的冠状位 T1 增强序列 MRI。三脑室占位不增强,其他部位也无异常增强

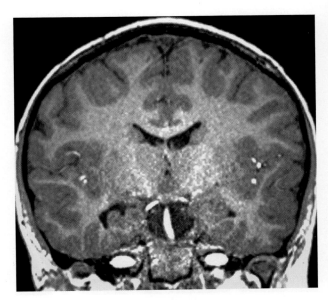

图 58.2 与图 58.1 类似海马头平面的冠状位 T1 序列 MRI。第三脑室内占位,与灰质信号一致,但没有 T2 序列明显。皮质信号和灰白质交界处是正常的。图像轻微倾斜的原因导致双侧海马不对称,但是未见异常

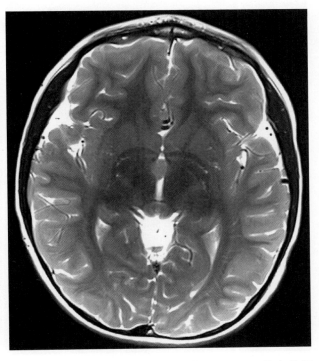

图 58.4 基底节区平面的轴位 T2 序列 MRI。三脑室前部可见长圆形占位,与灰质信号一致。周围无水肿

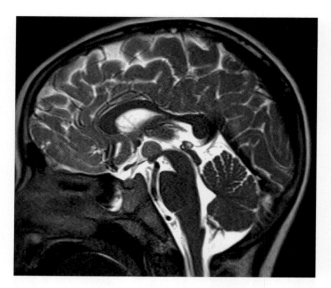

图 58.5　胼胝体中线平面的矢状位 T2 序列 MRI。乳头体上方圆形占位,突入三脑室,无脑室梗阻。无其他异常

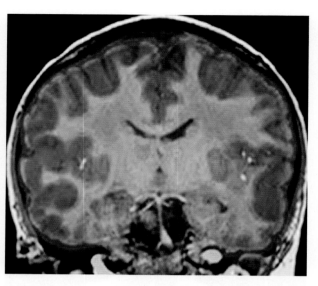

图 58.7　与图 58.2 和图 58.3 相同海马头平面的冠状位 MRI 与 FDG-PET 彩图的配准融合图像。三脑室占位代谢与白质类似。海马和双额、颞皮质正常且对称

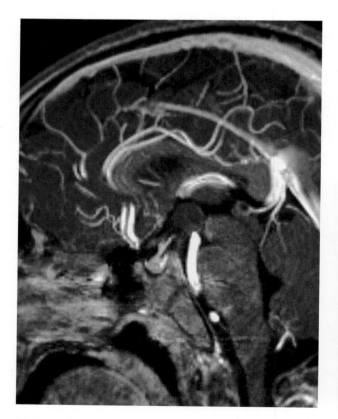

图 58.6　与图 58.5 相同胼胝体中线平面的矢状位 T1 增强序列 MRI。乳头体上方圆形占位无增强,其他部位无异常增强

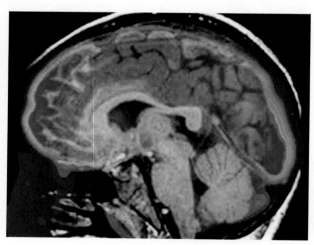

图 58.8　与图 58.5 和图 58.6 类似胼胝体中线平面的矢状位的 MRI 与 FDG-PET 彩图的配准融合图像。乳头体上方圆形占位代谢低于胼胝体

临床病史

患者第一次明确的癫痫发作在 28 岁,表现为轻度的持续几秒钟的恐惧感。这种症状在几个月内出现进展,表现为强度增加和时间延长。在后期症状出现后,诊断为焦虑障碍,开始应用苯二氮䓬类药物,症状略有改善。在停用苯二氮䓬类药物后,开始出现尿失禁。在检查尿失禁的过程中,出现了意识受损的症状,泌尿科医师给出了癫痫发作的诊断。

惯常癫痫发作表现为恐惧感伴有腹气上升感觉,随之出现喘息、意识混乱、头右转和尿失禁。偶尔癫痫会造成跌倒,但从没有发展为阵挛运动性发作。一般发作持续时间约为 10 秒,发作后出现焦虑,但无意识混乱。虽然不能感知预期发作,但是因为发作先兆的存在,每次癫痫都能回忆发作时的情况。多种抗癫痫药物治疗,发作频率为每天 1~3 次,多的话可达每天 5 次。但是在癫痫手术评估过程中,因为抗癫痫药物的更改,癫痫无发作达 9 个月。

癫痫的危险因素是 32 岁时诊断的右岩斜脑膜瘤,28 岁出现第一次症状,表现为复视、右面部麻木和癫痫发作。33 岁进行了放疗,复视、麻木症状消失,但癫痫发作无改变。

神经系统检查正常。

发作间期脑电图显示右颞前叶频发的癫痫样放电。视频脑电图监测记录到了局灶性癫痫发作,表现为因不舒服而出现的面部表情变化,随之出现口部自动症,有时是手自动症。有 5 次癫痫发作时的发作期脑电图为右颞前区的局部节律性慢波。有 2 次行为学表现一致的癫痫发作为左颞前叶起源,这些发作是在不到 2 小时的右侧发作模式之后出现的。其他的发作形式还包括焦虑先兆,但没有发展为意识障碍,相应的脑电图或者没有变化或者轻度右颞前叶节律性慢波。

41 岁进行癫痫评估时的 MRI 提示右侧的巨大岩斜、脑外病变,具有占位效应,影响到右颞内侧。PET 显示为右海马旁回低代谢。

病史和评估提示为局灶癫痫,有边缘系统症状先兆,但是持续时间短、恢复快。癫痫同时具有边缘系统特征和新皮质致痫灶特征。脑电图提示为右颞癫痫。2 次左侧癫痫的发生可能与右颞癫痫后时间短暂和成串发作有关。影像学提示脑膜瘤,压迫海马旁回造成明显的颞前-内侧癫痫。手术延期,手术时机最终还是以持续的癫痫控制和脑膜瘤的影响来定。

影像表现

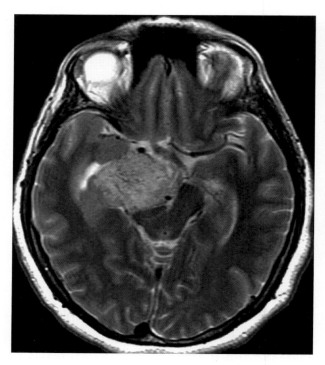

图 59.1　海马头平面的轴位 T2 序列 MRI。右海马内侧和中脑前方的高信号脑外占位。基底动脉受压向后内侧移位,前方紧邻颈内动脉末端。颞叶内侧或中脑无水肿。病变内部低信号,提示富血管病变。右海马被向外侧推移,但是信号和体积正常

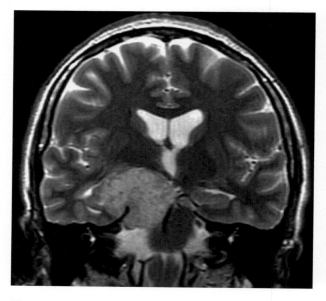

图 59.2　海马头平面的冠状位 T2 序列 MRI。右侧小脑幕边缘脑外占位,前脑基底受压移位,乳头体受压上移。右海马头受压变为垂直方向,但是信号正常。基底动脉被向外侧挤压。第三脑室变形,但没有脑脊液梗阻,因为没有出现脑积水。左侧海马正常

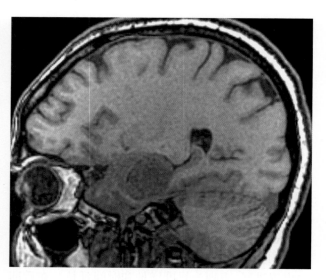

图 59.3　右海马头平面的矢状位 T1 序列 MRI。紧邻右侧侧脑室颞角的边界清楚、脑外、均匀一致的低信号占位,右海马和海马旁回受压移位。病变内无出血

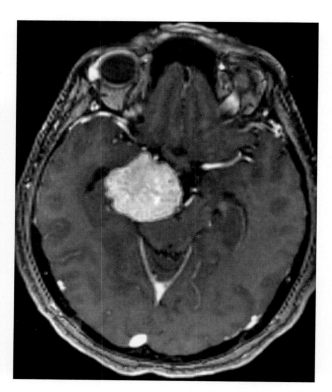

图 59.4　与图 59.1 同一平面的轴位 T1 增强序列 MRI。右海马内侧可见均匀一致、异常强化的脑外占位,无其他异常强化。正常强化的血管清楚地显示了紧贴病变前方的颈内动脉末端和后外侧的基底动脉

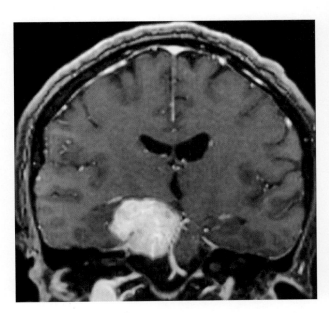

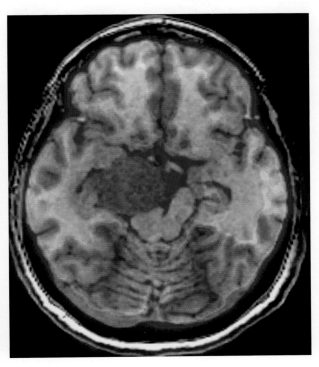

图 59.5　与图 59.2 同一海马头平面的冠状位 T1 增强序列 MRI。右颞叶内侧沿着小脑幕边缘可见均匀一致的强化占位。沿着占位外侧小脑幕硬膜可见增强的脑膜尾征,提示脑膜瘤。无水肿和其他异常增强。基底动脉受压移位但是通畅

图 59.7　在图 59.1 和图 59.4 略靠上平面的轴位 MRI 与 FDG-PET 彩图的配准融合图像。右颞内侧脑外占位没有显示低代谢,紧邻的内侧和外侧颞叶与左侧颞内侧和外侧对称

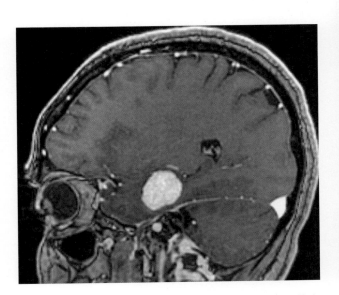

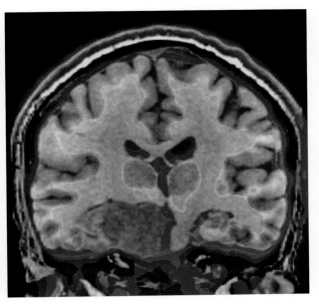

图 59.6　右海马平面的矢状位 T1 增强序列 MRI。沿着右侧侧脑室颞角可见均匀一致强化的占位。无周围水肿和其他异常强化

图 59.8　与图 59.2 和图 59.5 类似平面的 MRI 与 FDG-PET 彩色图在冠状位上的配准融合图像。右颞内侧轴外占位低代谢,附近的右侧海马和右侧颞叶外侧代谢正常且与左侧结构对称,但是右海马旁回比左侧代谢低。丘脑对称且正常

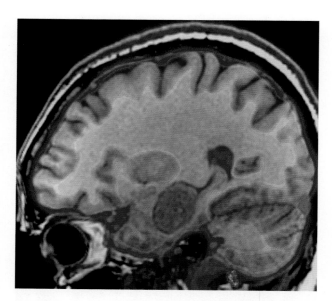

图 59.9 与图 59.3 和图 59.6 同一右侧海马平面的矢状位 MRI 与 FDG-PET 彩图的配准融合图像。邻近右侧侧脑室 颞角的脑外占位性低代谢,右海马旁回代谢比占位低。颞 极正常

第七部分
结节性硬化症

结节性硬化症
结节性硬化症结节
结节性硬化症的室管膜下结节
室管膜下巨细胞型星形细胞瘤

在患有结节性硬化症（TSC）的儿童和成人中，皮质或皮质下区域的结节通常在 T1WI 呈低信号，T2WI 呈高信号，但在婴儿期信号特征不同。3 个月前，尤其是在白质髓鞘形成之前，结节在 T1WI 呈高信号，在 T2WI 更接近等信号。在大约 6 个月大时，结节在 T1WI 和 T2WI 均呈等信号。8 个月后，出现儿童和成人的信号特征。无论年龄如何，增强后均可能存在强化，周围组织的表观扩散系数（ADC）可能增加。偶尔，结节内存在囊变。CT 显示结节呈低密度，有时存在钙化，很少强化。FDG-PET 检查显示结节呈低代谢。致痫性结节通常具有相似的表现，但它们可能具有更低的示踪剂摄取和较大的周围低代谢区。大约一半的 TSC 患者存在小脑结节，小脑结节可能会增大并发生内部成分的变化，有时会形成异常血管，导致出血。

室管膜下结节的信号是可变的，通常具有不同于正常灰质信号的 T1 加权高信号和 T2 加权等信号。钙化很常见，大约 90% 的成年人会出现钙化。尽管室管膜下结节可以在 6 个月大时出现，但在幼儿期不会出现钙化。增强后室管膜下结节的信号也是可变的，不能用于区分室管膜下结节和室管膜下巨细胞型星形细胞瘤（SEGA）。SEGA 往往呈明显强化，只能通过观察连续成像和生长特征才能可靠地将病变诊断为 SEGA。在 8~18 岁时 SEGA 的出现达到高峰，如果持续存在数年，SEGA 会增长很大。

TSC 还会出现脑白质信号的异常，信号是可变的，常常表现为结节状、轮廓不清或囊状。具有放射状迁移的带状白质病变是 TSC 相对特异的影像学征象。

主要参考文献

Chan DL, Calder T, Lawson JA, Mowat D, Kennedy SE. The natural history of subependymal giant cell astrocytomas in tuberous sclerosis complex: a review. Rev Neurosci. 2018;29:295–301.

Krishnan A, Kaza RK, Vummidi D. Cross-sectional imaging review of tuberous sclerosis. Radiol Clin North Am. 2016;54:423–40.

Russo C, Nastro A, Cicala D, De Liso M, Covelli EM, Cinalli G. Neuroimaging in tuberous sclerosis complex. Childs Nerv Syst. 2020;36:2497–509.

Sun K, Cui J, Wang B, et al. Magnetic resonance imaging of tuberous sclerosis complex with or without epilepsy at 7 T. Neuroradiology. 2018;60:785–94.

结节性硬化症结节 60

临床病史

首次确认的癫痫发作发生在 4 个月大时,表现为婴儿痉挛。当时的头颅 CT 检查发现了脑内结节,并提出了结节性硬化症的诊断。自抗癫痫药物不能控制癫痫发作时,开始给予促肾上腺皮质激素(ACTH)治疗,5 个月内无癫痫发作。

大约 1 岁时出现习惯性癫痫发作,表现为意识丧失,有时表现为头部下垂,然后出现短暂的紧张性姿势和面部潮红,持续时间约 10 秒,随后出现困倦。给予包括多种抗癫痫药物和生酮饮食的治疗,发作频率为每天 10~12 次,最多 30 次。

癫痫发作的危险因素是结节性硬化症。

神经学检查发现患者发育迟缓和孤独症谱系障碍,病史包括心脏横纹肌瘤和肾血管平滑肌脂肪瘤。

婴幼儿期发作时脑电图表现为中度、全身性减慢,无后优势节律,偶尔出现较大减慢,并伴有不对称性移位。左、右颞后区出现频繁且独立的癫痫样放电,偶尔也会出现阵发性快速活动、电下降和 2Hz 的全身性癫痫样放电。视频脑电图监测记录的癫痫发作表现为短暂的颈部屈曲(头部下垂)和凝视发作。发作时脑电图在头部下垂时出现,通常为尖波和慢波放电,并在后颞区有最大的电场。每一次发作都伴随着叠加快速活动的电下降。凝视发作的发作时脑电图表现为右后颞尖波,随后是右侧快速活动的电下降,然后是后颞 θ 频率节律。

3 岁时,MRI 发现了多发结节,如皮质下白质的局灶性信号异常和室管膜下的小结节。同样在 3 岁时,PET 检查发现了多个低代谢区,这些低代谢区与 MRI 显示的结节相对应。

病史和评估表明,结节性硬化症的多发结节导致广泛性癫痫,并由此产生分布性功能异常。发育迟缓、广泛性脑电图异常以及婴儿期和儿童期的癫痫发作与广泛性脑功能障碍相对应。不对称或局灶性特征的存在反映了分布异常中的局灶性,但这些发现不足以表明癫痫手术能使癫痫发作得到控制和发育改善具有合理可能性,建议额外使用抗癫痫药物和迷走神经刺激。

237

影像表现

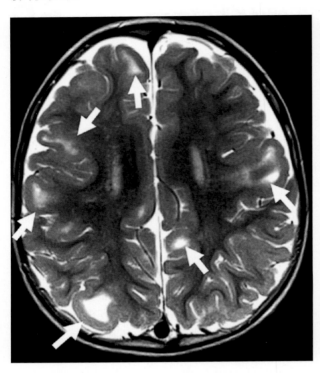

图 60.1　侧脑室上部水平的轴位 T2 序列 MRI。皮质下白质可见多个高信号病灶,其中 6 个病灶如箭头所示。皮质结节的位置和信号特征为典型表现,无水肿或其他异常。皮质正常

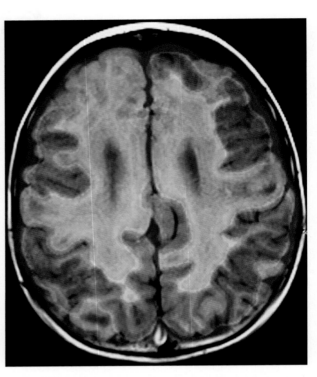

图 60.3　与图 60.1 和图 60.2 相同水平的轴位 MRI 与 FDG-PET 彩图的配准融合图像。多个低代谢病灶与图 60.1 和图 60.2 所示病灶相对应,右侧额叶病灶的低代谢区范围远大于相应的结节

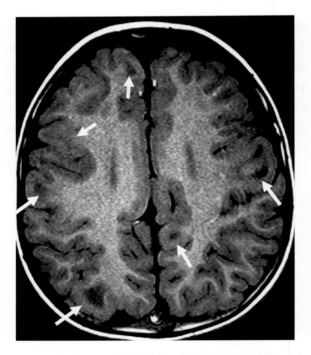

图 60.2　与图 60.1 所示侧脑室上部相同水平的轴位 T1 序列 MRI。皮质下白质内可见多个低信号灶,箭头所示为与图 60.1 所示的相同病灶,用于与 T1 序列进行比较。无其他异常

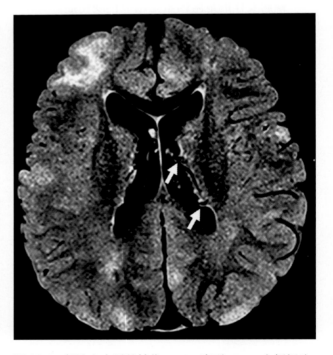

图 60.4　侧脑室水平的轴位 FLAIR 序列 MRI。右侧额叶、双侧额叶外侧和顶叶可见多发异常高信号影。左侧扣带回前、后部可见稍高信号影。双侧室管膜下可见小结节影,箭头所示结节更为显著

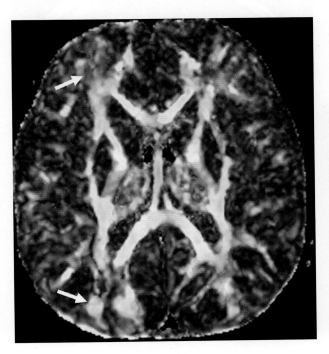

图 60.5 与图 60.4 相同的侧脑室水平进行轴位 MRI 扩散张量成像。彩色图中的不对称性信号(箭头)表明右侧额叶和右侧顶叶的结节位置

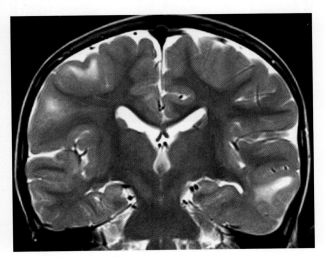

图 60.7 海马体水平的冠状位 T2 序列 MRI。右侧额叶和左侧颞叶皮质下白质可见多发高信号影,右侧额叶有两个明显异常信号影,左颞叶有一个异常信号影。皮质、室管膜下缘和海马正常

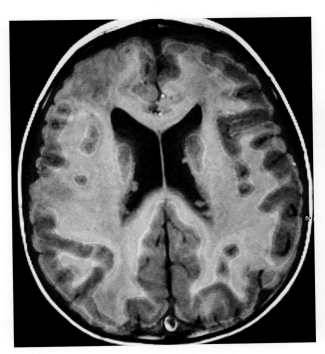

图 60.6 与图 60.4 和图 60.5 相同水平的轴位 MRI 与 FDG-PET 彩图的配准融合图像。在结节周围有明显的低代谢,这些低代谢区的范围大小和代谢信号不同。沿两侧侧脑室壁可见室管膜下结节,呈低代谢信号影突入脑室

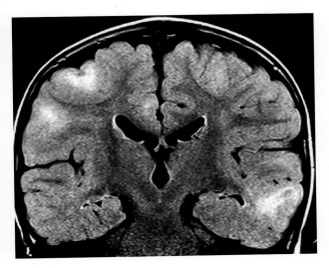

图 60.8 与图 60.7 相同海马体水平的冠状位 FLAIR 序列 MRI。右侧额叶和左侧颞叶三枚明显的结节呈高信号。与 T2 序列相比,右侧扣带回结节显示更明显、更清晰。皮质和灰白质交界处正常

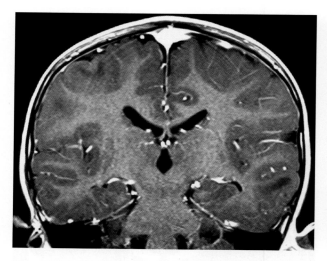

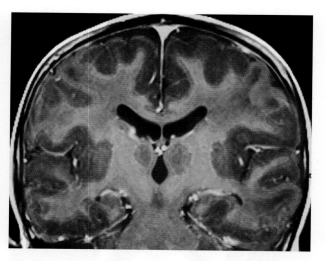

图 60.9　与图 60.7 和图 60.8 相同的海马体水平,注射对比剂后的冠状位 T1 序列 MRI。相对应的右侧额叶的两枚结节和左侧颞叶的一枚结节呈低信号,且信号强度低于 FLAIR 和 T2 序列的信号强度。右侧扣带回的结节呈等信号,显示不明显。未见异常强化

图 60.10　与图 60.7、图 60.8 和图 60.9 相同层面但角度略有不同的冠状位 MRI 与 FDG-PET 彩图的配准融合图像。多发的低代谢病灶明显显示,与以上图像中的结节相对应。此外,左侧额叶显示另一低代谢区表明左侧额叶存在异常结节,但该病灶在 MRI 上未清晰显示。室管膜下区、颞叶内侧和海马正常

结节性硬化症室管膜下结节

临床病史

第一次发现的癫痫发作发生在 5 个月大时，是婴儿痉挛，每天发作 30 次，主要表现为左手紧握。当时的一项评估提示结节性硬化症，与大脑、肾脏和心脏有关。

在使用多种抗癫痫药物和 ACTH 治疗后，短暂地控制住了癫痫发作，但在大约 1 岁时出现了局灶性癫痫发作。左侧的局灶性癫痫发作表现为第一和第二指的伸展，随后出现第四和第五指的弯曲，然后在 20 秒内向近侧延伸，包括左臂的伸展、左脸的运动和左腿的伸展。在 3 岁之前这些癫痫发作每天大约发生 5 次。从那时到大约 11 岁时，癫痫发作通常表现为持续约 15 秒的凝视发作，有时还包括微笑。这些癫痫发作至少每天发生一次，但由于其微妙的表现，无法估计实际的发作频率。在此期间，还发生了几次全身性强直-阵挛发作。

11 岁以来的习惯性癫痫发作表现为左侧震颤，有时发展为左臂抽搐和面部鬼脸，但无意识障碍。运动部分的分布与儿童早期癫痫发作相似，但运动方式不同；频率为每周几次，直到将依维莫司加入治疗方案，从那时起，习惯性癫痫发作表现为左手有颤抖感觉，但手其实没有任何实际运动。癫痫发作持续时间为 20 秒，但外部意识或发作时或发作后的手无力表现没有变化。对于这种癫痫发作，发作频率通常为每天一次或两次，无发作期长达 3 天。

癫痫发作的危险因素是结节性硬化症。

神经学检查发现右上肢有轻度的辨距障碍。神经心理学测试显示智商在正常范围内，学习障碍需要教育调节。病史包括灰叶斑、血管纤维瘤、高血压和伴有中度肾功能不全的双侧多囊肾。另患者出现心脏横纹肌瘤并在大约 3 岁时消退。

发作时脑电图表现为间歇性、异常的广泛性减慢和更大的减慢，这种减慢很少发生，振幅更高，主要发生在右后半球。右侧中央区出现偶发性癫痫样放电，其范围延伸至左侧中央区。发作时脑磁图记录了类似的局限性癫痫样异常。视频脑电图监测记录了局灶性癫痫发作，表现为左臂颤抖的感觉，随后由于感官体验而主动伸展手臂，互动和意识保持不变。发作时脑电图与基线发作间期的记录相比没有变化。

MRI 发现了皮质结节和非梗阻性室管膜下结节，这些结节在 12 岁之前的多次 MRI 检查中没有变化。在 12 岁时，室管膜下结节转变为室管膜下巨细胞型星形细胞瘤（SEGA），自此在治疗中加入依维莫司，随后的 MRI 检查发现 SEGA 缩小。PET 检查发现多灶性低代谢区，包括相对应区域的结节、室管膜下结节和室管膜下巨细胞型星形细胞瘤。CT 显示结节和室管膜下结节钙化。

病史和评估包括两种癫痫表现：婴儿期伴有痉挛的结节性硬化症和儿童期的局灶性癫痫发作。两者均显示右侧大脑的异常，但局灶性癫痫发作更具局限性，提示右侧中央区域存在致痫区。脑电图和 MRI 均显示了与婴儿痉挛史一致的分布异常。具体而言，MRI 发现了多个潜在的癫痫结节，EEG 和 MEG 均显示了右后区弥漫性功能障碍并叠加了局灶性异常。然而，EEG 的右后大脑局灶性异常与可能的癫痫发作定位最为一致。在开始用依维莫司治疗 SEGA 后，癫痫发作变成了纯粹的感觉性发作，从而降低了致残。继续使用抗癫痫药物进行持续的癫痫治疗。

影像表现

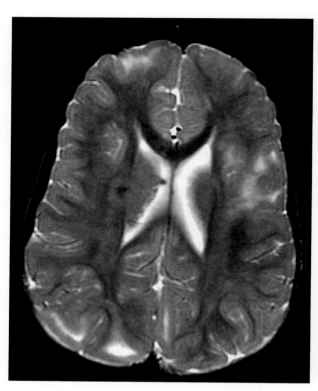

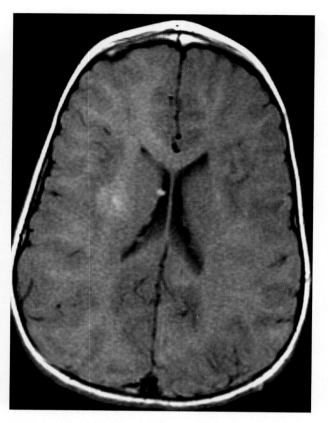

图 61.1　侧脑室水平的轴位 T2 序列 MRI。沿右侧侧脑室边缘,可见一枚圆形的低信号影突入侧脑室,这与室管膜下结节表现一致。另一枚较小的低信号影位于突出结节的正后方,没有突入到侧脑室内,可能为另一枚室管膜下结节。结节表现为双侧额叶和右侧顶叶皮质下白质内的多个高信号影和右侧放射冠区的一枚低信号钙化灶

图 61.2　相同侧脑室水平的轴位 T1 序列 MRI。沿右侧侧脑室边缘可见点状高信号,对应于图 61.1 中突出的室管膜下结节。在异常高信号结节的后方,隐约可见一枚较小的室管下结节。除了右侧放射冠区的高信号病灶外,图 61.1 中所示的皮质下结节显示不清

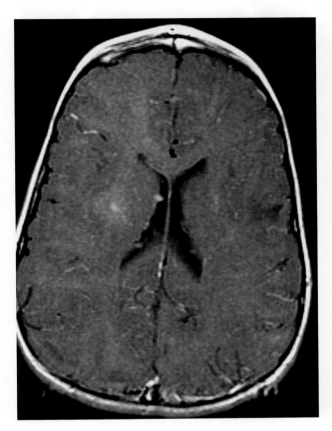

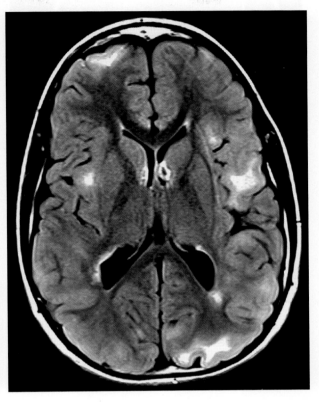

图 61.3 与图 61.1 和图 61.2 相同侧脑室水平注射对比剂后的轴位 T1 序列 MRI。突出到右侧侧脑室内的高信号室管膜下结节信号未见变化,提示结节没有强化。突出结节后方较小的室管膜下结节有轻微强化。余无其他异常强化

图 61.4 丘脑水平的轴位 FLAIR 序列 MRI。室管膜下结节位于两侧侧脑室后额角的室间孔附近。左侧室管膜下结节突入左侧侧脑室,而右侧室管膜下结节未突入侧脑室内。左侧室管膜下结节内的中央低信号为结节内钙化。双侧岛叶、右侧额极、左侧顶盖和左侧枕极的结节呈高信号

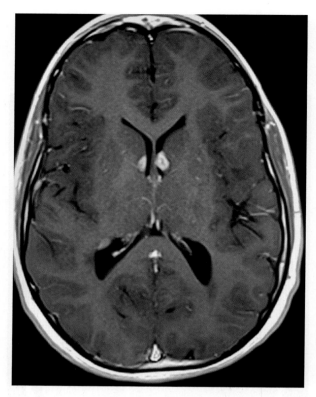

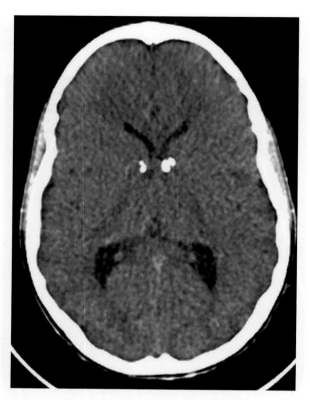

图 61.5　与图 61.4 相同的丘脑水平注射对比剂后的轴位 T1 序列 MRI。双侧侧脑室额角的室管膜下结节明显强化，两枚结节内可见低信号影，表明两个结节内存在钙化。皮质下的多发结节显示不明显

图 61.7　与图 61.4 相似的侧脑室低位水平的轴位 CT。双侧室管膜下结节明显钙化，位于双侧侧脑室额角的室间孔附近。余无其他明显钙化或异常

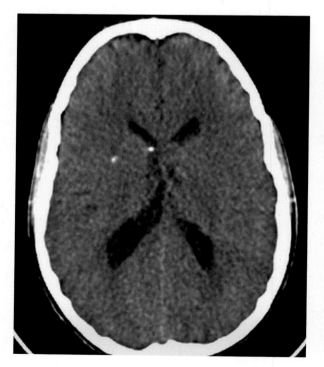

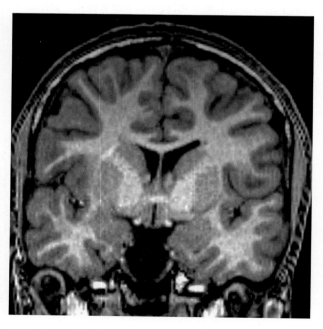

图 61.6　图 61.6 和图 61.4 之间的侧脑室水平的轴位 CT。右侧侧脑室室管膜下结节呈高密度，内伴有钙化。另一枚钙化结节位于右侧放射管内

图 61.8　杏仁核水平的冠状位 T1 序列 MRI。两侧侧脑室额角的下侧可见明显的室管膜下结节，并可见结节向侧脑室内突出。结节与灰质信号相同。余无其他明显异常

结节性硬化症室管膜下巨细胞 62
型星形细胞瘤

临床病史

参见"结节性硬化症室管膜下结节"。

影像表现

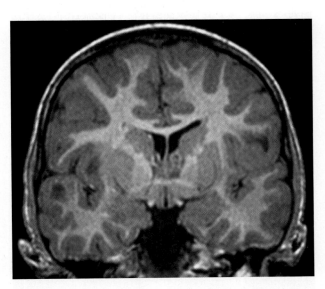

图 62.1 杏仁核水平的冠状位 T1 序列 MRI。室管膜下结节可见于双侧侧脑室额角的下侧。每个结节的中心可见低信号,提示结节内钙化。皮质下结节位于右侧颞上回、右侧岛叶和左侧额叶盖。室管膜下巨细胞型星形细胞瘤(SEGA)显示不明显

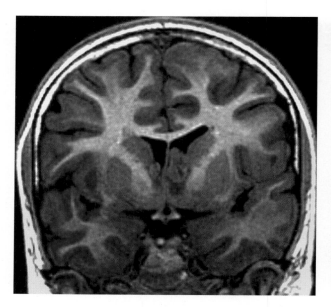

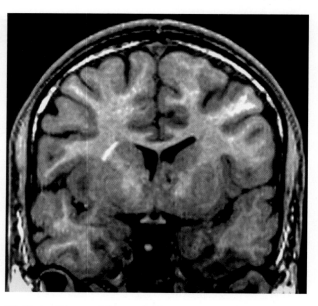

图62.2 同一杏仁核水平的冠状位 T1 序列 MRI。这张图像是在图 62.1 之后第 7 年获得的。左侧侧脑室额角室管膜下的病变随时间的增长而增大,表明该病变转变为 SEGA。这种病变的生长使双侧侧脑室稍扩大。右侧侧脑室额角室管膜下结节和皮质下结节未见改变

图62.4 图 62.1、图 62.2 和图 62.3 稍前方层面的冠状位 T1 序列 MRI。图像是在图 62.2 和图 62.3 之后第 3 年获得的。双侧室管膜下结节,尤其是左侧 SEGA 的体积明显缩小。侧脑室无变化

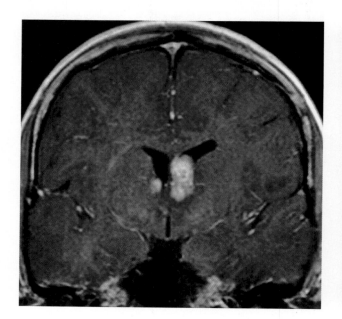

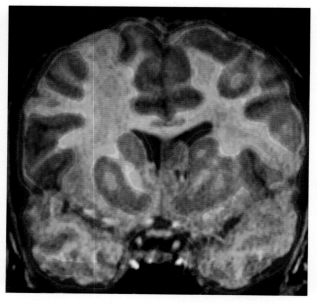

图62.3 与图 62.2 相同的层面和成像时间,注射对比剂后的冠状位 T1 序列 MRI。双侧侧脑室额角内的结节和左侧侧脑室的 SEGA 明显强化。余无其他异常强化

图62.5 类似于图 62.4 的层面,冠状位 MRI 与 FDG-PET 彩图的配准融合图像。双侧室管膜下结节和左侧的 SEGA 代谢降低。双侧颞上回、左侧颞中回、左侧额下回和右侧额上回的多发结节,代谢也明显降低

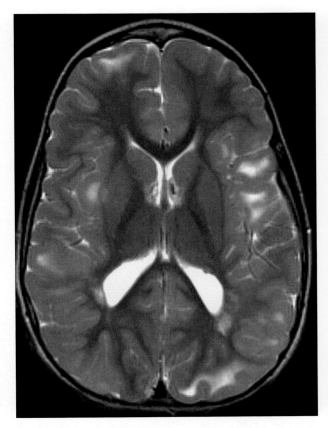

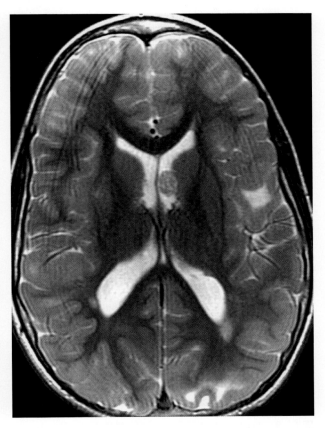

图 62.6 丘脑水平的轴位 T2 序列 MRI。该图像是与图 62.1 同一时间获得的。双侧侧脑室额角可见明显的室管膜下结节,每一个结节中心均可见低信号,提示为钙化。无脑积水。右侧额极、右侧岛叶、左侧顶盖和左侧枕极可见多发皮质下结节

图 62.7 与图 62.6 相似丘脑水平的轴位 T2 序列 MRI。该图像是在图 62.6 之后第 7 年和图 62.2 同一时间获得的。左侧侧脑室前角的室管膜下结节可见明显增大,提示为 SEGA。两侧侧脑室也可见扩大。余未见异常改变

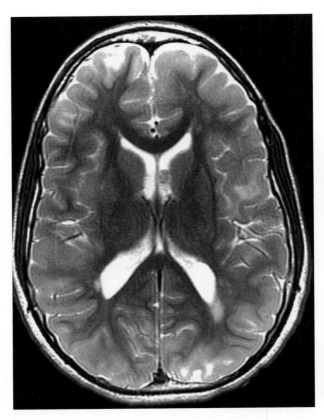

图 62.8   与图 62.7 相同丘脑水平的轴位 T2 序列 MRI。该图像是在图 62.7 之后第 3 年和图 62.4 同一时间获得的。左侧侧脑室额角的 SEGA 体积缩小。两侧侧脑室和皮质下结节未见变化

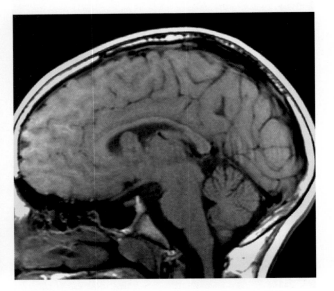

图 62.10   与图 62.9 相同的胼胝体中线水平的矢状位 T1 序列 MRI。该图像是在图 62.9 之后第 7 年获得,与图 62.2 和图 62.7 同时获得。室间孔附近的室管膜下病变体积增大,并突入到侧脑室内,提示为 SEGA。侧脑室在此层面未见变化

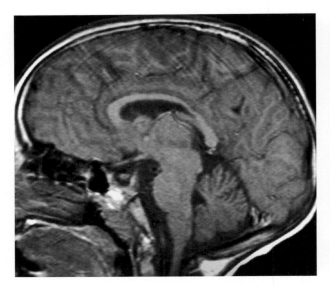

图 62.9   胼胝体中线水平的矢状位 T1 序列 MRI。该图像与图 62.1 和图 62.6 同一时间获得。可见明显的室管膜下结节位于侧脑室前角的室间孔附近。侧脑室外形正常

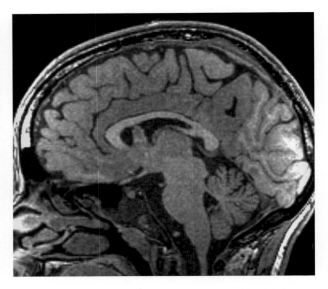

图 62.11   与图 62.9 和图 62.10 相同的胼胝体中线水平的矢状位 T1 序列 MRI。该图像是在图 62.10 之后第 3 年以及与图 62.4 和图 62.8 同一时间获得。室间孔附近的 SEGA 体积缩小。侧脑室未见变化

第八部分
非致痫性表现

海马萎缩在这几个特征中是明显的,综合这些特征可以确定海马体积的减小。海马萎缩最常见的影像表现为侧脑室颞角的增宽,其他变化包括脉络膜裂变宽、海马高度与其宽度的比值降低、海马周围的脑脊液(CSF)量增加。当出现这些影像征象时,而无海马体内信号的异常如内部结构丢失或模糊,或出现高信号,提示为海马萎缩,而非海马硬化的特征。

不完全海马倒置(IHI),也被称为海马旋转不良,表现为圆形、垂直和中间旋转的海马。据报道,IHI本身在癫痫中的发病率比癫痫无IHI更高,其在颞叶癫痫中的患病率为30%至50%。然而,它也可以发生在没有任何神经病学疾病的人身上。癫痫与脑沟结构异常(最常见于边缘系统)和皮质发育畸形(不局限于一个区域)的关系更为复杂。左侧海马体更有可能有这种发现。

发育性静脉异常(DVA)是静脉发育停滞的宫内并发症。这导致原始髓静脉的保留,可以在病理学和放射学上观察到放射状排列的(海蛇头)血管。极少情况下,DVA可能伴有潜在的致痫性异常,如部分血栓形成的DVA伴有神经胶质增生、海绵状血管瘤或皮质发育不良;然而,与此类其他发现无关的DVA应被视为与癫痫无关。

蛛网膜囊肿在T1和T2加权像上与脑脊液的信号类似,在扩散加权成像(DWI)上无弥散受限。而表皮样囊肿在T1和T2加权像上也与脑脊液的信号类似,但在DWI上表现为弥散受限,增强后无强化;此外,在FLAIR序列上,常表现为不均匀的信号。这两种囊性病变均是先天性的,常为偶然发现,并不能用于癫痫异常的定位。

近一个世纪以来,小脑萎缩被报道与慢性癫痫有关,并被认为是由于累积性癫痫发作介导的细胞丢失或苯妥英钠或其他药物治疗的副作用。最近的研究将病因从苯妥英钠转向癫痫持续时间。典型的小脑萎缩是对称的,涉及小脑中线和小脑半球,萎缩与癫痫的偏侧性无关。

胼胝体压部信号异常表现为细胞毒性异常,在胼胝体压部的中央部分表现为弥散受限和 T2/ FLAIR 高信号,并不伴有增强后的异常强化。这一发现在临床上有明确的定义,并且始终是可逆的。在大多数情况下,仅临床病史就包括近期癫痫持续状态或一系列癫痫发作以及抗癫痫药物治疗的增加。

癫痫持续状态在 MRI 上表现为,T2WI 和 DWI 上显示参与癫痫发作的区域内出现皮质高信号,例如可能出现在宽大的大脑半球新皮质和海马或颞叶内侧。当癫痫发作累及颞叶、顶叶或枕叶时,同侧的丘脑枕也可出现 DWI、T2WI 和 FLAIR 的异常信号。血管扩张可能与癫痫发作有关,这在大脑半球血容量增加时显示的过度灌注中较为明显。扩散加权和灌注加权的改变通常在癫痫发作消退后 2~7 天内消退。

主要参考文献

Cury C, Toro T, Cohen F, et al. Incomplete hippocampal inversion: a comprehensive MRI study of over 2000 subjects. Front Neuroanat. 2015;9:160.

Dussaule C, Masnou P, Nasser G, et al. Can developmental venous anomalies cause seizures? J Neurol. 2017;264:2495–505.

Osborn AG, Preece MT. Intracranial cysts: adiologic-pathologic correlation and imaging approach. Radiology. 2006;239:650–64.

Sandok EK, O'Brien TJ, Jack CR, So EL. Significance of cerebellar atrophy in intractable temporal lobe Epilepsy: a quantitative MRI study. Epilepsia. 2000;41:1315–20.

Starkey J, Kobayashi N, Numaguchi Y, et al. Cytotoxic lesions of the corpus callosum that show restricted diffusion: mechanisms, causes, and manifestations. RadioGraphics. 2017;37:562–76.

Szabo K, Poepel A, Pohlman-Eden B, et al. Diffusion-weighted and perfusion MRI demonstrates parenchymal changes in complex partial status epilepticus. Brain. 2005;128:1369–76.

临床病史

首次确诊的癫痫发作发生在 35 岁,表现为双侧强直-阵挛性发作,无局灶性特征。回顾以前,在第一次被确认的癫痫发作之前,可能发生了几次没有运动活动的混乱发作。癫痫发作后的评估包括 MRI,其诊断与先前确诊的多发性硬化症的诊断一致。

习惯性癫痫发作没有先兆或预警,表现为意识丧失和全身僵硬的晕倒,持续时间为数分钟,发作后意识混乱,昏昏欲睡通常持续 30 分钟。癫痫发作期间未出现一致的病灶特征。与运动性癫痫不同的是,发作也会出现仅表现为精神错乱的癫痫,当在交谈中出现定向障碍时,会被注意到,但这些癫痫发作不包括刻板的或不寻常的动作或行为。这种癫痫发作持续了 30 分钟。治疗包括多种抗癫痫药物,运动性发作频率为每几个月 1 次,非运动性、精神错乱发作为每周 1 次。

癫痫的危险因素是多发性硬化症,在 30 岁时被诊断;桥本脑病,在多发性硬化症确诊数年后被诊断;青少年时可能还有过脑震荡。

对于需要居住在有辅助生活设施中的记忆障碍,神经系统检查具有重要意义。神经心理学测试发现认知功能受损,伴有部分定向和言语障碍。病史包括免疫抑制。

发作期脑电图显示轻度广泛性减慢,间歇性中度广泛性减退,左侧颞区也出现不对称性减慢。癫痫样放电在双侧颞前区单独出现,右侧数量较多。视频脑电图监测记录了局灶性癫痫,表现为意识受损和轻微的口自动症以及其他双侧强直-阵挛性癫痫。大多数发作性脑电图的发作起始于左侧前颞区,一些发作起始于右侧前颞部。

MRI 发现广泛性脑萎缩和脑室周围、皮质下和脑干的异常信号,符合多发性硬化症的高负荷损伤表现。双侧海马萎缩,无信号异常。PET 检查未发现低代谢病灶。

病史和评估表明局灶性癫痫同时伴有局灶性和双侧强直-阵挛性发作。癫痫发作没有特征,不能表明发作区域,但伴有障碍和口自动症的癫痫发作的发生提示边缘区域的受累。然而,MRI 的异常表明扩散到边缘区域的合理可能性,并且颞叶内侧不一定是致痫区域。

影像表现

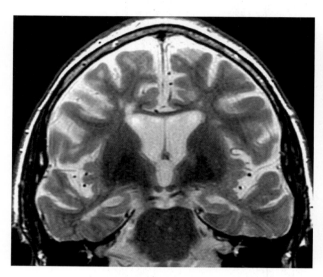

图 63.1　海马头水平的冠状位 T2 序列 MRI。双侧海马头上表面形态异常扁平,表明海马萎缩。弥漫性脑萎缩,表现为侧脑室和第三脑室的明显扩大,皮质脑沟突出,白质体积减小,胼胝体变薄。侧脑室周围多发脑白质高信号。基底节区正常

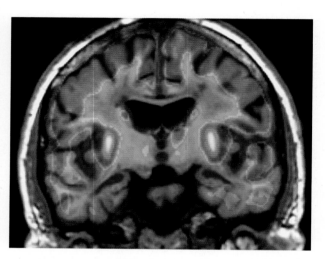

图 63.3　与图 63.1 和图 63.2 相同的海马头水平冠状位 MRI 与 FDG-PET 彩图的配准融合图像。双侧颞下叶和颞内侧叶明显低代谢,双侧颞上回相对未受累。丘脑的代谢信号不对称,这可能是由于扫描层面的角度问题。无其他脑皮质代谢异常

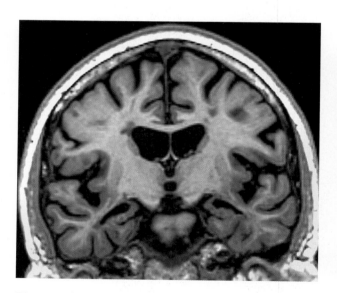

图 63.2　与图 63.1 相同海马头水平的冠状位 T1 序列 MRI。双侧海马萎缩与双侧颞叶萎缩一致。其余部位的萎缩表现为突出的皮质脑沟和外侧裂。侧脑室周围和皮质下低信号提示慢性病变

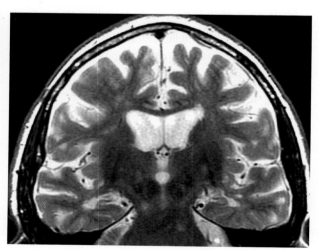

图 63.4　海马体水平的冠状位 T2 序列 MRI。双侧海马体萎缩。双侧海马内部信号正常,内部结构保存完好,这并非典型海马硬化症的表现。内部结构比图 63.1 显示更清晰。皮质脑沟和脑室增宽扩大,表明整体脑体积损失

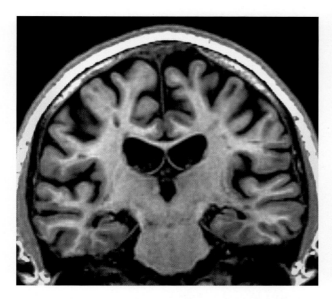

图 63.5 与图 63.4 相似的海马体水平的冠状位 T1 序列 MRI。双侧海马萎缩,内部结构不如图 63.4 所示清晰。全脑明显萎缩。脑桥和大脑脚正常

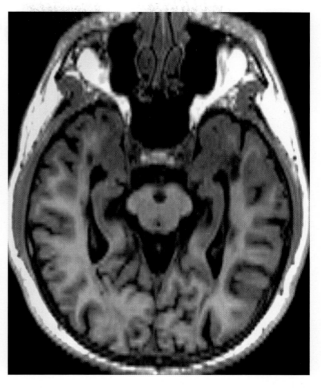

图 63.7 海马水平的轴位 T1 序列 MRI。双侧海马和杏仁核明显萎缩。双侧颞叶白质出现多个低信号病灶,提示慢性改变。中脑正常

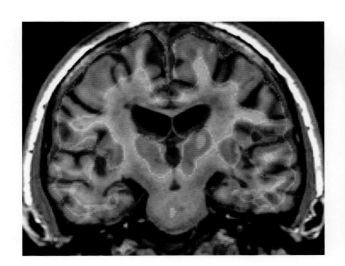

图 63.6 与图 63.5 相同的海马体水平冠状位 MRI 与 FDG-PET 彩图的配准融合图像。双侧颞叶内侧明显低代谢,双侧颞叶其余部分的低代谢不明显。双侧颞上回也存在轻度的低代谢

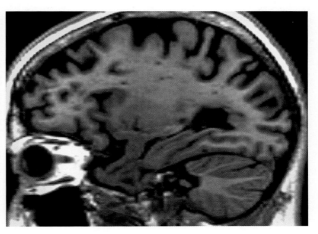

图 63.8 左侧海马水平的矢状位 T1 序列 MRI。左侧海马体体积异常减少,伴有相应的、显著增宽的前颞叶脑脊液(CSF)间隙。大脑白质多灶性异常低信号,皮质脑沟异常增宽

64 不完全性海马倒置

临床病史

第一次被确认的癫痫发作发生在 35 岁时,当时是一次无意识的凝视,发展到双侧僵硬,然后出现颤抖。

习惯性癫痫发作有两种表现,一种表现与第一次发作相似,持续时间为 3~5 分钟,随后出现发作后昏迷和嗜睡数小时。另一种表现是一种温热感或湿冷感,随后出现凝视、乏力,然后是双侧僵硬,发作期和发作后持续时间与第一种发作表现相同。治疗包括多种抗癫痫药物,第一种癫痫的发作频率为每周中的大多数天发作 1~6 次,偶尔会出现长达两周的无癫痫发作期,第二种表现为每周发作几次。

癫痫的危险因素包括青少年被行驶中的车辆撞击时的创伤性意识丧失,以及成年后为 Arnold-Chiari 畸形减压而进行的神经外科手术。

神经系统检查正常。病史包括焦虑和纤维肌痛。

发作期脑电图显示了叠加在正常背景上的过度 β 活动,未出现癫痫样放电。视频脑电图监测记录了习惯性先兆后的癫痫发作,表现为突然的局灶性或全身性紧张性姿势或张力减退,伴有反应迟钝,然后发展为双侧颤抖。发作期 EEG 的癫痫发作显示的是正常活动的背景。

MRI 检查显示左侧海马直立,双侧海马无萎缩或信号异常。

病史和评估表明非癫痫发作,详细回顾癫痫发作行为的视频脑电图记录以及正常的发作间期和发作期脑电图,也证明了这一点。海马的表现是正常的变异。随后的心理评估诊断为转换障碍伴分离性癫痫,也称为功能性癫痫和心因性非癫痫发作。

影像表现

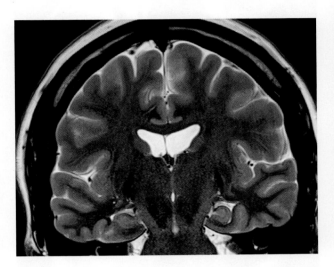

图 64.1　海马体水平的冠状位 T2 序列 MRI。左侧侧副沟垂直,朝向颞干,与左侧海马体呈现圆形外观。左侧海马的内部结构和信号正常,与右侧海马的结构和信号相似。相比之下,右侧海马体的形状没那么圆,为典型的海马形态,其邻近的侧副沟也是典型的形态,更倾斜于海马体

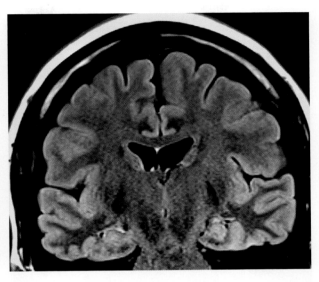

图 64.3　与图 64.1 相同海马体水平的冠状位 FLAIR 序列 MRI。双侧海马形态明显不对称,左侧呈圆形。海马内部信号正常且双侧对称。左侧侧副沟明显清晰可见,但其皮质和其余大脑皮质信号正常

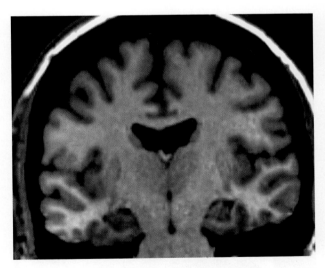

图 64.2　与图 64.1 和图 64.2 相同海马体水平的冠状位 T1 序列 MRI。尽管海马外形不同,但其内部结构对称且正常。皮质信号无异常

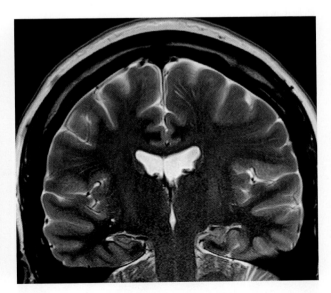

图 64.4　海马体水平的冠状位 T2 序列 MRI,图 64.1、图 64.2 和图 64.3 稍靠后位置切面。双侧侧副沟明显不对称,左侧侧副沟垂直,右侧侧副沟呈更侧向的倾斜方向。左侧海马体在这一水平仍呈圆形

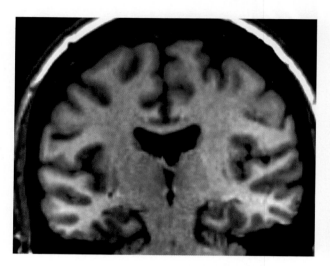

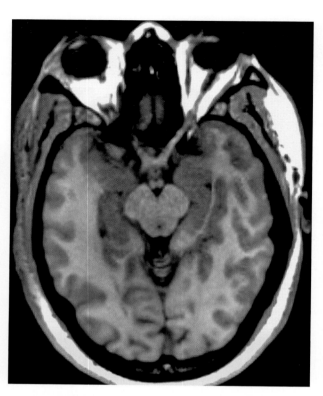

图 64.5 与图 64.4 相同海马体水平的冠状位 T1 序列 MRI。尽管图像显示不如 T2 序列清晰,但能观察到明显垂直的左侧侧副沟以及圆形形态的左侧海马。双侧丘脑不对称是正常的

图 64.7 海马水平的轴位 T1 序列 MRI。由于侧副沟的存在,颞叶内侧的方向是不对称的。左侧侧副沟突出,与左侧海马体相关,沿其前部和后部向内侧倾斜。中脑正常

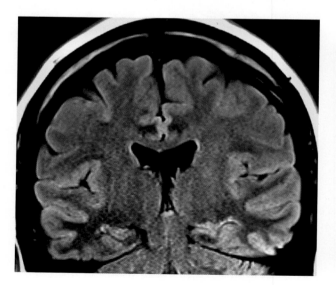

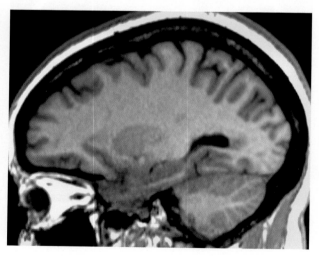

图 64.6 与图 64.4 和图 64.5 相似的海马体水平的冠状位 FLAIR 序列 MRI。左侧侧副沟垂直,与图 64.5 所示相似,但由于扫描层面和成像序列的差异,左侧海马的圆形形状并不明显。双侧颞叶皮质正常,左侧因扫描视野不均匀而呈高信号

图 64.8 左侧海马水平的矢状位 T1 序列 MRI。海马体的后部不在这一层面,侧脑室三角区的下缘明显可见侧副沟的垂直深部

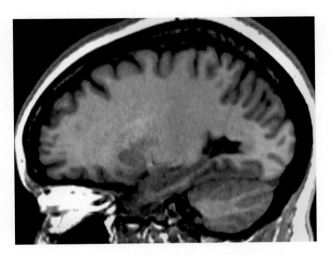

图 64.9　右侧海马水平的矢状位 T1 序列 MRI。正常的海马体,整个海马体在扫描层面内可见。侧副沟位于后海马下方,其方向与海马平行

65 发育性静脉异常

临床病史

第一次确认的癫痫发作发生在 13 岁时,表现为夜间抽搐。当时的评估包括脑电图(描绘左侧前颞叶癫痫发作放电)和 MRI(显示左侧下额叶发育性静脉异常)。数个月后发生第二次夜间抽搐,随后治疗开始。

习惯性癫痫发作首次发生在 20 岁,大约 7 年无癫痫发作,随后开始抗癫痫药物治疗。这些癫痫发作发生在觉醒期,表现为无先兆和运动特征的行为骤停和意识缺失。癫痫发作持续时间约 1 分钟。治疗包括多种抗癫痫药物,癫痫发作频率为每周 2 次觉醒发作和每年 1 次夜间强直性癫痫发作。

不存在癫痫危险因素。

神经系统检查正常。神经心理学测试发现对抗性命名减少和视觉空间技能差。

发作间期脑电图显示左侧前、内侧颞叶癫痫样放电。

视频脑电图监测记录的局灶性癫痫发作的表现为刻板右手姿势伴有左臂屈曲的意识损害,持续几秒。脑电图癫痫发作发生在左侧前颞叶,扩散至整个左颞区。

MRI 显示左侧额叶眶回发育性静脉异常。PET 显示左侧颞叶代谢减低。脑磁图在左颞叶前叶、左岛叶和左额叶盖发现了一簇癫痫状偶极子。功能 MRI 显示左半球的语言优势。

病史和评估提示局灶性癫痫的定位可能为左侧下额叶或前颞叶新皮质。手臂短暂的运动不对称表明左侧侧向化,缺乏先兆和不伴有发作后混乱的短暂的癫痫发作,提示新皮质起源。神经心理学试验证实正常记忆功能的命名障碍进一步支持新皮质的起源。最有可能的定位是左侧颞叶,正如发作间期和发作期脑电图、发作间期脑磁图和 PET 所支持的。然而,由于岛叶和岛盖脑磁图偶极子以及眶额叶发育性静脉异常区域可能存在隐匿的局灶性皮质发育不良,邻近区域也是潜在的定位区。在手术治疗前,建议进行立体定向深度电极视频脑电图监测,以缩小这些因素的定位范围,患者倾向于继续使用抗癫痫药物治疗,推迟了这种侵入性测试。

影像表现

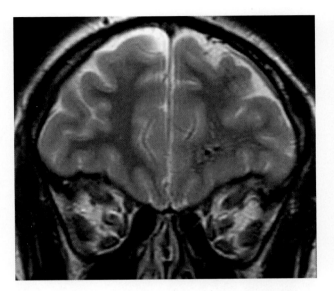

图 65.1　额极水平的冠状位 T2 序列 MRI。左侧眶额叶白质内两个低信号的病灶是由于发育性静脉异常的流空所致。病灶周围无水肿和占位效应。其他无异常

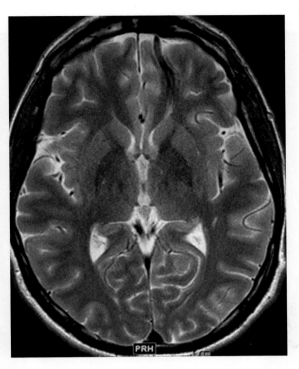

图 65.3　丘脑水平的轴位 T2 序列 MRI。发育性静脉异常表现为左侧眶额叶区线样低信号的引流静脉，从浅层皮质经深部白质到侧脑室腹侧角。病变不引起水肿或占位效应。引流静脉内的线性信号为搏动伪影

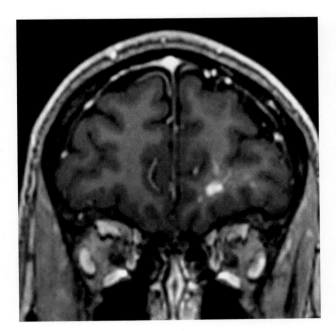

图 65.2　与图 65.1 相同额极水平的冠状位 T1 序列增强 MRI。对比增强表明，左侧眶额叶白质存在发育性静脉异常，该位置与图 65.1 中的低信号区域相同。与 65.1 图中的低信号相似，强化成分包括两个部分，其一位于中心，另一个位于外周，提示一种是引流静脉，另一种是水母头。由强化偶联体辐射出的线性强化是大脑白质的正常静脉

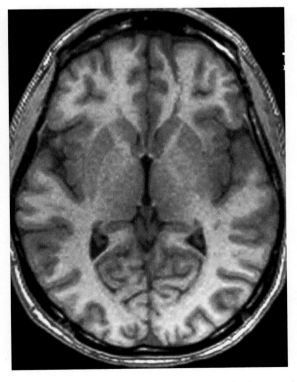

图 65.4　与图 65.3 相同丘脑水平的轴位 T1 序列 MRI。与图 65.3 类似，发育性静脉异常表现为线状低信号，其原因是左侧眶额区流空效应，由左侧侧脑室额角引流到皮质表面。然而，此图中 T1 序列的异常表现不如图 65.3 中 T2 序列明显

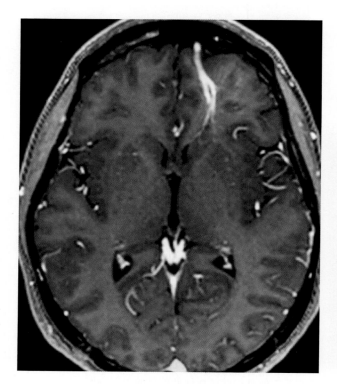 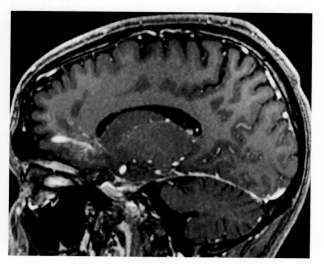

图 65.5   与图 65.3 和图 65.4 相同丘脑水平的轴位 T1 序列增强 MRI。左侧眶额叶区的线性强化从左侧侧脑室额角延伸至皮质表面,随着静脉的分裂,在中间部分发出分支。由于血管增生,左侧额叶白质的管状结构周围轻度强化。图中其他增强的静脉结构正常

图 65.6   左侧丘脑水平的矢状位 T1 序列增强 MRI。眶额叶区域的线性强化从侧脑室额角表面之间延伸到皮质表面,由于血管增生,在线性强化周围伴有轻微强化。图中其余强化正常

蛛网膜囊肿 66

临床病史

第一次确认的癫痫发作发生在 2 岁时,表现为夜间抽搐。当时的评估包括头颅 CT 和脑电图均为正常,未给予治疗。1 年后发生 2 次相似的癫痫发作,脑电图仍然正常,仍未给予治疗。5 岁时,连续 30 个晚上有 20 个晚上在睡眠开始后 20 分钟出现多发性夜间抽搐,随后开始治疗。

习惯性癫痫表现为双侧握拳姿势僵硬和下颌收紧,然后全身震颤,总时间约 30~60 秒。有时发生尿失禁或双侧踢脚。出现发作后疲劳,无局灶性功能缺失。治疗包括多种抗癫痫药物,癫痫发作频率为每月发作 5 次。

癫痫的危险因素是轻度孤独症和轻度发育延迟。

神经系统检查发现轻度孤独症和构音障碍。神经心理学测试显示需要教育适应性。病史包括染色体重复。

发作间期脑电图常常为正常。一次脑电图识别出左侧中央癫痫样放电,另一次脑电图识别出左侧额颞叶活动减慢。视频脑电图监测记录的夜间癫痫表现为向右上凝视和双侧强直-阵挛运动。发作期脑电图显示癫痫发作先是双侧额叶减慢随后是衰减,然后是广泛节律性 δ 波激活。

8 年期间的 MRI 检查显示右侧额部蛛网膜囊肿,无其他发现。PET 正常。

病史和评估表明强直-阵挛性癫痫,无局灶性或广泛性发作,因为病史和视频 EEG 监测没有提供这种区分的确定性。发作间期 EEG 提示左侧额叶异常,但该发现不明显而罕见。蛛网膜囊肿的磁共振成像显然与癫痫无关,仍然存在一个问题为癫痫是广泛性的还是由于 MRI 看不到的左侧额叶结构异常所致。

影像表现

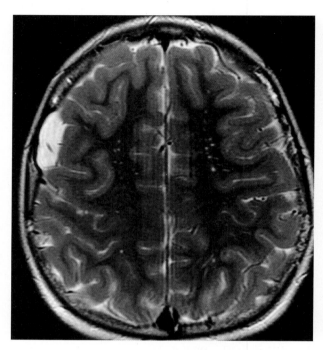

图 66.1 半卵圆中心水平的轴位 T2 序列 MRI。右侧额叶外侧的脑外间隙存在异常高信号,伴右侧额中回外侧面移位和邻近颅骨骨质侵蚀。病变内轻微的线性低信号可能代表分隔。大脑正常

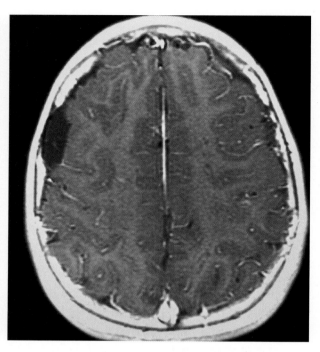

图 66.3 与前面图片相同水平的半卵圆水平的轴位 T1 序列增强 MRI。右侧额叶外侧异常低信号影,无明显异常强化。病灶内小的线样影可能是由于分隔引起

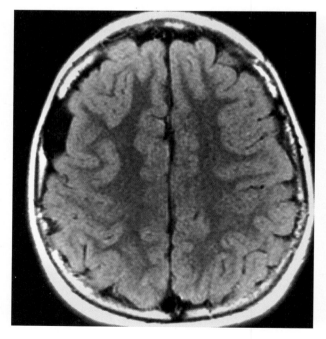

图 66.2 与图 66.1 相同半卵圆中心水平的轴位 FLAIR 序列 MRI。右侧额叶外侧的脑外间隙存在一个类圆形均匀低信号影。相邻右侧额叶的信号强度和皮质以及大脑的其他部分均正常。额骨变薄

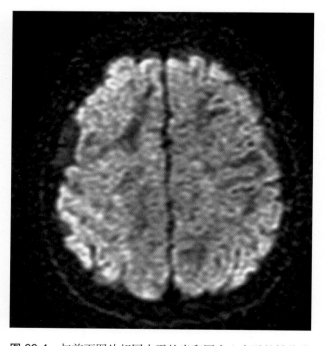

图 66.4 与前面图片相同水平的半卵圆中心水平的轴位弥散加权序列 MRI。不存在弥散受限。病变的信号强度与脑脊液(CSF)相符

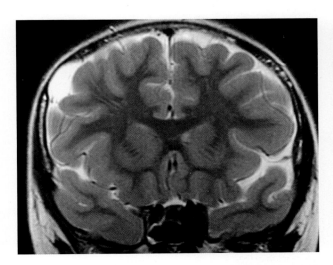

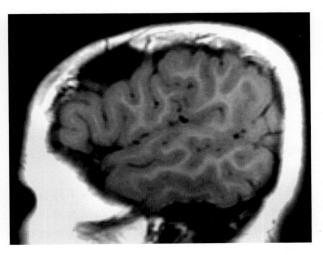

图 66.5　胼胝体膝部水平的冠状位 T2 序列 MRI。一个明显的脑脊液间隙与右侧中额回的外侧面相邻。脑脊液间隙外侧,邻近的颅骨变薄伴骨质侵蚀。右侧额中回和其余的大脑正常

图 66.7　右侧外侧裂水平的矢状位 T1 序列 MRI。与脑脊液一致的类圆形低信号影,紧邻右侧额下回。额下回的皮质和其余的大脑正常。病变邻近的颅骨变薄

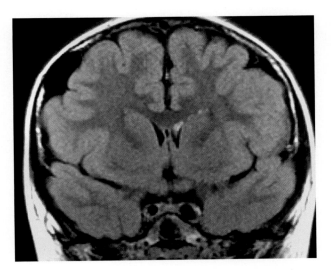

图 66.6　图 66.5 稍后水平的冠状位 FLAIR 序列 MRI。在右侧额中回和颅骨骨侵蚀之间存在与脑脊液相对应的低信号影。无其他异常存在

67 表皮样囊肿

临床病史

第一次确认的癫痫发作发生在 5 岁,表现为双臂突然外展,发作频率为每天 2~5 次。当时的评估包括脑电图表现为广泛性癫痫样异常。

习惯性癫痫表现为向上凝视,伴或不伴有节律性手臂摇动,持续时间短暂。治疗包括多种抗癫痫药物,其发作频率在数年内有所降低,从发病开始到每年数次。

癫痫危险因素是一种弥漫性脑功能障碍,没有特异性诊断。

基于非神经学异常,拟诊为线粒体疾病,但检测结果为阴性。

神经学检查确定 1~2 岁为发育年龄,几乎没有语言能力。全身反射力亢进,双侧下肢有挛缩。不存在肠道和膀胱控制。病史和神经病史正常,直至 2 岁时出现神经功能障碍和横纹肌溶解。

在发育延迟评估期间获得的发作间期脑电图是正常的。癫痫发作一年后,脑电图显示轻度到中度的广泛性异常慢波,偶有频繁右额中枢和左枕叶癫痫样尖波,频率 3~4 秒弥漫性阵发性快速活动,以左侧为主。视频脑电图监测记录的局灶性癫痫发作表现为凝视偏离或凝视 1~2 秒。发作期脑电图的癫痫发作是 1~2 秒高振幅的爆发、剧烈的外形和多形性慢波。

MRI 显示左侧颞叶有非强化病灶,无其他异常。PET 正常。

病史和评估表明,广泛性癫痫可能是由于代谢紊乱所致。实验室检查包括遗传分析和肌肉活检均不具有诊断性。影像学也非诊断性,但描述了一个与临床情况无关的表皮样囊肿。

影像表现

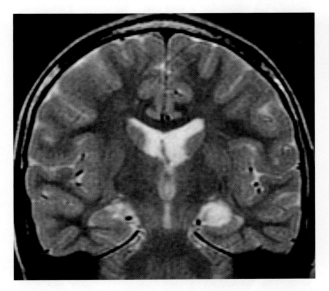

图 67.1　海马体水平的冠状位 T2 序列 MRI。左侧脉络膜裂孔见一圆形高信号病变,压迫左侧海马体。病变呈等信号,与脑脊液(CSF)信号相似。变形的海马体具有正常的信号强度。无其他异常存在

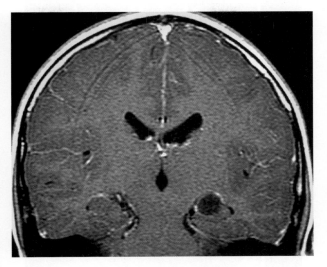

图 67.3　与图 67.1 和图 67.2 相同水平的海马体水平的冠状位 T1 序列 MRI。左侧脉络膜裂处可见低信号病变。沿着囊肿上外缘和内侧缘的强化是正常脉络丛强化。病变的内含物不强化。左侧海马变形,其他正常

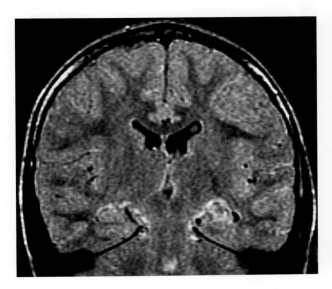

图 67.2　与图 67.1 相同水平的海马体水平的冠状位 FLAIR 序列 MRI。左侧脉络膜裂处可见病变,呈等信号,与脑组织相似。与图 67.1 中的 T2 序列不同,病灶的信号不同于脑脊液。左海马变形,信号正常。无其他异常

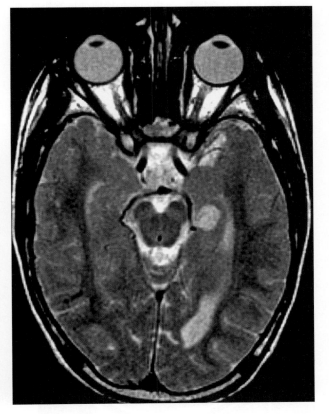

图 67.4　海马水平的轴位 T2 序列 MRI。在左侧颞叶内侧,一个信号强度类似于脑脊液的圆形高信号病变突出到海马体前。邻近的海马信号正常。其余的大脑是正常的

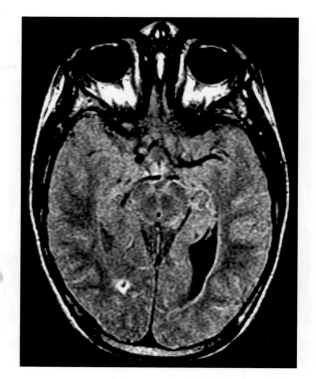

图 67.5   与图 67.4 相同水平的海马体水平的轴位 FLAIR
序列 MRI。左侧颞叶内侧见一圆形病变,但是病变显示欠
清晰,因为病变呈等信号,与相邻海马体前部信号相近,而
且在此层面上,病变没有改变海马的形态。与图 67.4 比较,
有助于确定病灶的边缘

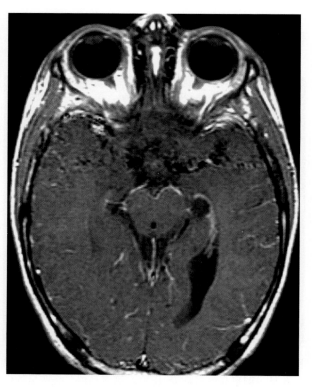

图 67.7   与图 67.4、图 67.5 和图 67.6 相同水平的海马体水
平的轴位 T1 序列增强 MRI。由于邻近的脉络丛,左侧海马
体内的圆形病变的周边有正常的强化。囊肿或其他部位无
异常强化

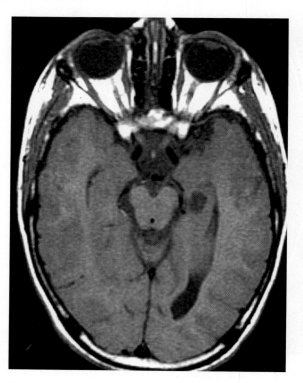

图 67.6   与图 67.4 和图 67.5 相同水平的轴位 T1 序列
MRI。左侧海马体前部见圆形低信号病变,其信号强度与
脑脊液相似。周围海马正常,无变形

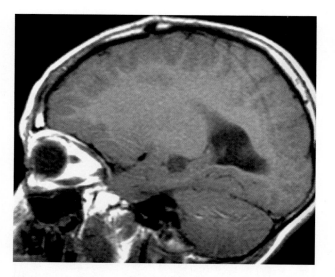

图 67.8   左侧海马水平的矢状位 T1 序列 MRI。脉络膜裂
处可见圆形低信号病变并压迫海马体。与脑脊液信号相
比,病变信号强度相似,非为等信号。除了变形外,海马体
是正常的

临床病史

第一次确认的癫痫发作发生在 25 岁,表现为崩溃之后发生强直-阵挛性抽搐。初步评估的细节无法回忆起。

习惯性癫痫发作首先发生在第一次发作后不久,并且在治疗开始前后。抽搐表现为咽部有先兆感,可产生下垂感,有时先兆也表现为感知障碍。伴或不伴先兆性的癫痫发作导致凝视意识受损,用左手拍胸,踢左腿 2~3 分钟。有时,反复吞咽伴随着左手的自动症。典型的是,整个癫痫发作过程中,右侧身体不活动,极少发生尿失禁。每次发作后数分钟,出现疲劳和说话困难,但能理解力完好无损。治疗包括多种抗癫痫药物,发作频率为每周 2~5 次。一共试用了 7 种抗癫痫药物,苯妥英钠是该治疗用了 27 年的组成成分。停用苯妥英钠后,又发生 2 次强直-阵挛性癫痫发作。苯妥英钠治疗期间未发生强直-阵挛性癫痫发作。

不存在癫痫危险因素。

神经系统检查是正常的。

发作间期脑电图显示左前颞叶异常慢波,间歇性左前颞叶癫痫样尖波,罕见右前颞叶癫痫样放电。视频脑电图监测记录的局限性癫痫发作表现为意识丧失,反复言语和咽部自动症,随后反复踢左腿。发作期脑电图显示癫痫发作于横跨左侧大脑半球,左侧颞部最大。

MRI 显示双侧海马萎缩和信号异常,并有更多的证据证明左侧海马硬化。小脑萎缩也存在。

PET 正常。颈内注射戊巴比妥试验可确定双侧情景记忆功能。

病史和评估表明,局灶性癫痫伴有边缘性先兆和行为表现,包括咽部感觉、感知障碍、自动症和罕见进展到双侧强直-阵挛性发作。双侧发作间期异常不能排除单侧癫痫形成区,左侧孤独症可能伴有右侧姿态或忽视提示为左侧癫痫。MRI 显示双侧海马硬化,左侧非对称性增大,但颈内动脉注射戊巴比妥试验表明左侧颞前叶切除后存在记忆缺失的风险。根据试验结果,患者在外科治疗时拒绝进行额外的试验。小脑萎缩可能与癫痫持续时间、癫痫控制不佳和苯妥英治疗有关。

影像表现

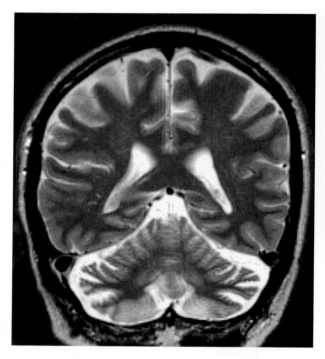

图 68.1   胼胝体压部水平的冠状位 T2 序列 MRI。由于双侧小脑半球的整体容量减少，后颅窝的脑脊液间隙异常增加。小脑或脑内没有明显的信号异常。大脑体积和周围的脑脊液间隙正常。脑室也正常

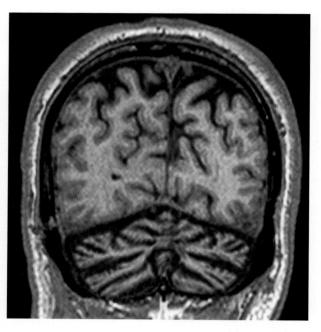

图 68.3   图 68.2 枕叶水平后面水平的冠状位 T1 序列 MRI。由于小脑容量明显减少伴有小脑半球内特别增大的水平组织，后颅窝的脑脊液间隙明显。小脑也萎缩，但不如大脑半球显著。大脑正常

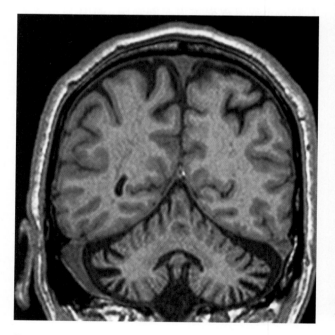

图 68.2   侧脑室枕角水平的冠状位 T1 序列 MRI。小脑周围的脑脊液间隙明显，小脑半球整体容量减少。脑容量正常。突出的左侧顶内沟正常

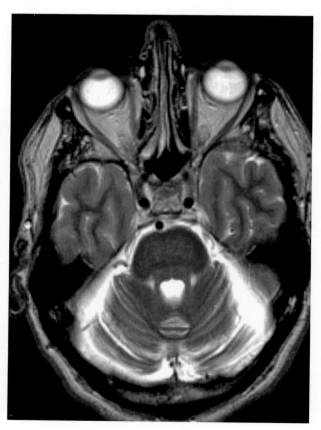

图 68.4   桥脑中部水平的轴位 T2 序列的 MRI。后颅窝的脑脊液间隙明显，特别是在小脑周围。小脑轻度萎缩。脑桥形状和大小正常，脑桥或小脑无异常信号。颞叶正常

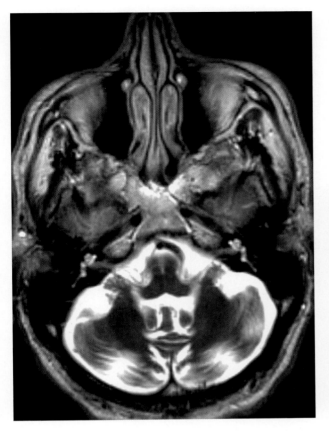

图 68.5 延髓水平的轴位 T2 序列 MRI。小脑半球和小脑蚓部周围的脑积液明显。延髓和小脑白质正常

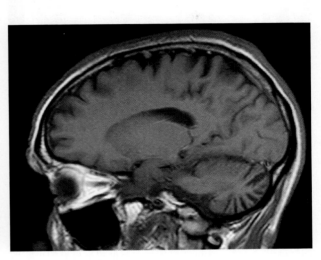

图 68.7 小脑脚中部水平的矢状位 T1 序列 MRI。小脑后下方邻近的脑脊液间隙明显。该图中小脑上部萎缩没有那么明显。没有其他异常存在

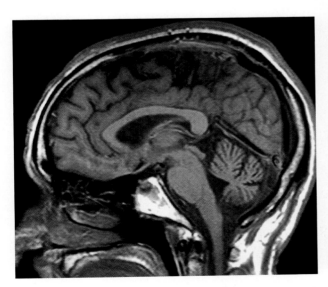

图 68.6 中线水平的矢状位 T1 序列 MRI。小脑周围的脑脊液明显。脑干、大脑和脑室的大小正常。小脑和大脑实质正常

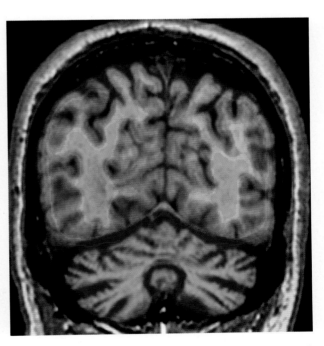

图 68.8 枕叶水平冠状位 MRI 与 FDG-PET 彩图的配准融合图像。小脑整体低代谢。小脑的正常代谢与大脑的代谢相似

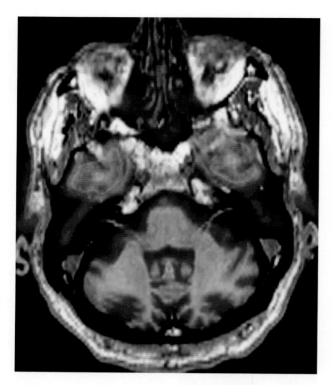

图 68.9 脑桥-髓交界处水平轴位 MRI 与 FDG-PET 彩图的配准融合图像。小脑的整体代谢减低包括可见的小脑半球和蚓部。颞叶和脑干的代谢正常

临床病史

第一次确认的癫痫发作发生在 14 岁,表现为注意力不集中或精神错乱。初步评估无法回忆起。

习惯性癫痫表现为隧道视觉,伴有胸部感觉,持续时间 30 秒。偶尔,癫痫进展为右侧扭动,而进展较少发生强直-阵挛性癫痫发作。治疗包括多种抗癫痫药物,癫痫发作频率为每月 3~4 次。强直-阵挛性癫痫发作每年发生 1 次。

不存在癫痫危险因素。

神经系统检查正常。神经心理测验显示在注意力、工作记忆和执行功能方面存在缺陷的高级一般知识功能。

发作间期脑电图显示罕见的癫痫样放电,最大在左侧额中叶。视频脑电图监测记录的局限性癫痫发作表现为右臂阵挛运动,右臂肌张力障碍姿势和右旋运动。有些癫痫进一步进展为双侧强直-阵挛运动。发作期脑电图癫痫发作并不清楚,但在癫痫发作后期,左颞叶节律形成不良。

在视频脑电图监测完成后获得的 MRI 显示左侧中央前回多微脑回以及左侧海马尾和胼胝体压部的信号异常。具体而言,MRI 是在发生 7 次癫痫发作的 5 天时间段后的 2 天获得的。1 年半后获得的 MRI 显示胼胝体信号异常。PET 正常。

病史和评估表明有早期运动体征的局灶性癫痫发作,发作间期脑电图,影像学表现显示左侧额叶癫痫形成区。神经心理学测试也支持额叶异常。左侧颞叶的脑电图节律并不一定改变其定位,因为这个发现发生在癫痫后期,可能与海马尾部异常的播散有关,后者提示有双重病理改变。胼胝体压部内的异常在癫痫簇发作的几天内出现,这是该发现的典型特征。几年后,该 MRI 表现未再出现。

影像表现

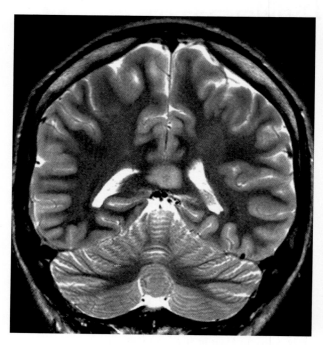

图 69.1 胼胝体压部水平的冠状位 T2 序列 MRI。胼胝体膝部中心的边界清楚的高信号与局灶性水肿一致。无其他异常

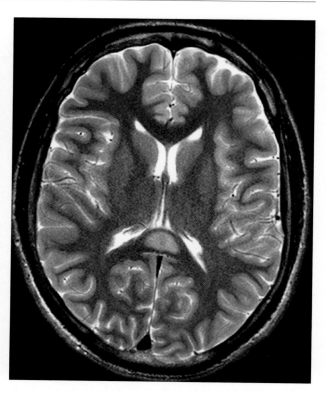

图 69.3 基底节水平的轴位 T2 序列 MRI。胼胝体压部中心的边界清楚的均匀高信号,没有改变胼胝体的外形。胼胝体膝部正常。无其他异常存在

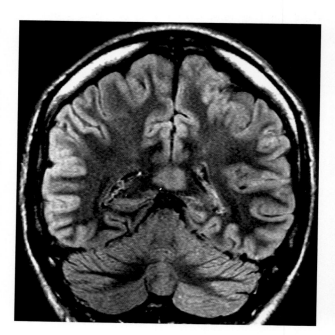

图 69.2 与图 69.1 相同胼胝体压部水平的冠状 FLAIR 序列 MRI。胼胝体压部中心存在的高信号异常并没有引起胼胝体变形

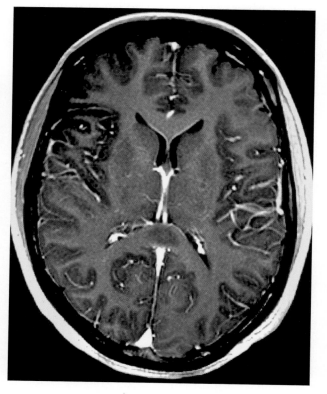

图 69.4 与图 69.3 相同基底节水平的轴位 T1 序列增强 MRI。胼胝体压部边界清楚的低信号,病变内部及周围未见强化,这一发现与局灶性水肿一致

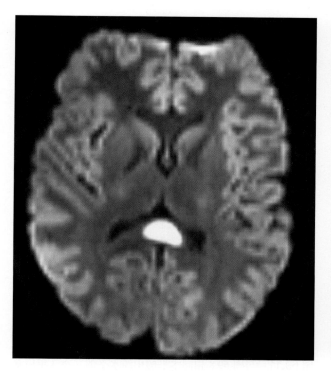

图 69.5　与图 69.3 和图 69.4 相同基底节水平的轴位弥散加权序列 MRI。胼胝体压部明显的弥散受限,与其他序列的异常相一致。无其他异常存在

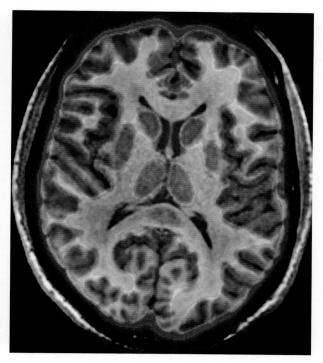

图 69.7　与图 69.3~图 69.6 相同基底节水平的轴位 MRI 与 FDG-PET 彩图的配准融合图像。胼胝体压部的异常等代谢,其信号与周围纤维束相似。由于病变在配准的 MRI T1 序列上呈低信号,其颜色看起来更暗

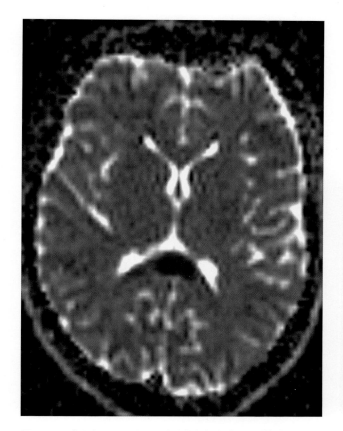

图 69.6　与图 69.3~图 69.5 相同基底节水平的轴位表观弥散系数图 MRI。胼胝体压部的低信号提示病变弥散受限,这与髓鞘内水肿一致

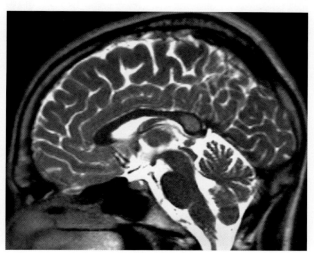

图 69.8　中线水平的矢状位 T2 序列 MRI。胼胝体压部中心的边缘清楚的高信号,无相关变形。其余胼胝体和大脑正常

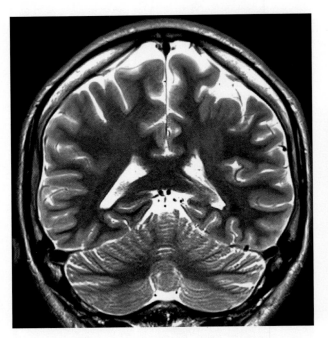

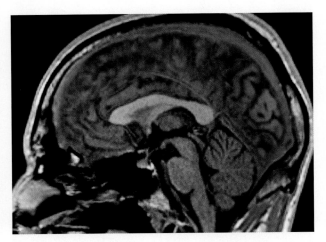

图 69.9 与图 69.1 相同水平的、3 年后获得的冠状位 T2 序列 MRI。胼胝体压部异常信号已完全消失。无异常存在

图 69.11 与图 69.8 相同水平的中线水平的并在 3 年后获得的矢状位 T1 序列 MRI。胼胝体正常,无既往压部的异常征象

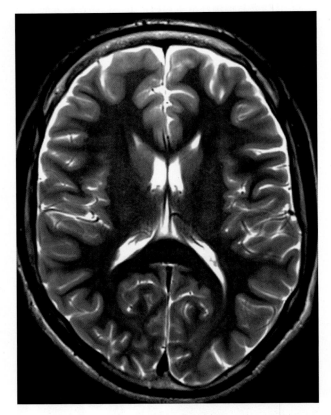

图 69.10 与之前的图片相同水平的并在 3 年后获得的轴位 T2 序列 MRI。胼胝体压部异常信号已完全消失。无异常存在

癫痫引起的癫痫持续状态

70

临床病史

癫痫首次发作于 12 岁时游泳时,出现全身性强直-阵挛性惊厥。患者深信癫痫发作是由水中的闪光引发的,导致差点溺水。广泛性癫痫是在一次评估后诊断出来的,并开始使用抗癫痫药物。在随后的 9 年中又发生了两次强直-阵挛发作,一次发生在试图停止治疗期间,另一次发生在改变抗癫痫药物之后。

21 岁时,在病毒性疾病期间数天频繁出现左手肌阵挛。既往未发生广泛性或局灶性肌阵挛。使用苯二氮䓬类治疗最初是成功的,但第二天肌阵挛恶化扩展到包括左侧面容和左手虚弱的经历。当天的脑电图正常,并额外给予苯二氮䓬类治疗。两天后,癫痫发作加重,表现为左侧凝视伴左半身收缩。在癫痫发作间期,嗜睡是显而易见的,治疗包括插管和麻醉药治疗癫痫持续状态。

癫痫危险因素是一种家族史,其同胞在青春期曾有一次强直-阵挛性癫痫发作,未接受治疗,且多年没有癫痫发作。

插管前立即进行神经系统检查,发现对语言刺激无反应,左眼凝视伴左眼球震颤,左半身肌无力。

常规实验室检查显示,由癫痫持续状态标准脑脊液(CSF)分析导致的血清化学和白细胞计数有轻微异常是正常的。

插管时的脑电图显示轻度广泛性慢波,右额节律性活动,1Hz 的癫痫样放电穿过右半球。视频脑电图监测记录双侧强直-阵挛性癫痫发作,无不对称性。插管前的发作期脑电图发作是 2Hz δ 节律。麻醉后,脑电图显示爆发-抑制模式。治疗包括尝试药物减量,持续 3 周,随后完全恢复。3 个月后,随访的发作间期脑电图显示 3Hz 的癫痫样放电,右侧中心区域最大振幅以 1 秒的速度发生。

MRI 首先在癫痫持续状态治疗期间和麻醉状态下进行。它识别脑水肿、右侧额叶和丘脑异常信号。癫痫持续状态消失后不久,MRI 显示异常信号减少和水肿消退。

病史和评估表明,在广泛性癫痫诊断背景下的局灶性癫痫状态:局灶性运动性癫痫表现,插管前的局灶性脑电图异常,MRI 信号异常在鉴别右额叶癫痫发作方面是一致的。事后看来,先前的强直-阵挛性癫痫发作明显是局部发作并迅速扩散,癫痫持续状态恢复后的发作间期脑电图支持右侧额叶癫痫定位及其不对称的癫痫样异常。

275

影像表现

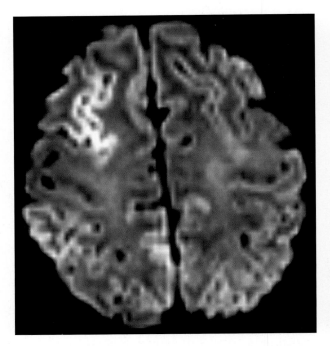

图 70.1　轴位 MR 弥散加权序列。右侧额上回外缘和右额中回内侧缘弥散明显受限。无其他异常。图片中其他部位的轻微高信号是由于信号不均匀所致

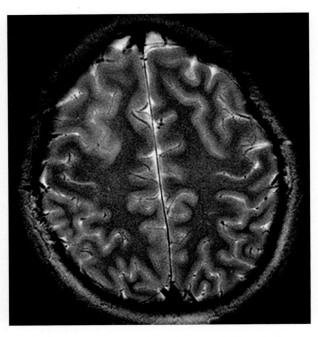

图 70.3　与图 70.1 和图 70.2 相似水平的轴位 T2 序列 MRI。异常高信号对应图 70.2 中右侧额叶灰质水肿。但与 FLAIR 序列对比，这一表现更难以发现

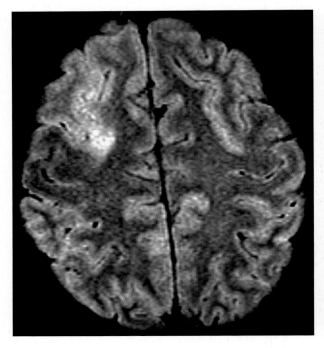

图 70.2　与图 70.1 相同水平的轴位 FLAIR 序列 MRI。异常高信号对应右侧额上回外侧面和额中回内侧面的灰质水肿。相关脑白质和其余大脑正常

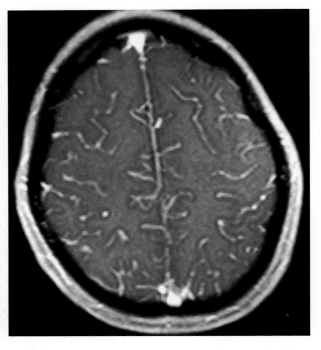

图 70.4　与图 70.3 相同水平的轴位 T1 序列 MRI。双侧脑沟和整个层面明显强化，这是由于轻微的整体水肿引起脑沟消失并由此导致的脑沟内血管充血。与 FLAIR 和 T2 序列对比，右侧额叶局灶性水肿不明显。静脉窦强化正常

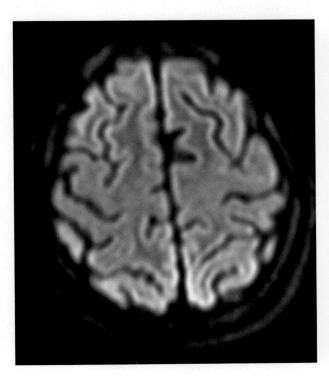

图 70.5　3 周后获取的与图 70.1 相似水平的轴位弥散加权序列 MRI。右侧额叶的异常信号在几周的时间间隔内已经消失

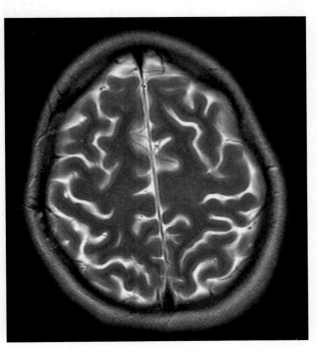

图 70.7　3 周后获取的与图 70.3 相似水平的轴位 T2 序列 MRI。无明显异常。异常高信号已经消失，由于整体水肿消退，皮质脑沟比图 70.3 更明显

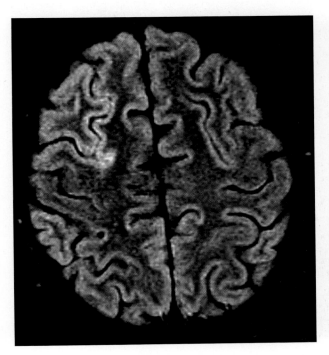

图 70.6　3 周后获取的与图 70.2 相同水平的轴位 FLAIR 序列 MRI。残留的细微异常高信号在右侧额上回最后面（位于右侧中央前沟的深处，不包括中央前回）较明显。水肿已消退

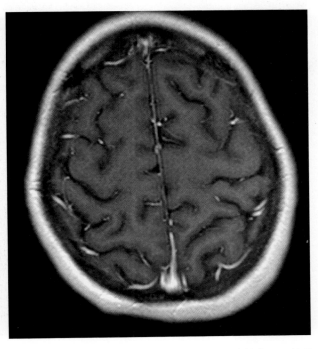

图 70.8　3 周后获取的与图 70.4 相同水平的轴位 T1 序列增强 MRI。无异常强化。由于整体水肿的间歇消退，图像显示正常。脑沟的血管并不明显

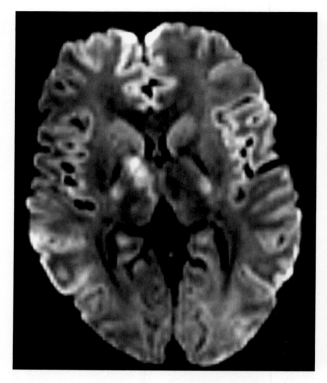

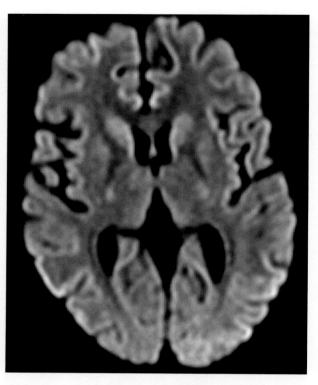

图 70.9   与图 70.1~图 70.4 同时获得的丘脑水平的轴位弥散加权序列 MRI。右侧内囊的膝部、右侧丘脑前部弥散明显受限。双侧内囊后肢和皮质带的高信号是由于信号不均匀所致。这些结构正常

图 70.11   3 周后获取的与图 70.9 相同丘脑水平的轴位弥散加权序列 MRI。弥散受限完全消失,图像正常

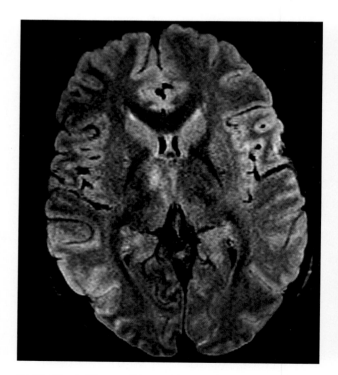

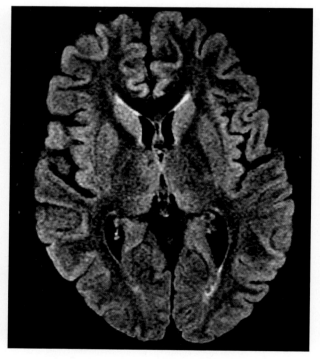

图 70.10   与图 70.1~图 70.4 同时获得的且与图 70.9 相同丘脑水平的轴位 FLAIR 序列 MRI。右丘脑前部出现异常高信号,并延伸至右侧内囊膝部。其余大脑正常。皮质的各种不同信号是伪影

图 70.12   3 周后获取的与图 70.9 相同丘脑水平的轴位 FLAIR 序列 MRI。丘脑前部信号明显不对称,右侧信号更高,但在间歇期间,右侧丘脑前部信号明显下降。右侧内囊膝部的异常信号已完全消退

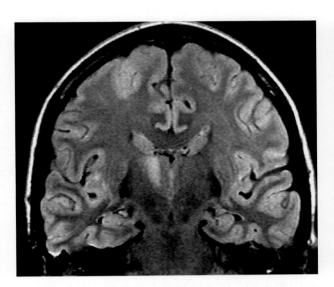 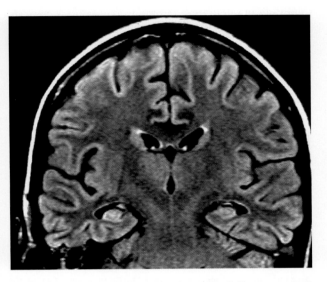

图70.13　与图70.1~图70.4同时获得的海马头水平的冠状位 FLAIR 序列 MRI。右侧额中上回可见异常高信号和水肿。另外一种局灶性异常表现为丘脑右前上部呈卵圆形高信号。更高水平表现为弥漫性水肿,如双侧皮质脑沟消失。颞叶正常

图70.14　3周后获取的海马头水平的冠状位 FLAIR 序列 MRI,与图70.13相同切面。右侧额中、上回的异常信号随着凸面上部弥漫性水肿而消失。皮质脑沟和侧脑室较大,现在正常。丘脑有细微的不对称性,右侧呈高信号,但异常信号和不对称性已减低

71 炎症引起的癫痫持续状态

临床病史

第一个确认的癫痫发作发生在 7 岁时,表现为持续 8 分钟的强直性-阵挛性癫痫发作,随后出现 4 小时意识受损和间歇性右臂抖动。急诊入院,并很快进入重症监护室。

在就诊时,根据几个月前发作性凝视意识受损和口腔-面部孤独症病史进行回顾性诊断局灶性癫痫。入院后,类似的局灶性癫痫复发伴有心动过速和持续时间高达 1 分钟。频率为每小时 1~5 次,伴有癫痫发作间期精神状态持续受损。癫痫持续状态的治疗包括麻醉。在随后的几周中,当麻醉减少时,局灶性癫痫发作恢复,持续时间可达 8 分钟。

不存在癫痫危险因素。神经系统检查正常。

未用镇静剂时,神经系统检查发现与自我定位和出生日期相关的嗜睡,而不是住院所致。神经病学检查可识别与,但与住院无关。没有出现简单指令的配合。神经系统检查其他方面正常。病史正常。常规实验室检查、脑脊液(CSF)和自身免疫抗体试验均正常。

视频脑电图监测记录的局灶性癫痫发作表现为反复发作的凝视伴口自动症。发作间期脑电图的癫痫发作发生在右侧颞叶。

在就诊时和治疗 1 周后,MRI 检查发现右侧颞叶内侧水肿。PET 检测到右侧颞叶内侧代谢增高和周围代谢减低。

病史和评估表明脑电图的局灶性癫痫持续状态和影像学证据提示右侧颞叶癫痫形成区。评估未提示病因。

由于持续耐药,在癫痫持续状态开始大约 1 个月后行切除术。组织病理学检查发现与病毒或自身免疫病因学一致的淋巴细胞炎症,术后 2 年内未发生癫痫发作或先兆。以较低剂量持续进行抗癫痫药物治疗。

影像表现

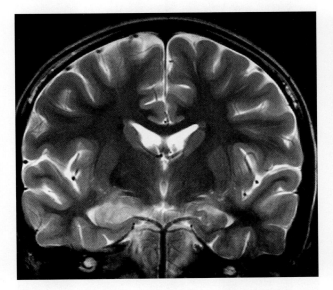

图 71.1 海马头水平的冠状位 T2 序列 MRI。右侧海马头增大,呈高信号,但其内部结构无异常。左侧海马头的信号强度和大小正常。无其他明显异常,包括残余右侧颞叶

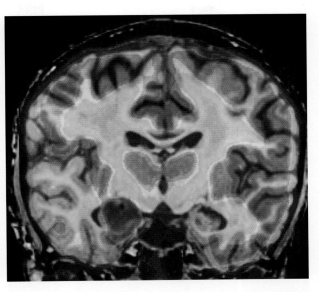

图 71.3 与图 71.1 和图 71.2 相同海马头水平的冠状位 MRI 与 FDG-PET 彩图的配准融合图像。右侧海马头和海马旁回的代谢明显增高,这支持 PET 作为发作期图像。右侧颞上回和额叶代谢减低,这与发作期 PET 癫痫的定位相一致。丘脑和左侧颞叶正常

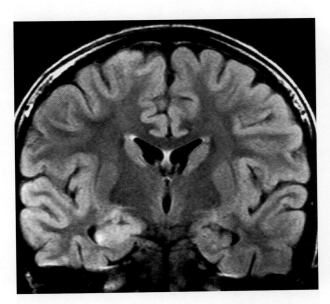

图 71.2 与图 71.1 相同海马头水平的冠状位 FLAIR 序列 MRI。右海马头增大,呈高信号,特别是与大小和信号正常的左海马头相比。与左侧颞叶相比,右侧颞叶灰质呈高信号,伴灰白交界明显,提示右侧颞叶皮质水肿。双侧颞叶白质信号的对称性表明灰质信号的不对称并不是由于磁场不均匀所致。无其他明显异常

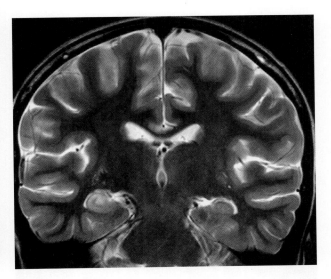

图 71.4 海马体水平的冠状位 T2 序列 MRI。右侧海马体积增大,呈高信号,内部结构正常,但内部结构因肿胀而突出。右侧海马旁回及其余右侧颞叶正常。左侧海马大小和信号正常

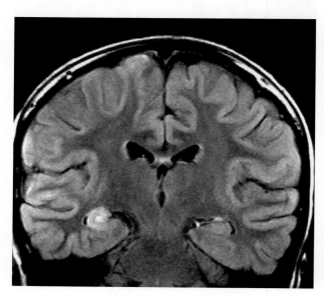

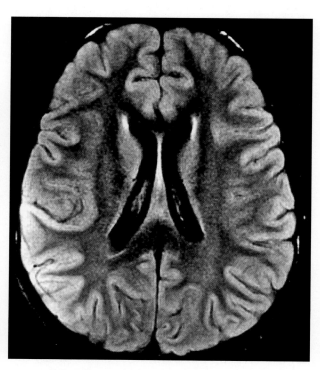

图 71.5 与图 71.4 相同海马体水平的冠状位 FLAIR 序列 MRI。与图 71.4 类似，右侧海马增大，呈高信号，但内部结构正常。与图 71.4 对比，左海马的内部结构在此图上更清楚，这并不常见，因为 T2 的结构比 FLAIR 显示得更清晰。与左侧颞叶相比，右颞叶皮质有轻微的高信号

图 71.7 侧脑室水平的轴位 FLAIR 序列 MRI。沿右侧缘上回和角回的皮质带可见异常高信号。无其他异常存在

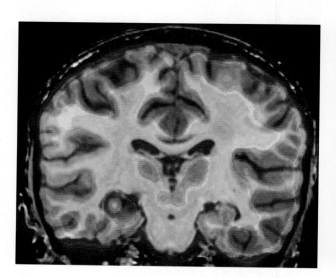

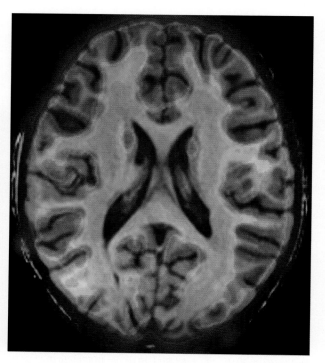

图 71.6 与图 71.4 和图 71.5 类似的海马体水平冠状位 MRI 与 FDG-PET 彩图的配准融合图像。右侧海马体和下托代谢明显增高。与图 71.3 对比，右侧海马旁回异常程度较轻。低代谢跨过右侧颞叶，延伸至岛盖。丘脑正常、对称

图 71.8 与图 71.7 相似的侧脑室水平的轴位 MRI 和 FDG-PET 彩图的配准融合图像。右侧缘上回低代谢，在较小的程度上延伸到右侧顶叶。额叶对称。不存在高代谢的区域

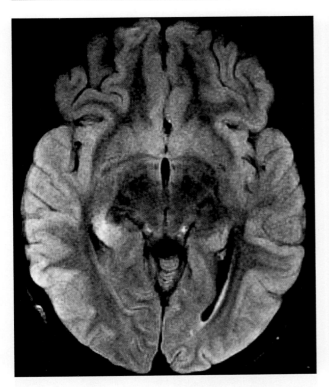

图 71.9 海马水平的轴位 FLAIR 序列 MRI。右侧海马体至尾部异常增大、呈明显高信号。右侧颞叶的皮质带也呈异常高信号。左侧海马和双侧额叶正常

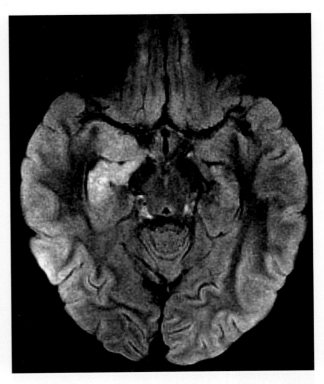

图 71.11 在杏仁核和海马头水平的轴位 FLAIR 序列 MRI。右侧海马头、海马体前部和杏仁核异常增大，呈高信号。右侧颞叶的皮质带也呈高信号，但总体程度较小。然而，皮质带状异常高信号强度不同，后方皮质高信号更明显

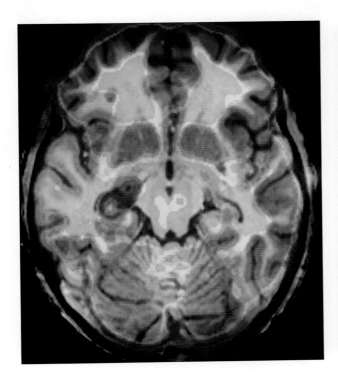

图 71.10 与图 71.9 略微不同的海马水平的轴位 MRI 与 FDG-PET 彩图的配准融合图。右侧海马头代谢明显增高。剩余右侧颞叶代谢减低。无其他异常代谢或非对称性存在

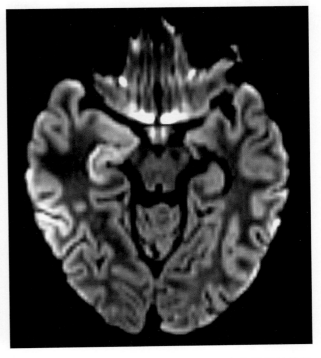

图 71.12 与图 71.11 相同杏仁核和海马头水平的轴位弥散加权成像序列 MRI。右侧海马头和海马体前部的外侧面明显的弥散受限，与海马角相对应。右侧杏仁核和右侧颞叶的皮质带也存在弥散受限。由于该层面角度水平，左侧海马不能完全看得见

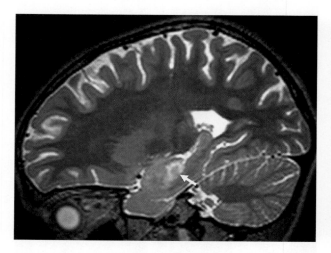

图 71.13　右侧海马水平的矢状位 T2 序列 MRI。右侧海马头明显异常高信号（箭头），信号异常提示海马头的轮廓。颞极灰白质交界的模糊是另一种异常。海马体不在该层面上

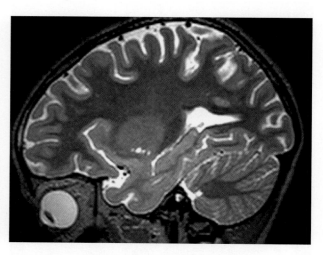

图 71.15　左侧海马水平的矢状位 T2 序列 MRI。海马的大小和信号正常。清晰地勾勒出颞极的灰白质交界，这显然与图 71.13 不同

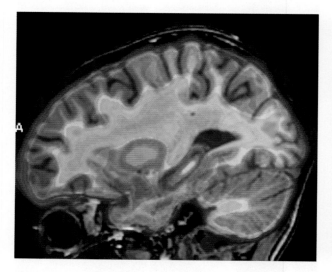

图 71.14　与图 71.13 相似右侧海马水平矢状位 MRI 与 FDG-PET 彩色的配准融合图。右侧海马体高代谢与颞极的低代谢同时存在。无明显其他异常代谢

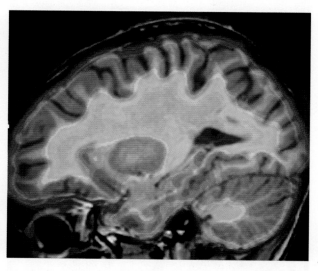

图 71.16　与图 71.15 相似左侧海马水平的矢状位 MRI 与 FDG-PET 彩图的配准融合图。海马和颞极的代谢信号正常，与图 71.14 明显不同

临床病史

临床表现为反应性降低，伴有左眼球偏好和不随意眼睑和下颌运动。神经系统检查也表明，由于脑桥卒中导致的先前存在的四肢麻痹，因此不表现癫痫相关的肢体运动或新的损伤。临床诊断为癫痫持续状态，静脉注射苯二氮䓬类对眼球凝视产生暂时性缓解，而无反应性改善。由于有多发性卒中病史，评估包括头部 CT 和 CT 血管造影，新的梗死、出血或血管闭塞并不明显。治疗升级为静脉麻醉和用连续脑电图监测插管。治疗期间出现低血压、代谢性酸中毒和肺部脓毒症。最终，治疗改为姑息治疗，转至临终关怀医院。

癫痫的危险因素是脑血管病。

神经系统检查显示，对声音和触觉刺激无反应，持续的左眼凝视偏斜，头向左侧偏斜，弥漫性反射亢进，无自发性运动，无肢体运动伴触觉刺激。病史不包括既往的癫痫发作，包括高血压、高脂血症、糖尿病、房颤而无抗凝。左侧偏瘫是由于两例右侧大脑中动脉卒中，一例累及颞顶叶皮质，另一例累及额顶叶皮质，后一脑桥卒中引起吞咽困难、

构音障碍和右侧偏瘫进展为四肢多瘫所致。

麻醉期间的发作期脑电图显示 1Hz 的广泛性周期性放电，持续数秒并被抑制分开。4 天后，麻醉减少，脑电图显示弥漫性 δ 减慢而无癫痫样异常。在接下来的几天，麻醉中断，脑电图变为一种没有癫痫样特征的爆发-抑制模式。

在癫痫持续状态前 3 个月行了 MRI 检查，表现为急性基底动脉梗死。将早期 MRI 与癫痫持续状态期间的 MRI 进行比较。早期 MRI 显示右侧大脑中动脉供血区的慢性缺血性损伤区域。癫痫持续状态时 MRI 显示，左额叶、前扣带、岛叶、缘上回和丘脑皮质带内明显的弥散受限。头部 CT 血管造影和灌注成像显示左侧大脑半球血流量增加。

病史和评估表明，局灶性癫痫持续状态的 MRI 和 CT 显示左侧额叶最大异常，扩展包括左侧大脑中动脉供血的大部分区域。癫痫的定位依赖于成像，因为四肢瘫痪排除肢体的运动体征，并且脑电图是在麻醉开始后获得的。左侧凝视没有侧向特异性，因为当癫痫发作影响眼球运动功能时，凝视偏差是对侧的，当癫痫发作引起感觉忽略时，则凝视偏差是同侧的。

影像表现

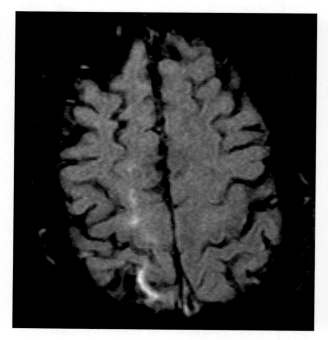

图 72.1   高凸面水平的轴位 FLAIR 序列 MRI。在就诊前 3 个月获得本图和图 72.2~图 72.5。右侧顶叶脑软化和皮质下异常高信号。从右侧额上回到旁中央叶见线状异常高信号

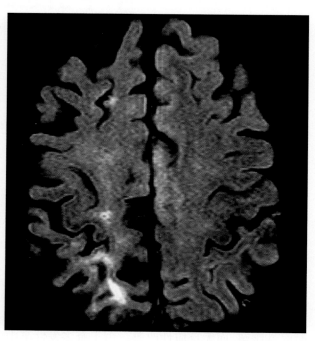

图 72.3   与图 72.1 相同水平的轴位 FLAIR 序列 MRI。与图 72.1 结果一致,右侧顶叶和右额叶白质见明显异常高信号。此外,沿左侧大脑半球的内侧面、左侧额上回和扣带回的灰质表面可见明显异常高信号

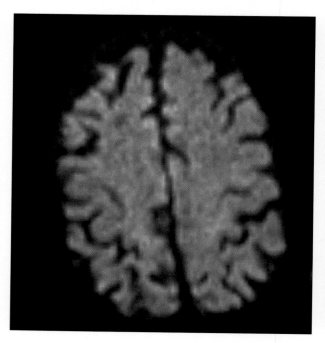

图 72.2   与图 72.1 相同水平的轴位弥散加权序列 MRI。无弥散受限的区域,这支持无急性脑梗死。MRI 用于评估脑梗死

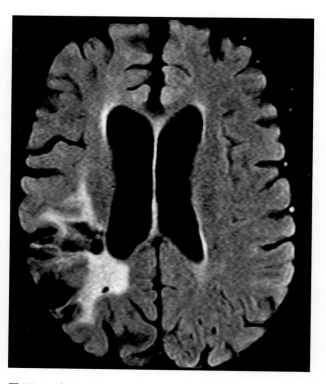

图 72.4   侧脑室水平的轴位 FLAIR 序列 MRI。右侧顶叶慢性梗死对应大脑中血管动脉供血区域。沿着左侧前扣带回、左侧额上回和左侧顶叶见异常高信号,皮质脑沟消失

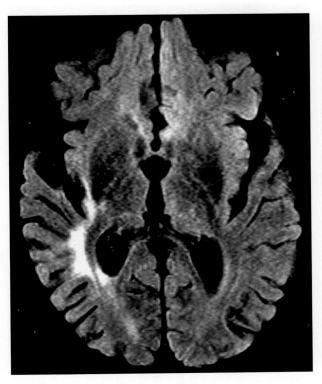

图72.5　丘脑水平的轴位 FLAIR 序列 MRI。右侧颞叶和右侧岛叶后部可见慢性梗死,伴有右侧岛叶容积丧失。异常的皮质高信号横跨左侧大脑半球的直回、眶额区和前岛叶。尤其是,双侧丘脑信号不对称,左侧信号更高

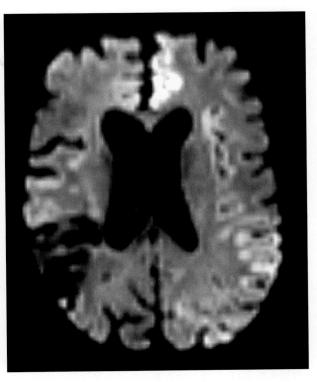

图72.7　与图72.4 相同侧脑室水平的轴位弥散加权序列 MRI。左侧前扣带回、额上回、缘上回和左侧前岛叶明显弥散受限。右侧低信号是由于右侧顶叶慢性脑梗死所致

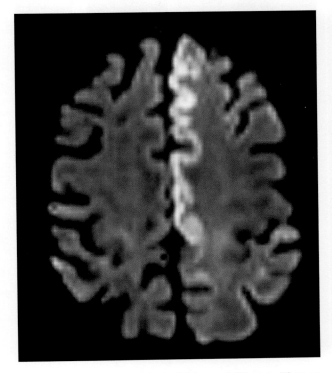

图72.6　与图72.3 类似水平、在图72.3 和图72.7~图72.12 之后3 个月后获得的轴位弥散加权序列 MRI。左侧大脑半球灰质包括左侧额上回、扣带回及左侧顶叶弥散受限

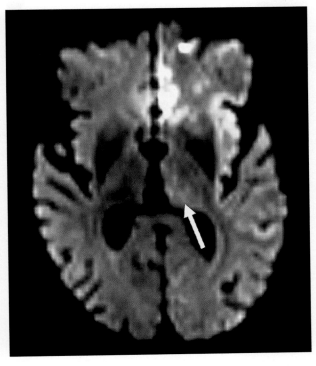

图72.8　丘脑水平的轴位弥散加权序列 MRI。左侧直回、眶额叶区明显弥散受限,左侧前岛叶和左丘脑(箭头)呈较小的、不同程度的信号强度

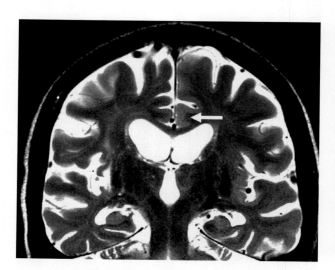

图 72.9　海马体水平的冠状位 T2 序列 MRI。左侧中扣带回（箭头所示）和左额上回有明显的水肿和异常高信号。右侧岛叶见慢性脑梗死,全脑萎缩。双侧海马正常

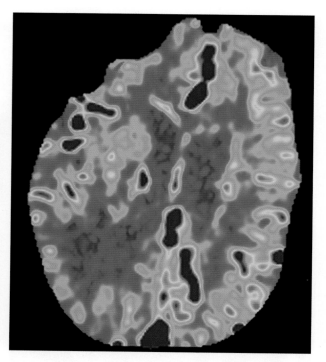

图 72.11　侧脑室水平的脑血流后处理 CT 灌注成像。与右侧相比,左侧大脑半球脑血流明显增加,但顶叶不对称的部分原因是右侧顶叶梗死区的脑血流减少

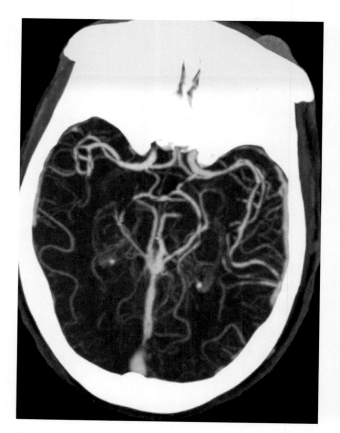

图 72.10　Willis 环水平的轴位 CT 血管造影。左侧颅内血管明显增加。双侧颅内血管通畅

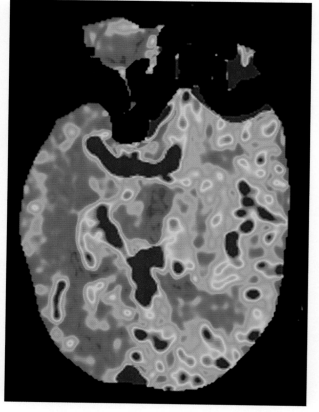

图 72.12　丘脑水平的脑血流的处理后 CT 灌注成像。整个左侧大脑半球灌注明显增加。右侧汇合的红色信号由正常血管引起

第九部分
治疗相关发现

内侧颞叶癫痫的标准手术治疗包括切除颞极、杏仁核、海马前部、颞上回前部和颞叶下部。不同的外科医生和癫痫手术中心对这些结构的切除程度各不相同，主要考虑的是尽量减少切除范围以减少神经缺损的风险，同时尽量扩大切除范围以最大限度地达到癫痫无发作的可能性。因此，前内侧颞叶切除术在大体的解剖框架内各不相同。

内侧颞叶以外的局灶性癫痫的外科治疗可被认为是局灶性皮质切除。当局灶性皮质切除包括结构性病变时，切除往往超出病变范围，包括邻近组织，因为这些组织通常是致痫区的一部分。如果切除仅限于结构性病变，则认为是病变切除术。非病灶性癫痫手术通常定义为缺乏结构异常的影像学证据，如果其他诊断证据能定位致痫区，可实施局灶性皮质切除。病灶和非病灶性皮质切除的切除边界有时通过术中皮质脑电图和功能定位来确定。

半球切除手术

解剖性半球切除术是切除整个大脑半球，与功能性半球切开术不同，功能性半球切开术是切除大脑半球的中心部分并断开其剩余组织。功能性半球切开术的目的是分离大脑半球,从而消除其产生临床癫痫发作的能力,同时降低解剖性半球切除术的手术风险。大多数接受这两种手术的患者都是儿童,并且已经有与大脑半球功能失调有关的神经功能缺陷。

胼胝体切开术

如果耐药性癫痫为双侧半球性,胼胝体切开术可通过阻止癫痫的传播提供姑息性治疗。与减少癫痫发作频率相比,这种断开术对癫痫发作严重程度的减轻更有效,可能会改变癫痫发作的表现,减少引起跌倒的突发双侧运动性癫痫发作(统称为跌倒发作)。按照惯例,切除胼胝体的前三分之二,保留足够的半球间连接,以减少语言和运动功能障碍的风险。当需要控制癫痫发作并且影响神经系统功能的风险较低时,可采用完整胼胝体切开术。

立体定向热消融术

激光间质热疗法允许对传统切除技术无法达到的区域进行手术治疗,且没有不可接受的风险。该治疗方法是通过定向置入含有光纤的导管进行热消融。组织加热光经光纤直接到达靶点,将其加热到足以引起组织坏死的温度。在激光照射过程中,通过磁共振热像成像监测组织加热。由于消融组织的体积比切除组织更有限,因此选择潜在致痫区位于深部且局限的患者。

立体定向放疗可以针对整个脑部的病灶,与激光消融相似,是一种比传统切除创伤性更小的方法。与激光消融不同的是,它以聚焦辐射的方式传递治疗的能量,这样就可以在不破坏颅骨的情况下进行治疗。辐射引起的坏死需要几个月的时间,因此癫痫控制通常需要一年以上才能达到稳定效果。

植入刺激设备

植入刺激设备被认为是姑息性的方法,因为与切除或消融手术相比,其癫痫无发作率较低。现在可用的3种设备有时被认为是神经调控,因为在长期治疗中逐渐改变致痫性。尽管有相似之处,但在筛选患者时,这些设备有着重要的差异。

迷走神经刺激是由置于左胸皮下的刺激器提供,并通过皮下导线连接到颈部环绕左迷走神经的套袖电极。刺激周期通常为每5分钟进行30秒的刺激,也有使用其他工作周期。这种刺激也可以通过放置在癫痫发生源附近的磁铁来启动,对于最新的型号来说,还可以通过癫痫发作起始时经常发生的心率变化来启动。迷走神经刺激可用于局灶性和全面性癫痫。刺激的效果取决于脑干核团的连接,并最终从蓝斑部位释放去甲肾上腺素,以及对丘脑的影响。

反应性神经刺激器,通常被称为制造商的名称NeuroPace,是由一个刺激器提供的,通过开颅术被放置在一个套箍上,并与穿过硬脑膜下腔到癫痫发作起始区的导线相连。由于开颅术,刺激器的外表面与颅骨表面对齐,并被头皮覆盖。刺激器连接到两个引线,引线可与硬膜下或脑实质内电极接触。刺激器的微处理器可以通过电极连续监测特定的癫痫样异常放电的皮质脑电图。当微处理器识别出医生标定的癫痫样放电特征时,对产生异常的位置进行刺激。通过这种方式,神经刺激对异常放电反应,通过中断癫痫异常的产生提供疗效。基于这种设计,反应性神经刺激器被用于定位良好的局灶性癫痫。

癫痫的脑深部刺激使用与治疗其他神经疾病相同的设备,但其解剖靶点不同。刺激器放置在胸部皮下,并通过两根导线连接,这两根导线通过颈部皮下组织延伸到颅骨的手术开口,通过这些开口,植入立体定向电极到大脑。最常见的刺激靶点是丘脑前核,在每侧丘脑都安放一个电极。该靶点旨在中断局灶性癫痫的传播,而不考虑癫痫发作起始的定位。已经确定这种方法对局灶性癫痫有效,而且不依赖于精准定位。然而,针对其他大脑区域靶点进行刺激的临床研究正在进行,这些区域可能有助于癫痫发作时的泛化。

主要参考文献

Barbaro NM, Quigg M, Ward MM, et al. Radiosurgery versus open surgery for mesial temporal lobe epilepsy: the randomized, controlled ROSE trial. Epilepsia. 2018;59:1198–207.

Englot D. A modern epilepsy surgery treatment algorithm: Incorporating traditional and emerging technologies. Epilepsy Behav. 2018;80:68–74.

Graham D, TIsdall MM, Gill D. Corpus callosotomy outcomes in pediatric patients: a systematic review. Epilepsia. 2016;57:1053–68.

Gooneratne IK, Green AL, Dugan P, et al. Comparing neurostimulation technologies in refractory focal-onset epilepsy. J Neurol Neurosurg Psychiatry. 2016;87:1174–82.

Marras CE, Granata T, Franzini A, et al. Hemispherotomy and functional hemispherectomy: Indications and outcome. Epilepsy Res. 2010;87:104–12.

Youngerman BE, Save AV, McKhann GM. Magnetic resonance imaging-guided laser interstitial thermal therapy for epilepsy: Systematic review of technique, indications, and outcomes. Neurosurgery. 2020;86:E366–82.

73　前颞叶切除术

临床病史

　　首次确认的癫痫发作发生在 14 岁时,表现为发作性失语和遗忘。当时诊断为癫痫,但不记得评估的细节。

　　惯常性癫痫发作表现与首次发作相同,表现语言障碍:重复发声或说单个词,知觉保留,持续 30 秒左右。语言障碍发作是孤立发生的,约有一半的发作发展为知觉障碍。知觉障碍时伴行为终止,凝视,口自动症,单侧或双侧上肢姿势性发作,持续 1~2 分钟。发作后恢复期持续约 10 分钟,伴错语。癫痫手术前的治疗包括多种抗癫痫发作药物,癫痫发作频率平均每周 1 次,最多一个月发作六次,最长间隔两个月无发作。

　　癫痫的危险因素是海马硬化和前颞叶皮质发育不良。

　　神经系统查体正常。神经心理学测试发现命名和言语记忆受损。

　　发作间期脑电图显示双前颞各自独立的癫痫样放电,大部分放电位于左侧。视频脑电图监测记录的癫痫发作表现为知觉障碍,节律性口部运动,手自动症,随后双上肢姿势性发作。发作期脑电图显示发作起始时左前颞 α 范围节律。

　　MRI 显示左前颞和左侧海马异常信号。PET 显示双侧前颞叶低代谢,不对称,左侧代谢更低。颈内动脉阿米妥试验证实左侧为语言优势侧半球,情景记忆位于右侧内侧颞叶,左侧内侧颞叶结构无编码。

　　病史和评估提示左侧内侧颞叶癫痫。惯常性知觉保留失语发作在内侧颞叶癫痫不常见,更多地提示新皮质颞叶癫痫,但内侧颞叶 MRI、PET 和神经心理异常以及前颞叶脑电图异常为前颞叶切除术提供了依据。

　　实施了左前内侧颞叶及海马切除术。组织病理学检查发现颞极局灶性皮质发育不良,表现为层状结构异常伴神经元异位。不存在异形神经元。术后 1 年半无癫痫发作或先兆发作。

影像表现

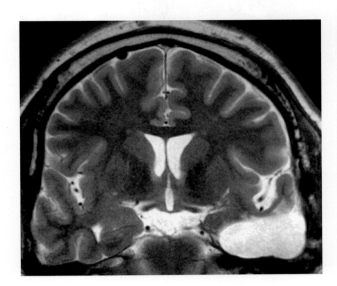

图 73.1 杏仁核水平,冠状位 T2 序列 MRI。切除腔包括左侧颞叶的外侧和下部。左侧颞上回和杏仁核保留。未发现其他异常

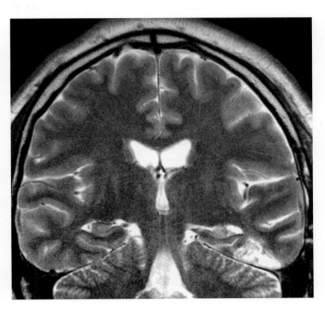

图 73.3 海马体部水平,冠状位 T2 序列 MRI。切除腔包括左侧梭状回。异常表现为左侧海马明显萎缩和高信号。左侧海马旁回也萎缩

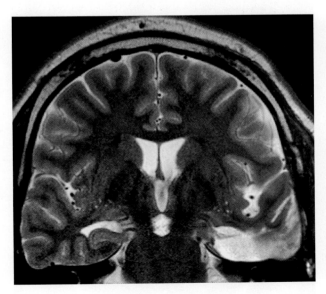

图 73.2 海马头部水平,冠状位 T2 序列 MRI。切除腔包括左侧海马、颞下回、梭状回和海马旁回。左侧颞上回和左侧颞中回的一部分保留

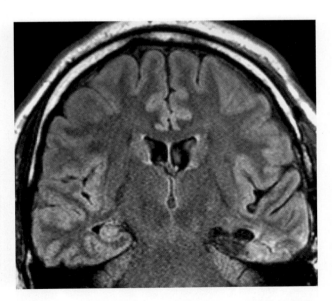

图 73.4 位于图 73.2 和图 73.3 水平之间的海马体部水平,冠状位 FLAIR 序列 MRI。左侧海马体被切除。颞下回和梭状回明显的高信号术后改变。海马旁回内的低信号可能与切除边缘的容积效应有关

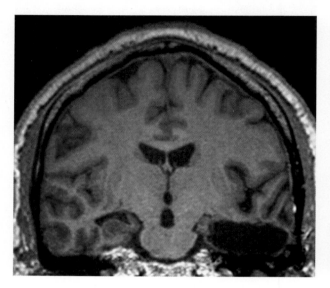

图 73.5　同图 73.2 的海马头部水平,冠状位 T1 序列 MRI。切除包括左侧海马、颞下回和梭状回。清楚地显示残留的左侧颞中回。左侧颞上回正常

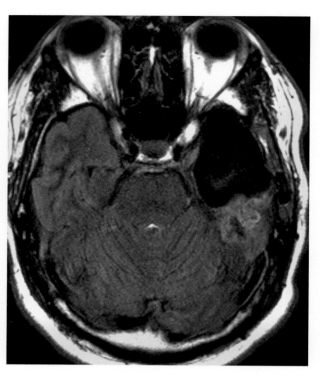

图 73.7　同图 73.6 的海马头部水平,FLAIR 序列 MRI。左侧颅中窝包括左侧前颞叶的切除腔显示为脑脊液强度信号。颞下回后部的高信号是术后改变所致

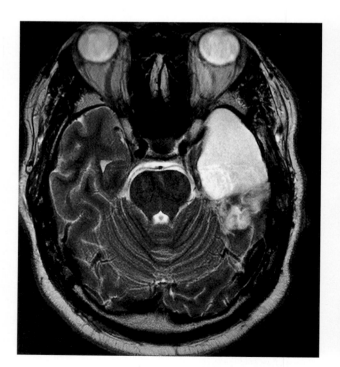

图 73.6　海马头部水平,轴位 T2 序列 MRI。位于左侧颅中窝的切除腔包括左侧前颞叶。左侧梭状回后部和颞下回的高信号是术后改变所致

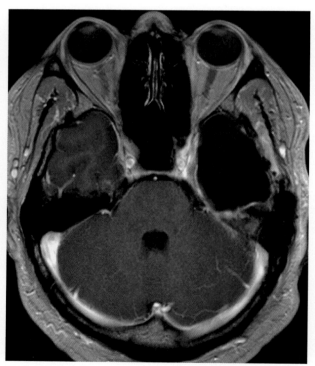

图 73.8　同图 73.6 和图 73.7 的海马头部水平,T1 序列增强 MRI。未见异常强化

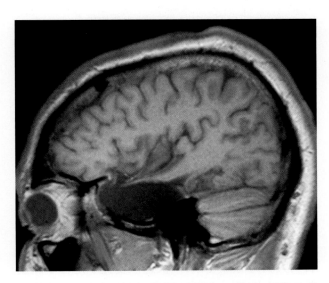

图 73.9 左侧海马水平的 T1 序列矢状位 MRI。左侧前颞叶切除产生的切除腔显示为脑脊液信号。内侧颞上回前部变细,后部正常,Heschl 回可见

74 局灶性皮质切除术

临床病史

首次确认的癫痫发作发生在 13 岁时,表现为发作性意识不清,反复咀嚼,双手摆弄和抓摸的组合动作。当时的评估不能够回忆。

惯常性癫痫发作表现为一种难以形容的感觉持续大约 1 分钟,随后出现意识障碍,并伴有愁眉苦脸、双手自动症和重复性转头。意识障碍持续时间约为 1 分钟,恢复迅速,伴轻微的发作后疲劳或恍惚。所有癫痫发作均未发展为不对称姿势性发作,唯一的一次强直-阵挛发作发生在停用所有抗癫痫发作药物后。在癫痫手术之前,先兆从未单独发生过。治疗包括多种抗癫痫发作药物和迷走神经刺激术,术前平均每周发作 5 次,常常在一天内集中发作数次。

不存在癫痫的危险因素。

神经系统查体正常。神经心理学测试发现视觉空间记忆缺陷、组织效率低下和命名能力差。语音测序和阅读正常。

发作间期脑电图显示左侧额颞癫痫样放电。视频脑电图监测记录的局灶性癫痫发作表现为从床上坐起、向一侧转头、重复舌动和双手交替自动症。发作期脑电图显示发作起始时横跨左颞区。

MRI 显示左侧颞上回后部局灶异常信号。PET正常。

病史和评估提示伴先兆和自动症的局灶性发作,仅一次进展为双侧强直-阵挛发作。行为特征表明大脑边缘叶受累,但快速恢复提示定位于新皮质。脑电图显示左颞叶癫痫,但是不能区分边缘叶和新皮质,神经心理学测试也没有显示单一定位,MRI 支持定位于颞上回后部。为了更准确地定位和确定语言皮质边界,在跨越左侧前颞叶和左侧颞顶叶区域置入硬膜下网格电极行视频脑电图监测。脑膜下电极脑电图显示癫痫发作起始局限于颞上回病变。通过硬脑膜下电极电刺激的术外语言定位识别出与癫痫发作区相邻并分离的语言区。

实施了左侧颞叶切除及术中皮质脑电图。组织病理学检查为低级别混合胶质瘤和局灶性皮质发育不良 2 型。术后最初几个月发生多次惯常性癫痫发作,随后 2 年仅出现孤立的先兆发作;然而,在过去 3 年没有发生伴知觉障碍的癫痫发作,在过去 2 年没有先兆发作。

影像表现

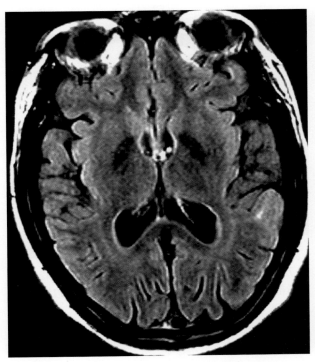

图 74.1 丘脑水平,轴位 FLAIR 序列 MRI。左侧颞上回后部可见异常高信号灶,与局灶性皮质发育不良一致

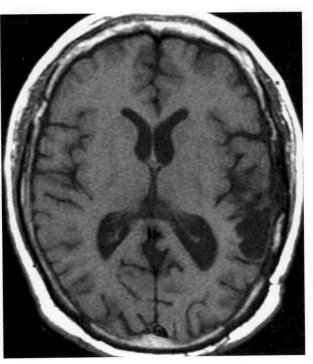

图 74.3 同图 74.2 的丘脑水平,轴位 T1 序列增强 MRI。左侧颞上回后部可见切除腔。由于图像基于 T1 序列,而不是图 74.2 中的 FLAIR 序列,因此沿内侧边缘的高信号并不明显。未见异常强化

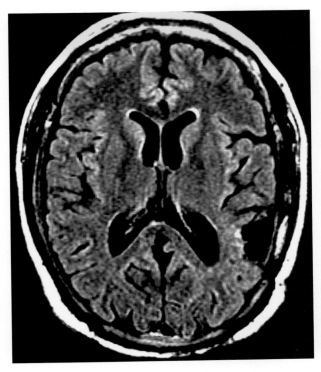

图 74.2 丘脑水平,轴位 FLAIR 序列 MRI,稍高于图 74.1 水平。左侧颞上回后部可见切除腔。腔体内侧边缘的高信号表现为术后改变

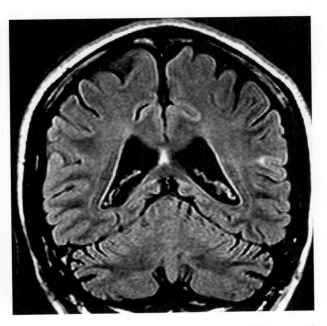

图 74.4 侧脑室三角区水平,冠状位 FLAIR 序列 MRI。可见左侧颞上回后部皮质下白质异常高信号灶,与局灶性皮质发育不良一致

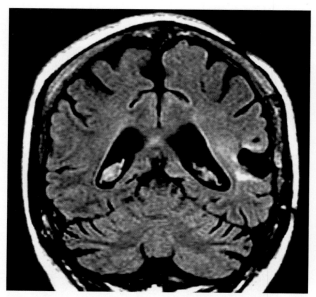

图 74.5   侧脑室三角区水平,冠状位 FLAIR 序列 MRI,接近图 74.4 水平。左侧颞上回后部可见切除腔,周围可见高信号提示术后胶质增生

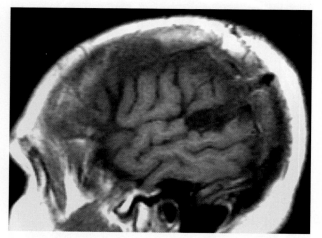

图 74.7   左侧 Sylvian 裂水平,T1 序列矢状位 MRI。颞上回后部可见明显的切除腔,与该回中部有清晰的边缘

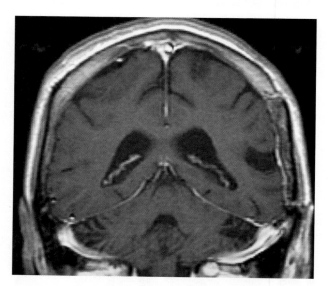

图 74.6   侧脑室三角区水平,冠状位 T1 序列增强 MRI,接近图 74.4 和图 74.5 水平。左侧颞上回后部可见切除腔,如图 74.5 所示。未见异常强化

局灶性皮质扩大切除术

临床病史

首次确认的癫痫发作发生在 3 岁时,表现为右腿抽筋。在接下来的一年里,反复发作,每次持续约 15 秒,其中一些发作会导致摔倒。4 岁时,频率增加到每天数次,在常规儿科护理中看到一次发作时,被诊断为癫痫。

惯常性癫痫发作表现为右腿抽筋,随后右上肢收缩和眼睑抖动,伴有失忆,持续 15~45 秒。发作后言语困难、右上肢和右腿无力持续 20~30 秒。治疗包括多种抗癫痫发作药物,术前癫痫发作频率为每天 12~15 次。

不存在癫痫的危险因素。

神经系统查体正常。神经发育正常,学习成绩良好。

发作间期脑电图显示广泛性癫痫样放电。视频脑电图监测记录的局灶性癫痫发作表现为右侧上下肢强直性伸展。发作期脑电图显示发作起始于左侧旁中线区。

MRI 显示 M 左侧顶上小叶和中央前回内侧局灶性皮质发育不良。PET 检查发现左顶叶上部低代谢。脑电图和 PET 与 MRI 显示的病变一致,但由于病变靠近运动感觉皮质,存在功能缺损的风险,限制了切除的范围。间期脑电图的广泛性癫痫样放电与中线附近新皮质放电的快速扩散有关。

8 岁时在体感诱发电位和皮质脑电图引导下行左侧顶叶上小叶内局灶切除。组织病理学检查为局灶性皮质发育不良 Ⅰa 型。术后无运动感觉功能异常,癫痫控制良好,术后第一个月有两次癫痫发作,之后几乎两年无发作。随后复发,最初的癫痫发作频率约为每个月 1 次,然后逐渐增加到每天 2~5 次,癫痫发作表现与术前惯常性发作相同。癫痫复发后的视频脑电图监测记录到具有相同行为特征和脑电特征的局灶性癫痫发作,支持了先前的定位。MRI 和 PET 显示切除边缘由于靠近运动感觉皮质而保留的局灶性皮质发育不良。在重新评估癫痫发作和运动或感觉障碍的风险后,进行了扩大切除。组织病理学检查为局灶性皮质发育不良 Ⅱb 型,伴异形神经元、巨细胞和丰富的气球样细胞。在扩大切除后的 1.5 年内,无癫痫发作,目前的治疗减少到两种抗癫痫发作药物。第二次切除对运动和感觉功能无影响。

影像表现

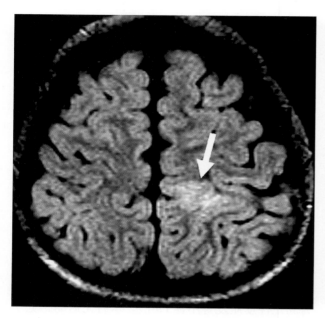

图 75.1　高位脑凸面水平,轴位 FLAIR 序列 MRI。在下肢感觉运动皮质区域的左侧旁中央小叶(箭头)内可见明显的高信号。该异常与局灶性皮质发育不良一致

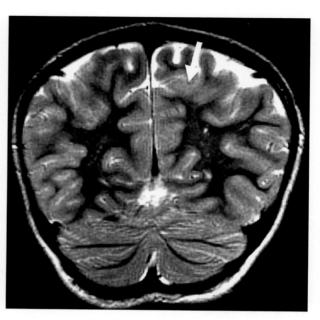

图 75.3　紧邻侧脑室枕角后部水平,冠状位 T2 序列 MRI。左侧旁中央小叶和顶上小叶可见异常高信号。虽然该水平的倾斜角度可造成皮质带增厚的外观,但信号异常是局灶性皮质发育不良的指标

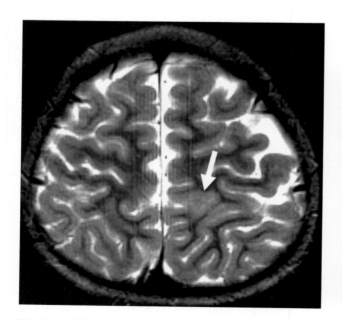

图 75.2　同图 75.1 的高位脑凸面水平,轴位 T2 序列 MRI。左侧旁中央小叶可见异常高信号(箭头),但不如图 75.1 明显

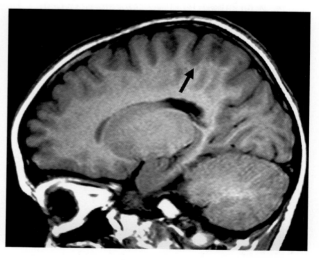

图 75.4　左侧海马头部水平,矢状位 T1 序列 MRI。顶叶沟深部(箭头)可见局灶性皮质发育不良,皮质异常增厚,信号强度正常

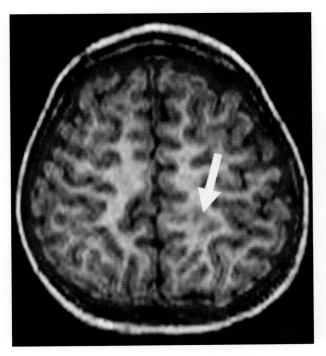

图 75.5 同图 75.1 和图 75.2 的高位脑凸面水平轴位 MRI 与 FDG-PET 彩图的配准融合图。左侧旁中央小叶对应图 75.1 和图 75.2 中 T2 和 FLAIR 序列异常信号部位明显异常低代谢。其余皮质带代谢正常

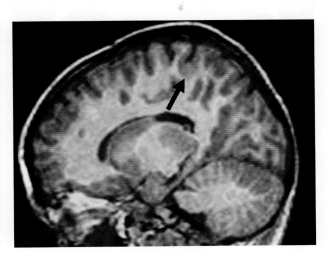

图 75.7 同图 75.4 的左侧海马头部水平矢状位 MRI 与 FDG-PET 彩图的配准融合图。顶叶沟深部(箭头)异常增厚低代谢。杏仁核和海马旁回的代谢正常。白质内代谢较高的区域是由于与灰质的容积效应。白质代谢正常

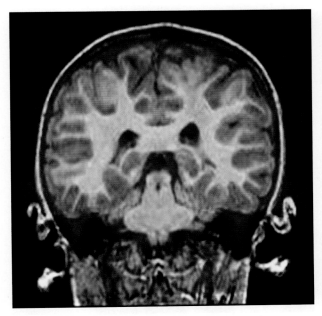

图 75.6 图 75.3 前方胼胝体压部水平冠状位 MRI 与 FDG-PET 彩图的配准融合图。左侧旁中央小叶和顶上小叶异常低代谢。其余皮质带灰质代谢正常

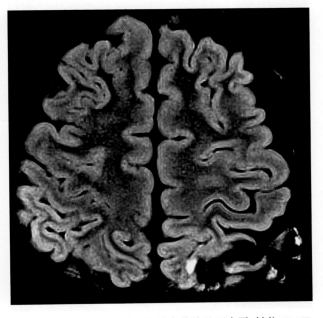

图 75.8 位于图 75.1 略下方的高位脑凸面水平,轴位 FLAIR 序列 MRI。左侧顶上小叶可见切除腔。左侧旁中央小叶内的高信号为局灶性皮质发育不良,为保留下肢感觉功能而保留。腔体内侧边缘的高信号结节为术后胶质增生

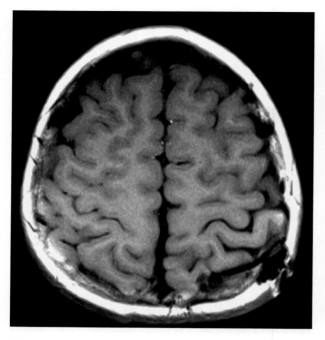

图 75.9   同图 75.8 的高位脑凸面水平,轴位 T1 序列 MRI。左侧顶上小叶沿邻近左侧颅骨开颅改变处可见切除腔。脑后部边缘腔体内侧的高信号为术后神经胶质增生表现

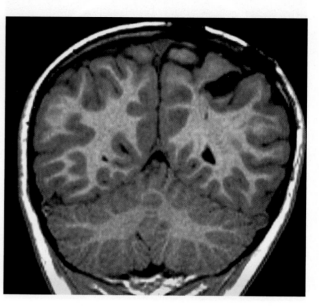

图 75.11   同图 75.3 的脑室枕角后部水平,冠状位 T1 序列 MRI。沿左侧顶上小叶切除腔明显的左侧顶骨开颅术后改变

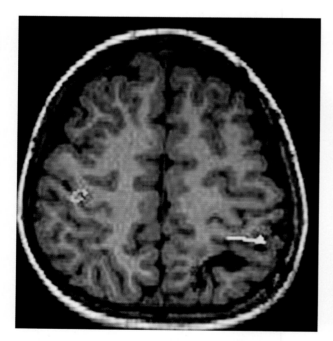

图 75.10   同图 75.8 和图 75.9 的高位脑凸面水平,MEG 融合轴位 T1 序列 MRI。沿切除腔前方左侧中央后回可见一个癫痫样偶极子(黄色)。诱发偶极子(绿色)显示右侧感觉运动皮质

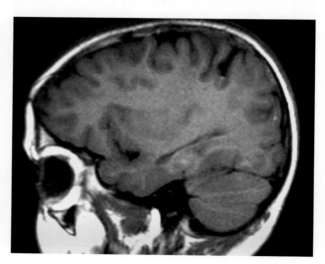

图 75.12   图 75.4 外侧的左侧海马头部水平,矢状位 T1 序列 MRI。在矢状方向上,左侧顶上小叶的切除腔呈线形

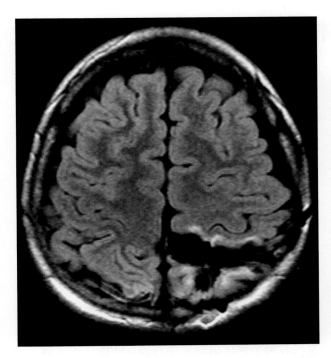

图 75.13 同图 75.8 和图 75.9 的高位脑凸面水平,轴位 FLAIR 序列 MRI。第二次手术后,切除腔向内侧延伸,包括左侧旁中央小叶内的局灶性皮质发育不良。腔体边缘的高信号为术后胶质增生

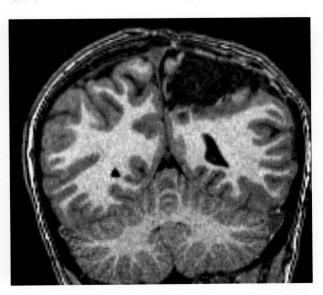

图 75.15 同图 75.3 和图 75.11 水平,冠状位 T1 序列 MRI。左顶叶切除腔已向内侧延伸至旁中央小叶。中线处的残余组织是旁中央旁的残余

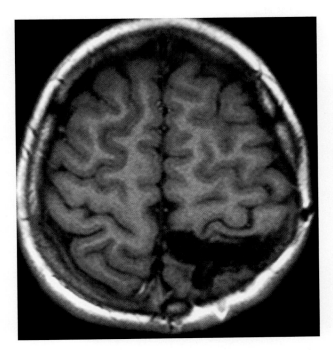

图 75.14 同图 75.8、图 75.9 和图 75.13 的高位脑凸面水平,轴位 T1 序列 MRI。切除腔已延伸至左侧旁中央小叶。无其他异常

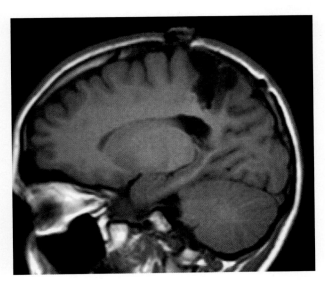

图 75.16 同图 75.4 的左侧海马头部水平,图 75.12 的稍内侧,矢状位 T1 序列 MRI。切除腔向前延伸,局灶性皮质发育不良完全切除。可见邻近颅骨的开颅改变

76 大脑半球切开术

临床病史

首次确认的癫痫发作发生在出生后 3 天,表现为痉挛伴眼向右侧偏斜,流口水,四肢强直性伸展。当时经评估诊断为右侧半侧巨脑畸形。

出生 20 天时首次惯常性癫痫发作,表现为左半身阵挛发作,有时进展为左半身强直性痉挛。抗癫痫发作药物效果能达到最多 2 个月无发作。在 3 岁左右,癫痫发作转变为还包括向右侧偏斜凝视和流口水,发作持续时间增加到 3~4 分钟,发作后疲劳持续 2~3 小时。

治疗包括多种抗癫痫发作药物,发作频率为数周到数月一次。除了这些发作外,后来出现另一种形式发作,表现为左手抽搐持续数秒,每天反复多次发作。

癫痫的危险因素是右侧半侧巨脑畸形。

神经系统查体发现发育迟缓和左侧轻偏瘫。3 岁时,她的口语词汇只有几个单词,不能自行走路。病史包括 Proteus 综合征(也称变形综合征)伴右半身肥大。

发作间期脑电图显示弥漫慢波,频繁的广泛性衰减,左枕部偶发癫痫样放电,右额、颞、中央和枕区的阵发性快活动。视频脑电图监测记录到两种形式癫痫发作:局灶性癫痫发作表现为左侧眼睑、手和脚几乎连续的抽搐;以及左侧强直发作,持续 1 分钟。

MRI 显示右侧半侧巨脑畸形伴大脑皮质增厚,带状灰质异位,扣带回发育不良和肥大。PET 检查发现右侧半侧巨脑畸形伴右侧顶叶低代谢区域。

病史和评估表明婴儿痉挛,在婴儿期和幼儿期转变为左侧偏身癫痫发作伴持续性部分性癫痫。EEG 和 MRI 发现右半球弥漫性结构和功能异常,表明手术治疗有望控制癫痫,并可能有利于神经系统的发育。

3 岁时行右侧半球切开术。切除包括外侧半球、颞叶和眶额,也包括胼胝体切开术。对中央盖、颞叶和眶额皮质的组织病理学检查发现局灶性皮质发育不良 I b 型,皮质下白质结节状和线状灰质异位,以及营养不良钙化灶。术后 6 年无癫痫发作,抗癫痫发作药物在 2 年无发作后逐渐减停。术后神经系统功能有所改善,词汇量和口语流利度提高,无需辅助即可对称行走。手术导致左上肢无力,但左手仍能维持抓取能力。

影像表现

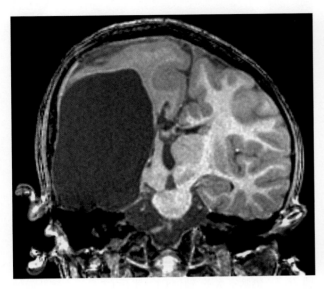

图76.1 丘脑水平,冠状位 T1 序列 MRI。一个大的切除腔包含了右脑半球的大部分,包括右侧基底节和右侧丘脑的大部分。右半球残余部分灰白质分化异常减弱。纵裂左移,侧脑室受压。三脑室居中,左侧大脑半球正常

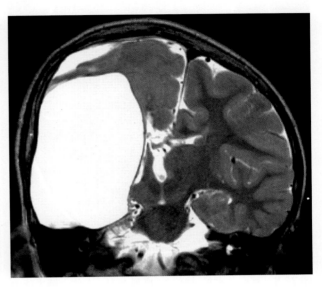

图76.3 同图 76.1 的丘脑水平,冠状位 T2 序列 MRI。一个大的切除腔包括右侧大脑半球的大部分。残留的右额叶白质异常高信号。右侧侧脑室畸形,左侧侧脑室正常。左侧大脑半球正常

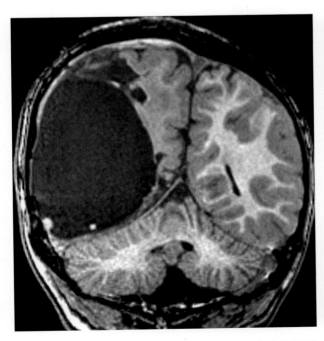

图76.2 枕角水平,冠状位 T1 序列 MRI。一个大的切除腔包括右侧顶叶和枕叶的大部分。残余右顶叶灰白质分化减弱,白质信号异常减低。小脑不对称,由于交叉失联络导致左侧小脑半球萎缩。左侧大脑半球正常

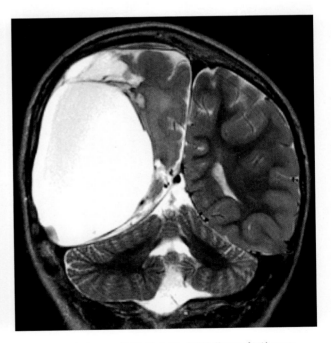

图76.4 同图 76.2 的枕角水平,冠状位 T2 序列 MRI。一个大的切除腔包括右侧顶叶和枕叶,并在上部有明显的分隔。残余顶叶白质异常高信号,灰白质分化异常减弱

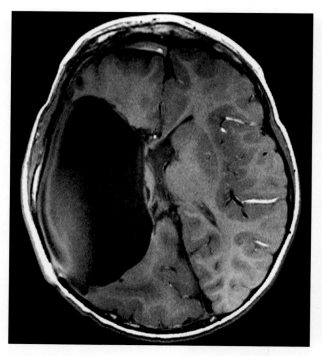

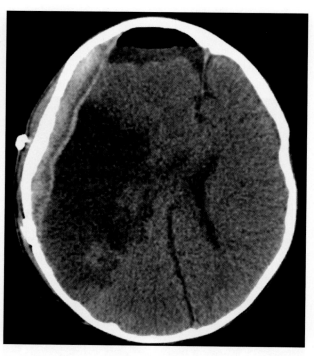

图 76.5   基底节水平,轴位 T1 序列 MRI。右侧大脑半球中央部分有明显的切除腔,包括丘脑和基底节。右半球比左半球大,提示半侧巨脑畸形。左侧大脑半球正常,无脑积水。左侧 Sylvian 裂内的线性高信号为非增强扫描的血流伪影

图 76.7   侧脑室水平,轴位 CT。术后 CT 显示右侧凸面轴外血肿和右侧额叶浅表的积气

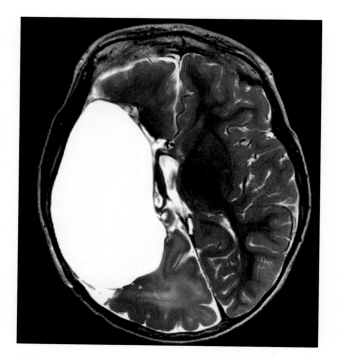

图 76.6   同图 76.5 的基底节水平,轴位 T2 序列 MRI。切除腔由右侧大脑半球的中央部分组成,由于充满了高信号的脑脊液(CSF),所以切除腔非常突出。残余右侧半球畸形,符合半侧巨脑畸形,右额枕叶白质异常高信号,灰白质分化差。脑室和左侧大脑半球正常

临床病史

首次确认的癫痫发作发生在出生后 2 天,表现为婴儿痉挛。当时经评估诊断为半侧巨脑畸形。

惯常性癫痫发作表现为突然而短暂的右手抓取动作,随后髋关节屈曲。痉挛持续约 5 分钟,随后嗜睡或烦躁持续 15 分钟。治疗包括多种抗癫痫发作药物,在出生后的头几个月每天 10 余串痉挛发作,之后增加到每天发作约 6 小时。在癫痫发作次数增加的前后,发作仅表现为眼睑跳动,每周发作数次。

癫痫的危险因素是左侧半侧巨脑畸形。

儿童时期的神经系统查体发现,头部控制能力下降,习惯性向左侧注视,视觉追踪能力下降。

2 个月大时清醒和睡眠期发作间期脑电图显示高度失律伴过度不连续,左半球波幅异常升高,左额和中央区频繁的癫痫样放电,以及左后象限阵发性快活动。视频脑电图监测记录的癫痫发作表现为痉挛伴右上肢、双下肢的肌阵挛样抽动,偶尔左上肢在右上肢之后也出现痉挛。发作期脑电图显示左额中央区放电继之广泛性电衰减。

MRI 显示左侧大脑半球明显增大,灰质增厚,外侧裂周围多小脑回畸形。左侧小脑半球也不对称地增大,并包含异常信号。PET 检查发现。脑干、右侧大脑半球和小脑半球正常。

病史和评估表明与大脑半球畸形一致的婴儿痉挛伴不对称运动特征和脑电图异常。4 月龄时行左侧半球切除及胼胝体切开术。组织病理学检查发现局灶性皮质发育不良 IIa 型和广泛的多小脑回畸形。18 个月时癫痫复发,表现为缓慢节律性的左侧眨眼。几周后,发作转变为眼睑快速眨动伴知觉减退。当时的发作期脑电图没有明确结论。约 2 岁时,发作表现为上半身潮红和左半身阵挛。在癫痫持续状态时(发作持续 30 分钟、每 1~2 小时复发一次),脑电图显示发作起始于左侧额极。

3 岁时,癫痫发作发生变化,包括短暂的凝视行为,脑电图癫痫发作的范围广泛地遍及左侧半球,进行了半球切开术的扩展,实施了解剖性半球切除术,切除了剩余的左侧大脑皮质,包括余下的额叶、顶叶和枕叶。组织病理学检查发现皮质下灰质多小脑回畸形、广泛带状和结节状灰质异位,皮质神经元畸形和巨细胞增生。半球切除术后的 6 年里,患者无癫痫发作,在整体发育异常的情况下,神经发育得到改善,包括更好地互动和交往。

影像表现

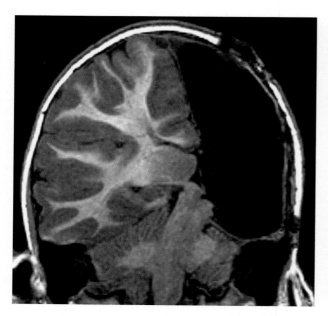

图 77.1　丘脑后部水平,冠状位 T1 序列 MRI。通过切除整个左侧大脑半球,形成了一个大的空腔。切除导致脑干和半球间裂向左偏移。腔内的均匀信号表明仅有脑脊液(CSF)。右侧大脑半球和小脑正常

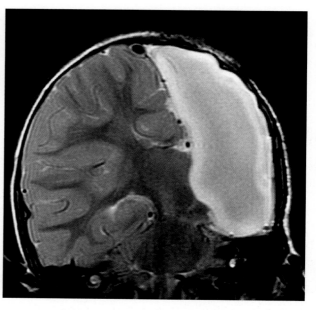

图 77.3　位于图 77.1 略前方的丘脑水平,冠状位 T2 序列 MRI。左侧切除腔包括整个左侧大脑半球,左侧丘脑和基底节。右侧大脑半球是正常的,但中心结构向左突出并进入腔内

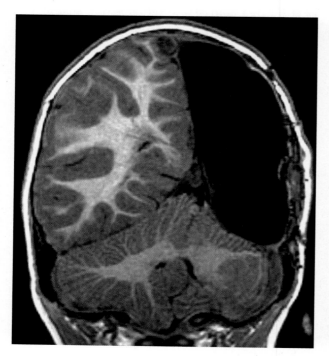

图 77.2　枕角水平,冠状位 T1 序列 MRI。通过切除整个左侧大脑半球,形成了一个大的空腔。小脑完好,但左侧小脑半球灰质异常,白质内明显可见,提示小脑发育不良。右侧大脑半球和小脑半球正常

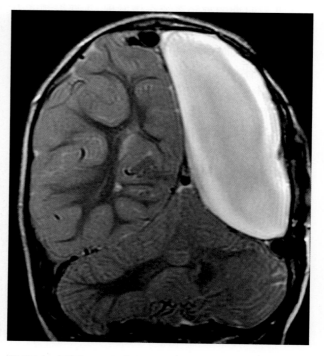

图 77.4　同图 77.2 的枕角水平,冠状位 T2 序列 MRI。左侧切除腔明显,显示均匀的脑脊液信号。左侧小脑半球白质含有发育不良组织。右侧大脑半球和小脑半球正常

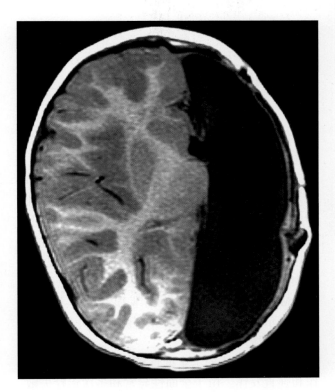

图 77.5　丘脑水平，轴位 T1 序列 MRI。整个左侧大脑半球被切除，腔内的均匀信号表明是脑脊液。右侧半球中心结构轻度左移，右半球代偿性肥厚。右侧大脑半球正常，脑积水不明显

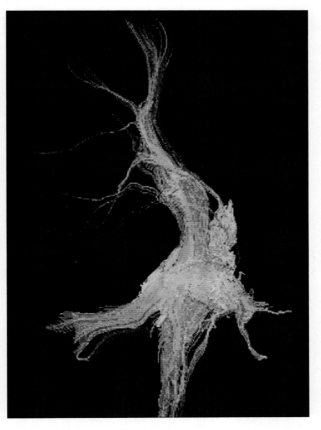

图 77.6　冠状位 MRI 弥散张量纤维束成像（DTI）：左侧大脑白质纤维束缺失，左侧小脑白质纤维束减少。右侧大脑白质纤维束正常

78 胼胝体完全切开术

临床病史

首次确认的癫痫发作发生在出生 2 个月时,表现为婴儿痉挛。当时的评估包括视频脑电图监测,确定了左侧半球起源的癫痫发作。治疗包括多种抗癫痫发作药物和生酮饮食,发作频率为每月一次。

惯常性癫痫发作发生于 9 岁,有两种表现。一些发作表现为凝视无反应,随后大笑,向上和向左注视,然后向右凝视伴有呼吸急促和心动过速,持续数分钟。其他发作表现为双侧强直性姿势,伴突然跌倒,随后张力减低。治疗包括额外的抗癫痫发作药物和迷走神经刺激术,发作频率为每天 8 次。

癫痫的危险因素是结节性硬化。

神经系统检查发现明显发育迟缓。直到大约 7 岁才出现口头交流和走路。11 岁时,口头表达仅限于几个词,走路需要帮助。病史包括 6 个月时发现心脏横纹肌瘤并接受手术治疗。

发作间期脑电图显示异常:广泛性慢化,不对称左侧著;多灶性独立癫痫样放电,左侧突出;睡眠中广泛性阵发性快活动,左侧优势。视频脑电图监测记录的发作表现为发作性凝视和独立发生的癫痫性肌阵挛发作。癫痫发作期脑电图未发现局灶性癫痫样异常放电。

MRI 发现多个皮质下结节和室管膜下结节。PET 显示左侧前额叶皮质和右侧顶枕叶皮质多个低代谢区域。

病史和评估提示全面性癫痫伴不典型失神发作和强直发作。由于全面性异常和多次治疗失败,实施了胼胝体前部切开术。术后几个月癫痫发作控制有所改善,但随后恢复到术前的发作频率和严重程度。由于胼胝体前部切开术后起初改善,以及在明显发育迟缓的情况下发生临床显著失联合综合征的风险较低,随后将胼胝体前部切开术扩大为完全横断。不幸的是,癫痫发作控制并没有改善。完全胼胝体切开术后的视频脑电图监测发现癫痫发作起始于左侧额颞区。

影像表现

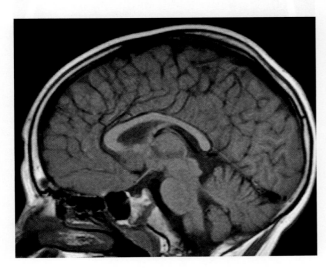

图 78.1　中线水平,矢状位 T1 序列 MRI。胼胝体切开术前图像,可见正常的胼胝体。大脑、小脑和脑干也正常

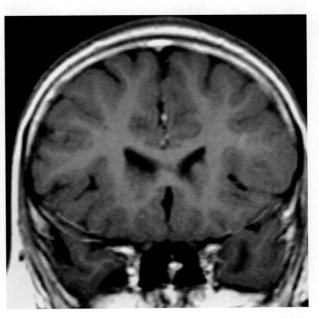

图 78.3　胼胝体膝水平,冠状位 T1 序列 MRI。胼胝体前部切开术前图像,可见正常的胼胝体。侧脑室正常。左侧颞叶弯曲状低信号为一个结节。无其他异常

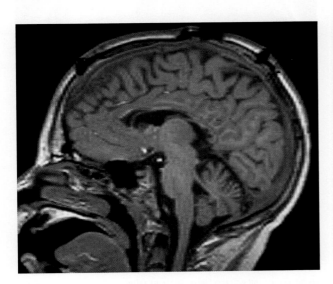

图 78.2　同图 78.1 的中线水平,矢状位 T1 序列 MRI。胼胝体切开术后图像。从胼胝体膝到压部明显的低信号术后改变,表明该区域的连接被断开。两处开颅部位有明显的颅骨改变。大脑其余部分正常

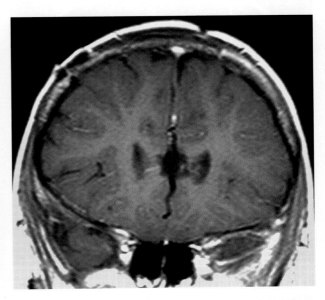

图 78.4　图 78.3 水平稍前方的胼胝体膝水平,冠状位 T1 序列 MRI。胼胝体切开术后图像。胼胝体膝处可见切除腔。双额切开术后改变

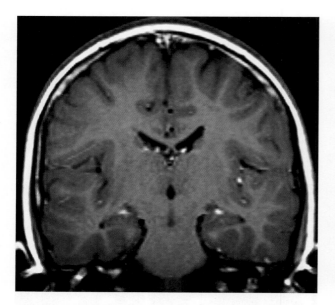

图 78.5　海马体部水平,冠状位 T1 序列 MRI。胼胝体切开术前图像。胼胝体体部正常。3 个高信号室管膜下结节突出于侧脑室,右侧 2 个,左侧 1 个。未见其他脑室异常。无其他明显的脑部异常

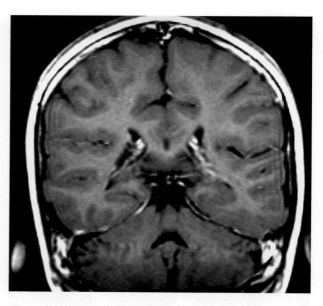

图 78.7　胼胝体压部水平,冠状位 T1 序列 MRI。胼胝体压部正常。右侧侧脑室侧缘可见两个室管膜下结节。无其他异常

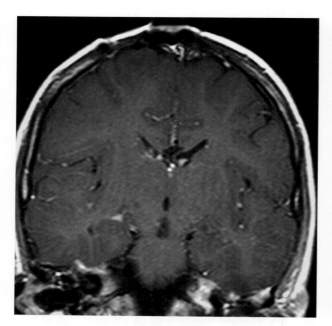

图 78.6　同图 78.5 的海马体部水平,冠状位 T1 序列 MRI。胼胝体切开术后图像。胼胝体体的中央部分有一个切除腔。可见室管膜下结节。未见其他脑室异常

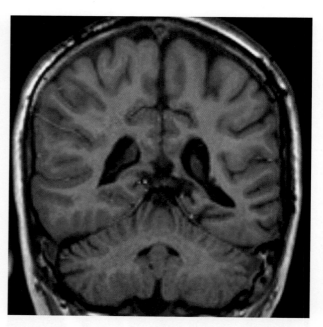

图 78.8　接近图 78.7 水平的胼胝体压部水平,冠状位 T1 序列 MRI。胼胝体压部中央可见切除腔。与图 78.7 相比,脑室增大,与整体脑萎缩有关

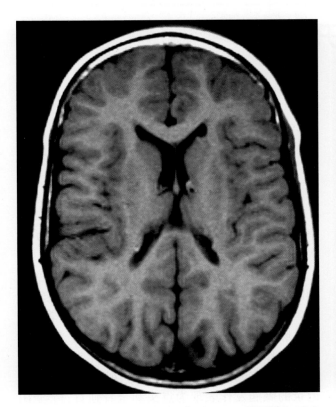 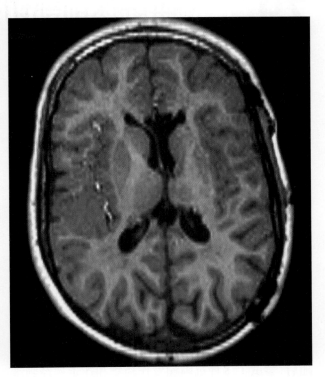

图 78.9   基底节水平,轴位 T1 序列 MRI。胼胝体切开术前图像。胼胝体膝、压部正常。双侧脑室后方可见室管膜下结节。无其他异常

图 78.10   接近图 78.9 的基底节水平,轴位 T1 序列 MRI。在胼胝体膝和压部可见明显的低信号,提示切除腔。侧脑室正常,无其他脑部异常

79   胼胝体前部切开术

临床病史

首次确认的癫痫发作发生在 8 岁。最初的发作表现为左上肢的运动,被诊断为抽动,直到发作发展为左上肢僵硬伴头向左侧偏转。发作持续 1 分钟,意识保留。当时的评估包括脑部核磁共振,确认双侧脑软化灶。

确诊后,开始使用抗癫痫发作药物进行治疗。随后,尝试了多种抗癫痫发作药物和迷走神经刺激术,但都没有成功。每天仍有多次癫痫发作。

癫痫的危险因素是宫内双侧大脑中动脉供血区梗死。

9 岁时,头皮电极视频脑电图监测,发现右侧额叶起源癫痫发作。随后,右侧额叶硬膜下网格电极视频脑电图监测提供了额外的定位,行右侧额叶切除术。癫痫发作的频率降低到每周 4 次。

12 岁时,惯常性癫痫发作转变为眼睑眨动,向上凝视,双上肢屈曲,向右侧转身,下肢强直姿势。当站立时发作,会导致摔倒。大多数发作时能保持互动,对发作期的事后回忆完整。癫痫发作的持续时间从 30 到 90 秒不等,典型的是间隔时间为几分钟的成簇发作。长时间的癫痫发作和成簇发作会导致大约 15 秒的意识混乱。当时的治疗包括多种抗癫痫发作药物和迷走神经刺激术,癫痫发作频率不详,每晚睡眠中发作次数不详,清醒时约为 15 次/天。

神经系统检查发现双侧旋前肌移位和轻度右侧偏瘫,右手精细运动异常缓慢,行走时右腿旋转缓慢。病史包括婴儿期和学步期正常发育。在学龄前就发现了学习困难,阅读水平落后年级水平 3 岁。

发作间期脑电图显示,对称性异常慢化,左侧颞区和右侧额区癫痫样放电。视频脑电图监测记录的癫痫发作表现为点头和全身强直,持续 10 秒。发作期脑电图显示癫痫发作起始于额叶旁中线区。

MRI 发现右侧角回和左侧额顶盖体积减小,与右侧额叶切除术相关的术后改变。PET 检查发现右侧额叶切除区域低代谢。病史和评估表明,快速传播的运动性发作不能定侧,发生在先天性双侧额叶结构异常的背景下。单侧切除暂时改善,但最终治疗效果不够充分。由于双侧半球异常,为了额外的缓解效果,我们进行了胼胝体前部切开术,目的是减少癫痫发作和损伤的严重程度。

13 岁时行胼胝体前部切开术。术后 2 年,与跌倒相关的全面性运动性发作频率下降到约每天 1 次。改善与传播减弱有关。现在更常见的发作是局灶性运动性发作不伴意识受损或发作性音调变化,持续时间为 15 秒,频率约为每天 30 次。

影像表现

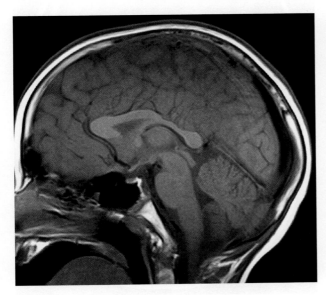

图 79.1 中线水平,术前矢状位 T1 序列 MRI。胼胝体正常,后部变薄。大脑的其余部分也是正常的

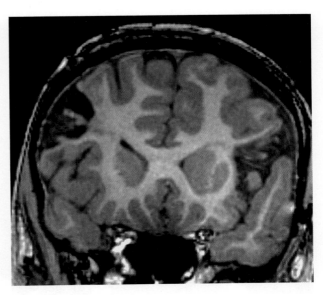

图 79.3 胼胝体膝水平,术前冠状位 T1 序列 MRI。胼胝体膝和邻近的侧脑室正常。双侧额下回明显脑软化。颞叶正常

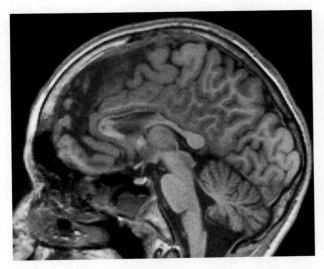

图 79.2 中线水平,术后矢状位 T1 序列 MRI。胼胝体膝和前部可见线状切除腔。与图 79.1 相比,额叶的变化是由于半球间裂扩大的容积效应

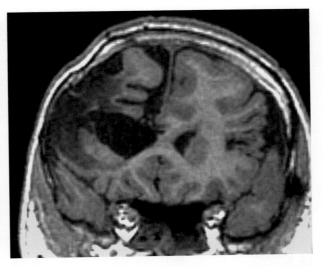

图 79.4 胼胝体膝水平,术后冠状位 T1 序列 MRI。胼胝体膝处可见切除腔。右侧侧脑室和右侧额叶脑沟明显增大,并伴有右额广泛的脑软化和胶质增生。左额的脑软化没有变化

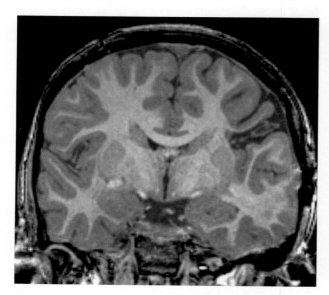

图 79.5　三脑室前部水平,术前冠状位 T1 序列 MRI。胼胝体体部正常。左侧额下回和左侧岛叶明显的脑软化。右侧半球正常

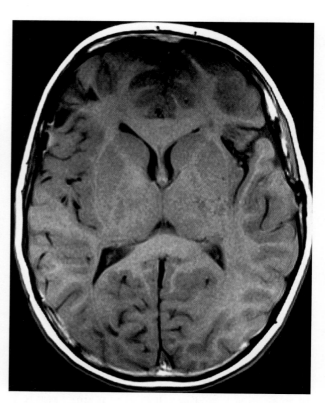

图 79.7　基底节和丘脑水平,术前轴位 T1 序列 MRI。胼胝体和侧脑室正常。双侧额下回明显脑软化

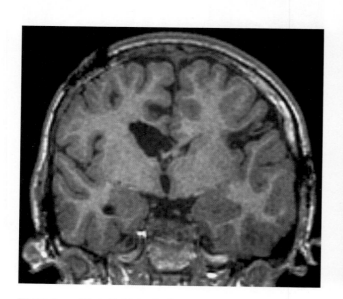

图 79.6　三脑室前部水平,术后冠状位 T1 序列 MRI。胼胝体体部可见切除腔,右侧侧脑室增大。右脑的其余部分正常。左侧额下回脑软化没有变化

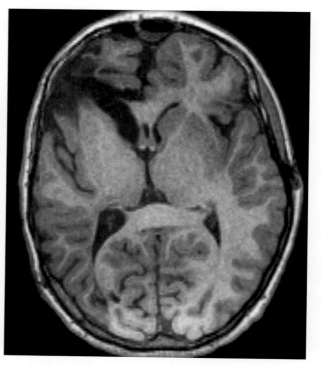

图 79.8　基底节和丘脑水平,术后轴位 T1 序列 MRI。右侧侧脑室增大,伴右侧扣带回和外侧额叶脑软化。胼胝体膝右侧已被切除,但中心部分未被横断。胼胝体压部正常

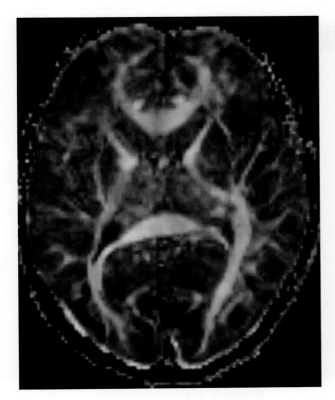

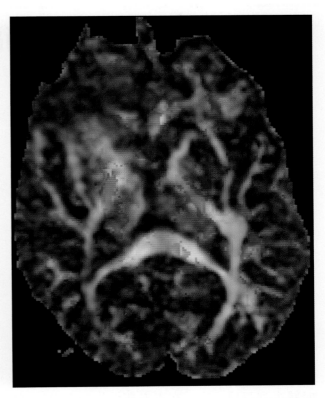

图 79.9　同图 79.7 和图 79.8 的基底节和丘脑水平,术前轴位 MRI 弥散张量成像(DTI)。胼胝体白质正常。右侧额叶也白质异常减少,与左侧额叶相比明显不对称

图 79.10　同图 79.7~图 79.9 的基底节和丘脑水平,术后轴位 MRI 弥散张量成像(DTI)。胼胝体压部白质正常。与术前图像相比,胼胝体膝信号强度降低。额叶白质不对称,右侧额叶白质异常减少

80 立体定向热消融术：下丘脑错构瘤

临床病史

首次确认的癫痫发作发生在出生 3 个月时，表现为不正常的发笑。当时的评估包括脑部 MRI，发现了下丘脑错构瘤。随后几年的 MRI 显示没有变化。

儿童时期的惯常性癫痫发作表现为没有征兆的笑，持续约 5 秒，多年来每天发作两次，直到 9 岁时减少到每周一次。在青春期发作频率增加，14 岁时每天一次，16 岁时每天两次。在 16 岁时，发作转为伴知觉障碍和几秒钟的发作后恍惚。开始服用抗癫痫发作药物，治疗后发作频率降低到每周一次，但发作仍伴知觉障碍。在评估时，癫痫发作表现为 10~20 秒的大笑，孤立地笑或随后知觉障碍、瘫倒或跌倒。治疗包括多种抗癫痫发作药物，每天 5 次单独大笑发作，每周 3 次知觉障碍发作，每月几次摔倒发作。

癫痫的危险因素是下丘脑错构瘤。

神经系统检查正常。

发作间期脑电图正常。视频脑电图监测记录的局灶性发作表现为微笑和手势，表明正在发作。一些癫痫进展到无反应，右手和口自动，持续 1 分钟。癫痫发作时脑电图呈弥漫性慢波节律。

MRI 发现一个直径 11mm 的下丘脑错构瘤，延伸至鞍上池和第三脑室，并伴有乳头体移位。

病史和评估显示痴笑性癫痫伴明确的下丘脑错构瘤。发作带来的损伤和跌倒导致癫痫的负担增加，进而评估明确了诊断。在下丘脑错构瘤的情况下，确认癫痫的表现是足够的，因为脑电图往往信息量较少。

对错构瘤进行了激光消融。消融后 2 个月癫痫控制完全，之后发生了一次癫痫发作，这是消融后唯一的一次发作。在消融术后继续服用抗癫痫发作药物 2 年，然后分别逐渐减停。自停服抗癫痫发作药物后，持续 6 个月无发作。

影像表现

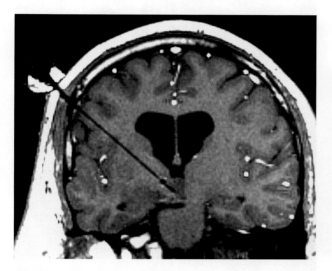

图 80.1　海马体水平，冠状位 T1 序列 MRI。激光探针以立体定向的方式穿过右侧额盖，尖端位于下丘脑错构瘤的中心。错构瘤外侧探针周围的低信号是空气伪影。错构瘤突向第三脑室

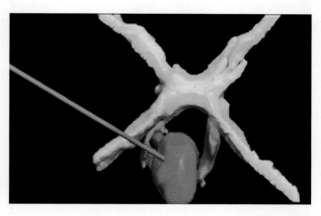

图 80.3　从弥散张量成像（DTI）处理到可视化结构的 MRI 纤维束成像。绿色为视交叉，紫色为下丘脑错构瘤，红色为穹窿。蓝色部分为探针，尖端位于错构瘤内

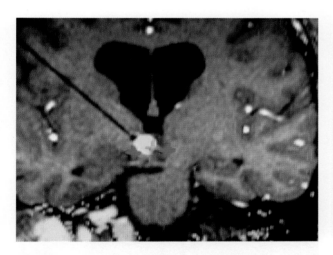

图 80.2　同图 80.1 的海马体水平，冠状位相位对比序列 MRI。成像过程是连续的，因此血流在血管内产生高信号。红色的十字表示探针尖端的激光，黄色是 MR 热像图，表示加热区域。两个蓝色的叉表示安全点，为保护两个穹窿监测可接受的最大加热。右侧穹窿因错构瘤移位

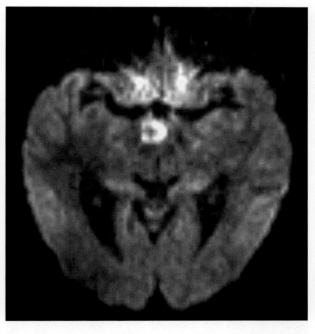

图 80.4　在相同的中脑水平，消融术后即刻扫描的 MRI 轴位弥散加权成像（DWI）序列。消融边缘的高强度表现为弥散受限。前部区域的高信号是来自副鼻窦的伪影

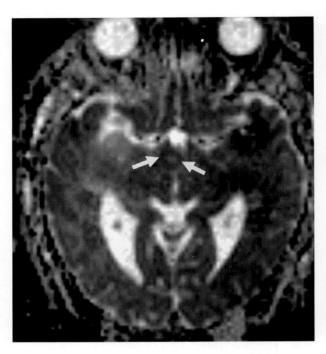

图 80.5　图 80.4 略上方的中脑水平，消融术后即刻扫描的 MRI 轴位表观扩散系数（ADC）图。消融区周围有一个微弱的低信号环（箭头）。第三脑室消融处前部圆形血流高信号。左前内侧颞极低信号是易感性伪影

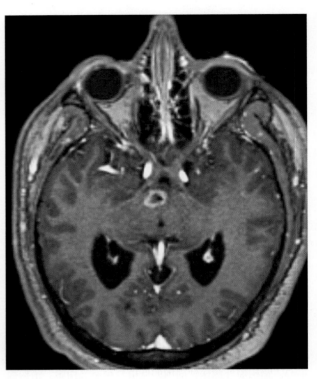

图 80.7　图 80.4~图 80.6 下方的中脑水平，消融术后轴位 T1 序列增强 MRI。环形强化表示消融区。消融区部分区域内的低信号是成像时探针尖端的磁化伪影

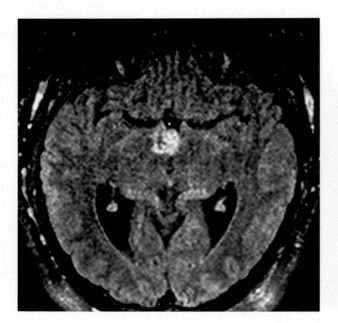

图 80.6　同图 80.5 的中脑水平，消融术后即刻扫描的 MRI 轴位 FLAIR 序列。下丘脑错构瘤内的高信号与消融相对应。消融区附近无水肿

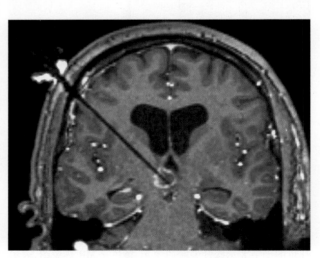

图 80.8　同图 80.1 和图 80.2 的海马体水平，消融术后冠状位 T1 序列增强 MRI。激光探针在消融后仍在原位。探针尖端周边的强化与消融区边缘相对应

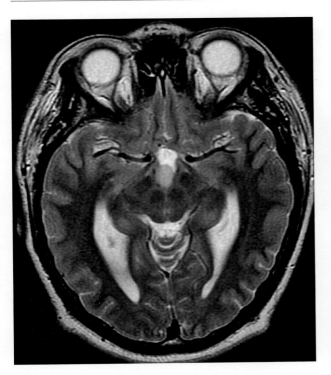

图 80.9 同图 80.5 的中脑水平，消融术前轴位 T2 序列 MRI。在脚间池和灰结节内可见圆形的高信号病变。病变引起右侧大脑脚轻微移位。病灶前方的脑脊液（CSF）腔正常，中脑病灶后方无异常信号

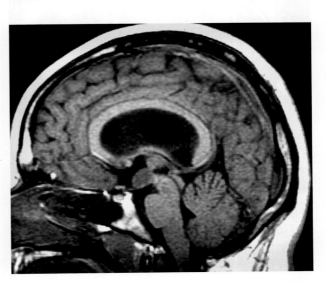

图 80.11 中线水平，消融术前矢状位 T1 序列 MRI。灰结节可见低信号肿块，并向第三脑室突出。侧脑室增大，压迫胼胝体，这是下丘脑错构瘤的不典型表现

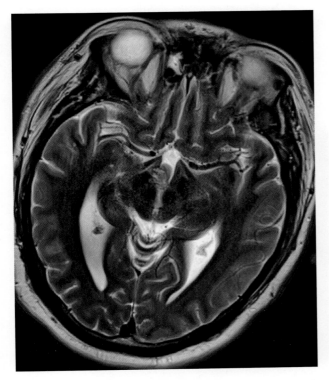

图 80.10 接近图 80.5 的中脑水平，消融术后 3 个月轴位 T2 序列 MRI。消融效应表现为错构瘤体积的减小和信号特征的改变。错构瘤内信号减弱，异质性增强。中脑无其他异常

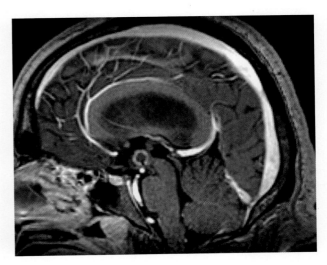

图 80.12 中线水平，消融术后矢状位 T1 序列增强 MRI。下丘脑错构瘤处可见明显的环状强化。未见其他异常强化

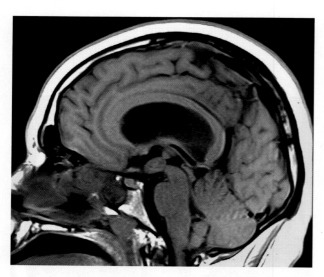

图 80.13　中线水平,消融术后 3 个月矢状位 T1 序列 MRI。下丘脑错构瘤的体积在间隔时间内减小了。侧脑室没有变化。无其他异常

临床病史

首次确认的癫痫发作发生在 7 岁时，表现为发作性视野变黑，每次持续几分钟，数月内反复发作，有时伴有眼睛强迫性向右侧凝视。

接下来的惯常性癫痫发作表现为：①右侧视野闪光，随后失明数秒；②中心视野向外扩展，伴焦虑、失忆和重复提问，持续 30~60 秒；③双侧强直-阵挛性发作。治疗包括多种抗癫痫发作药物，局灶性视觉发作约每天发生 7 次，伴知觉和记忆障碍发作约每个月 5 次。近 5 年未发生双侧强直-阵挛发作。

不存在癫痫的危险因素。神经系统检查正常，包括自动测试评估的视野。

发作间期脑电图显示颞区和左后象限间歇性和独立的慢波，双侧中央、颞区及左侧枕区多灶性癫痫样放电，闪光刺激时左侧枕区出现癫痫样放电。视频脑电图监测记录的局灶性发作表现为右侧视力改变：闪光模糊或视幻觉。一些发作进展到无反应伴手部自动症。癫痫发作起始期脑电图示左枕为著慢波节律伴演变。

MRI 发现枕角室管膜表面有小的异位灰质灶，左侧多于右侧。PET 发现在枕角室管膜表面小的相应的低代谢区域。见第 18 章脑发育畸形部分的诊断成像图。

右侧初级视幻觉和强迫凝视的发作经历和发作期脑电图的起始均提示致痫区在左枕，发作传导至颞叶内侧。左侧枕角的结构和代谢异常支持诊断，但右侧枕角有额外的异常，间期脑电图显示更弥漫性的癫痫样异常放电。基于这些证据，我们进行了额外的诊断测试，以进一步定位和评估手术导致功能缺陷的风险。

发作间期脑电图源分析将 90% 的癫痫性放电定位于左枕叶、左顶叶后部或左外侧颞叶下部。脑磁图在左颞叶和左颞顶枕交界处发现了癫痫样偶极子。

视觉功能 MRI 正常，语言功能 MRI 显示左半球优势，基底颞命名区邻近异位灰质。神经心理学测试发现语言和视觉情景记忆以及视空间感知和推理方面的障碍。

功能评估进一步支持致痫区位于左枕，可能涉及左枕角灰质异位。

为避免视野缺损，治疗采用立体定向激光热消融术。治疗后，局灶性视觉发作和知觉障碍发作的频率降低到术前的一半左右。术后 1 年，自动视野测试显示无变化，神经心理学测试发现视空间感知和推理能力改善。

影像表现

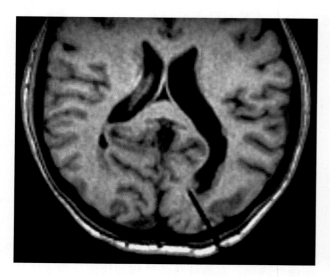

图 81.1　胼胝体压部水平,轴位 T1 序列 MRI。激光探针被放置在沿左侧侧脑室枕角的脑室旁灰质异位。沿左侧侧脑室壁可见额外多发脑室旁灰质异位

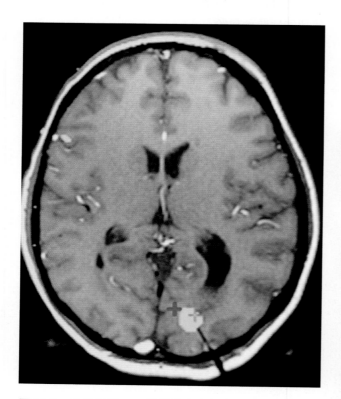

图 81.2　略低于图 81.1 的侧脑室房部水平,轴位 T1 序列 MRI 热成像。在激光探针尖端的黄色区域表示基于激光传热建模的估计消融区。黄色区域内的红色十字靠近激光尖端,是在加热过程中监测目标组织温度的位置。在黄色区域边缘的蓝叉是一个安全边缘,选择它是因为它接近距状裂皮质,在蓝叉处过度加热将提示停止加热。右侧额叶皮质的黄色信号为伪影,血管内的散在高信号是相位对比序列显示的血流信号

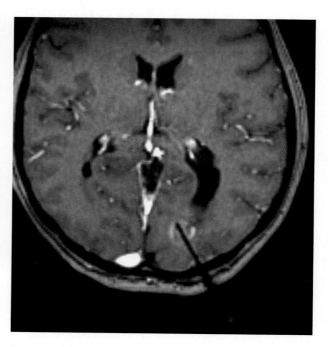

图 81.3　同图 81.2 的侧脑室房部水平,轴位 T1 序列增强 MRI。激光尖端位置不变,尖端周围的环状强化与消融边缘相对应,由模型预测,图 81.2 黄色区域表示。未见其他异常强化

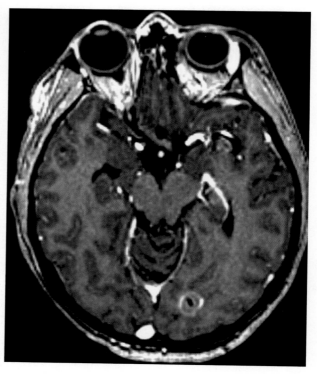

图 81.4　中脑水平,轴位 T1 序列增强 MRI,热消融术后图像。在这个层面上,只有激光探针的尖端可见,尖端周围的环状强化与消融的边缘相对应。未见其他异常强化

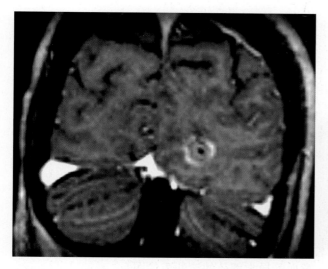

图 81.5 侧脑室枕角后部水平,冠状位 T1 序列增强 MRI。激光探针的尖端是一个明显的圆形低信号,它周围的环状强化为消融的边缘。轴面和冠状面的圆形边缘表明消融区呈球形。未见其他异常强化

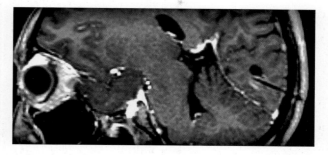

图 81.6 左侧枕叶水平,斜矢状位 T1 序列增强 MRI。激光探针的尖端被置于脑室旁异位灰质,激光探针之上可见侧脑室枕角。探头尖端周围的强化边缘表示消融边缘。未见其他异常强化

82 立体定向放疗

临床病史

　　首次确认的癫痫发作发生在 22 岁时,表现为强直-阵挛性抽搐。当时的评估明确为左侧额叶动静脉畸形(AVM)。

　　惯常性癫痫发作表现为双侧强直-阵挛性抽搐,有时伴随着一种被描述为高度意识到危险即将到来的刻板先兆。先兆有时也孤立地发生。知觉障碍的局灶性发作罕见,发作模式从多年不发作至一天内发作数次。当进展到双侧强直-阵挛发作时,发作包括上肢的不对称姿势,但不对称的细节尚不清楚。治疗包括多种抗癫痫发作药物,发作频率为每 1~3 个月一次双侧强直-阵挛性发作,几年一次或一串局灶性发作。

　　唯一的癫痫危险因素是血管畸形。

　　神经系统检查发现找词和语言流利性障碍。这种缺陷的严重程度是波动的,在癫痫发作后最为明显。神经心理学测试确定了多个领域的临界表现,表明从发病前水平下降。

　　发作间期脑电图显示左侧广泛的异常慢波,中央-颞区为著,左侧额区和颞区癫痫样放电。视频脑电图监测显示局灶性发作表现为左手自动症,伴有右上肢阵挛性运动和头部阵挛性向右偏转。发作期脑电图起始时大致遍及左侧半球,在后期扩散之前以左侧前额突出。

　　MRI 和 CT 发现一个巨大的 AVM 伴额上回显示最突出的脑软化灶。未累及颞叶。PET 发现左侧额叶一个大的无代谢区与低代谢边缘。见第 47章血管异常部分的诊断成像图。

　　病史和评估显示局灶性发作伴左半球偏侧性发作行为,影像学表现为左侧额叶上部巨大病变。扩散至边缘系统可以解释先兆和知觉障碍局灶性发作,但不进展为双侧强直-阵挛发作,但预感危险迫在眉睫的先兆不一定是边缘系统起源。此外,观察到的快速进展为不对称阵挛性运动更提示新皮质起源,与动静脉畸形部位有关。由于动静脉畸形的特点,可能存在两个或多个不相关的致痫区,这可以解释局灶性发作,并进一步使致痫区定位复杂化。

　　动静脉畸形的大小排除了完全切除的可能性,而且评估也未形成一个其内可切除的定位可靠的致痫区。进行了立体定向放疗,没有造成神经功能缺损。放疗前,癫痫仅为双侧强直-阵挛发作,每3 周发作一次。放疗后 1 年,发作不再发展为双侧强直-阵挛发作,发作频率降低到 3 个月一次。当时的癫痫发作遵循同样的刻板先兆,表现为知觉障碍,右上肢摆姿势,持续 30~60 秒。几年后,癫痫发作控制效果下降,转为双侧强直-阵挛发作,频率为每 1~3 个月一次。虽然残余动静脉畸形没有明显的影像学改变,但癫痫的变化仍可能与微出血有关。

影像表现

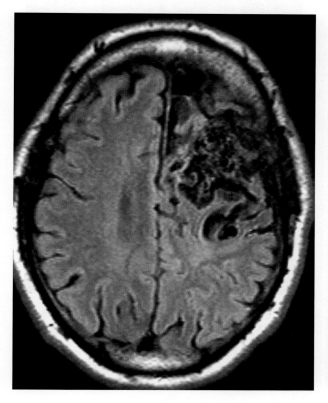

图 82.1 半卵圆中心水平,轴位 FLAIR 序列 MRI。在可见的左侧额叶,包括左侧中央前回,可见明显的蛇形低信号,提示动静脉畸形病灶。左侧额上回萎缩伴异常高信号提示胶质增生

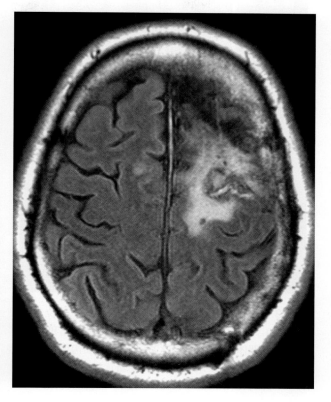

图 82.2 稍高于图 82.1 的高位凸面、半卵圆中心水平,轴位 FLAIR 序列 MRI。图 82.1 之后第 3 年。以前可见的蛇形动静脉畸形病灶已不明显,显示胶质增生的高信号已遍及左侧额叶。由于左侧脑软化,额叶前缘不对称。在左侧额叶前部的蛛网膜下腔内,可见一条血管,呈细的线样高信号。血管的高信号是由于内部流动缓慢。右侧额上回内的圆形高信号是胶质增生,与动静脉畸形无关,可能与放疗有关

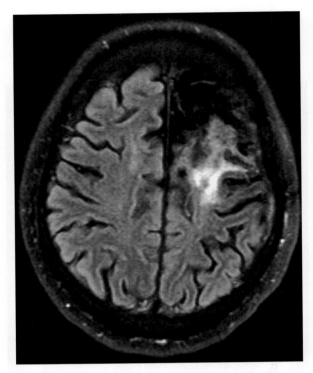

图 82.3　同图 82.2 的高位凸面、半卵圆中心水平,轴位 FLAIR 序列 MRI。图 82.2 之后第 8 年。左侧额叶脑软化和胶质增生明显,局部体积减小,全局性萎缩,双侧皮质沟更突出。左侧内侧额叶后部的圆形低信号是萎缩背景下的容积效应。右侧额叶白质细微高信号表现为治疗相关的轻度胶质增生

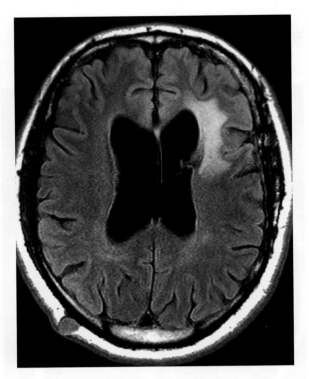

图 82.5　同图 82.4 的侧脑室水平,轴位 FLAIR 序列 MRI,图 82.4 之后第 3 年,与图 82.2 同一时间。左侧侧脑室周围区域的病灶未显示,但周围区域的胶质增生与之相似。侧脑室略微扩大。突入左侧侧脑室的结构是脉络丛

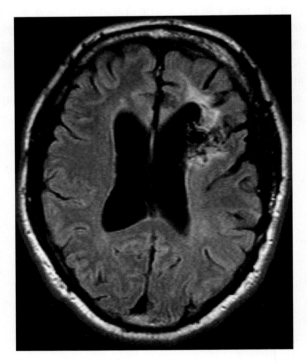

图 82.4　侧脑室水平,轴位 FLAIR 序列 MRI,与图 82.1 同一时间。左侧侧脑室周围区域多发、小而圆的低信号是动静脉畸形病灶。胶质增生在同一区域内表现为高信号,并向病灶前方延伸。双侧脑室扩大

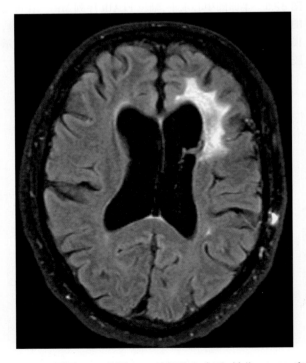

图 82.6　同图 82.4 和图 82.5 的侧脑室水平,轴位 FLAIR 序列 MRI。图 82.4 和图 82.5 之后第 8 年,与图 82.3 同一时间。左侧侧脑室周围白质信号增高、范围扩大,提示胶质细胞增生。扩大的侧脑室与沿左侧侧脑室壁的脉络丛没有变化

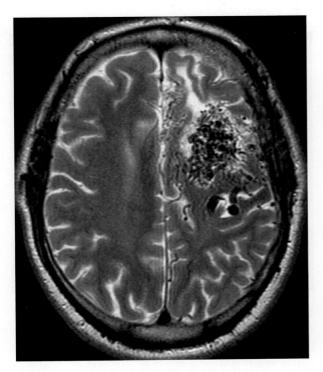

图 82.7　接近图 82.1 的半卵圆中心水平，轴位 T2 序列 MRI，与图 82.1 同一时间。左额叶白质可见低信号血管团，与 AVM 病灶一致。病灶内侧和外侧可见较小但增大的血管，与动静脉的供血动脉一致。左侧中央沟区可见扩张的引流静脉。左侧额上回的高信号是胶质增生所致

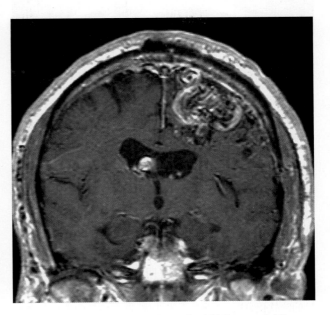

图 82.9　三脑室水平，冠状位 T1 序列增强 MRI，与图 82.1、图 82.4 和图 82.7 同一时间。左侧额叶可见血管团，周围有一条扩大的引流静脉。右侧侧脑室额角可见增强的深部引流静脉

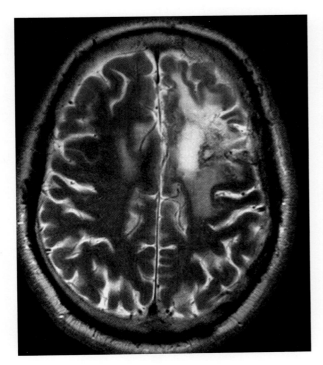

图 82.8　同图 82.7 的半卵圆中心水平，轴位 T2 序列 MRI，图 82.7 之后第 3 年。以前可见的左侧额叶内的血管团和左侧中央沟区扩张的引流静脉不再明显。左侧额叶高信号显示胶质增生加重

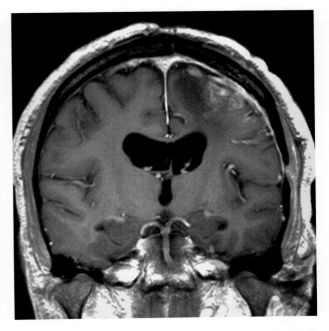

图 82.10　同图 82.9 的三脑室水平，冠状位 T1 序列增强 MRI，图 82.2、图 82.5 和图 82.8 之后第 3 年。左侧额叶血管团表明动静脉畸形的病灶已经看不见了。由于病灶残留，左侧额中回出现轻度强化，但先前由于引流静脉造成的强化减弱了很多

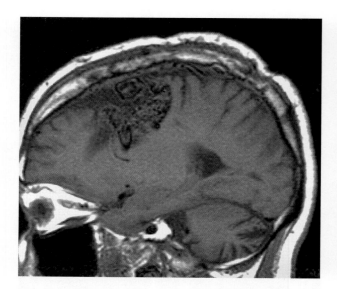 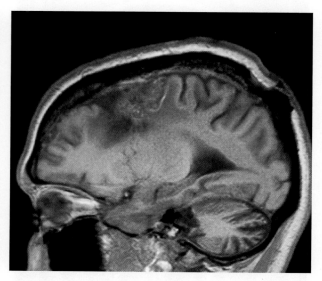

图 82.11   左侧海马水平,矢状位 T1 序列增强 MRI,与图 82.1、图 82.4、图 82.7 和图 82.9 同一时间。额叶可见大量血管团,病灶前上方有扩张引流静脉。在病灶的前方可见明显的脑软化,这是之前的手术造成,这在颅骨的术后改变中也很明显,与动静脉畸形无关。小脑后下萎缩

图 82.12   同图 82.11 的左侧海马水平,矢状位 T1 序列增强 MRI,图 82.11 之后第 3 年,与图 82.2、图 82.5、图 82.8 和图 82.10 同一时间。以前见到的病灶和引流静脉不明显。病灶范围内信号异常,灰质高信号、白质低信号。小脑萎缩无变化

迷走神经刺激 83

临床病史

首次确认的癫痫发作发生在婴儿期,儿童时期的癫痫病史细节尚不清楚。

在成年期,惯常性发作多发生在睡眠期间,强直-阵挛发作。清醒期间偶有发作,强直-阵挛发作不伴先兆。有时最初表现为单侧强直性姿势,但单侧姿势没有固定的侧别。清醒状态下的每次发作均进展为双侧强直-阵挛发作,持续数分钟,随后出现发作后恍惚。治疗包括多种抗癫痫发作药物,发作频率每月 1 次。

不存在癫痫的危险因素。

神经系统检查正常。没有与癫痫相关的病史。发作间期脑电图显示双侧额颞同步性癫痫样尖波发放,左侧更明显。视频脑电图监测记录的癫痫发作表现为双眼向右侧凝视,背部和颈部伸展,双上肢强直性姿势伴喊叫,随后双侧阵挛动作。癫痫发作时脑电图被伪差掩盖,首先可见的癫痫样异常放电为双侧节律性慢活动,额叶为著,伴频率递减演变。

MRI 显示轻度小脑萎缩,无其他异常。PET 正常。发作期 SPECT 发现左侧岛叶可能有高灌注。发作间期 MEG 显示广泛的癫痫样偶极子。

病史和评估显示可能是左半球起源,迅速进展为强直-阵挛发作,视频脑电图监测时强迫性向右凝视和发作期 SPECT 显示左侧高灌注支持这种可能。没有先兆和发作期脑电图的双侧节律性慢波可能支持新皮质局灶性发作,但无助于确定假设的致病区,发作间期脑电图和脑磁图提示弥漫性异常的可能性。如果没有充分的假设来评估颅内脑电图,不建议进一步评估癫痫手术。

治疗扩大到包括迷走神经刺激器。植入时癫痫发作频率为每月 5 次,最初下降到每月 2 次。随着刺激参数的调整,频率后来降低到每月 1 次。4 年后,发生器的电池耗尽,癫痫发作频率增加到每月 6 次,更换发生器后又恢复到每月 1 次。

影像表现

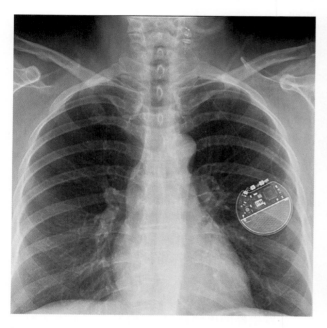

图 83.1　胸部 X 线正位片。左前外侧胸壁可见迷走神经刺激器的发生器，包括内部电路和电池。刺激器的电极引线从发生器上缘外侧向上向内延伸到左侧下颈部

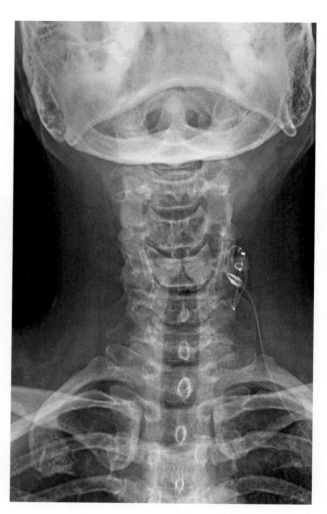

图 83.2　颈部 X 线正位片。迷走神经刺激器的电极导线沿左颈外侧向上延伸至 C5 水平绕成环形，然后连接到迷走神经的预期位置。电极触点为圆形

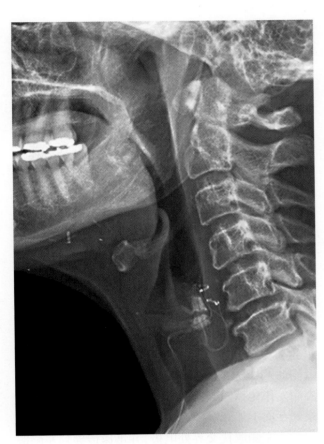

图 83.3　颈部 X 线侧位片。在 C5 水平浅表软组织可见，迷走神经刺激器的电极导线向上延伸，在到达两个电极袖口之前做了一个环，这两个电极袖口比导线密度高

84 反应性神经刺激

临床病史

首次被确认的癫痫发作发生在 17 岁时,通过回顾性确认,回忆起在地板上恢复意识而不记得当时的情况。在 18 岁时,两次在睡眠中发生的口腔损伤也被回顾性地确定为癫痫发作。在 22 岁时,当出现刻板的金属味幻觉和旋转感,持续 1~2 秒,随后对周围环境的理解障碍之后,被诊断为癫痫。在这个时候开始治疗后,刻板的幻觉不再发生,在此之前的几年里,强直-阵挛发作很少发生。

惯常性癫痫发作是后来出现的,最初表现为在听讲或听音乐时听到胡言乱语,发作时不能说话,试图写字只能重复写一个字母。发作时间通常为 1~2 分钟,发作频率为每 4~6 次。另一种发作表现与之相似,并在评估时取代其为惯常性发作,表现不伴理解或记忆障碍的言语停顿,持续约 3 秒,随后出现全面性失语,持续数分钟。无其他明显的异常。起初,发作模式是每天发作几次,然后间隔大约 1 周无发作。治疗包括多种抗癫痫发作药物,发作频率在几年内增加到每天约 100 次,每天大部分时间处于发作后失语。

癫痫的危险因素是癫痫家族史。有几位亲属患有癫痫,但没有明确的癫痫诊断模式。

神经系统检查正常。在一次无发作后失语时进行的神经心理学测试中,发现记忆和语言功能正常,语言能力优于视空间功能。

发作间期脑电图显示左侧颞叶和枕叶有广泛的癫痫样放电。视频脑电图监测记录到 21 次局灶性发作,表现为语言停止。其中,18 次不伴知觉障碍,也不伴随脑电图异常。3 次伴知觉障碍,脑电图显示左侧后颞出现癫痫样节律,并广泛扩散至左侧中颞、枕叶和顶叶。

MRI 和 PET 均正常。发作间期脑磁图显示左侧颞叶新皮质中后部有癫痫样偶极子。功能 MRI 显示左半球为语言优势侧。

病史和评估显示局灶性发作伴显著的发作期和发作后语言皮质功能障碍特征。最初的癫痫发作包括味幻觉的边缘系统特征和眩晕的后外侧颞叶皮质特征。由于失语和眩晕,致痫区可能在左侧后颞,味幻觉可能是由于传导到颞叶内侧所致。视频脑电记录和脑磁图显示定位于左侧后颞,但影像学没有显示异常。致痫区可能接近关键的语言区。因此,需要置入颅内电极以判断是否适合癫痫手术。

为了更准确地定位癫痫性异常,在左侧颞叶和相邻的顶叶和枕叶区域放置深部电极进行视频脑电图监测。为了验证癫痫发作的起始区域并绘制癫痫发作传播图,右侧颞叶也放置了深部电极。记录到 9 次不伴知觉障碍的语言停止发作,发作恒定起始于左侧颞枕交界处电极,并迅速传导到左侧颞顶电极,然后是左侧海马前部电极。这证实了左侧后颞为癫痫发作起始区并邻近语言区,但不能确定切除的边界或者与语言皮质的解剖关系。

为了增加解剖细节,使用硬膜下网格电极对该区域进行定位,在左侧颞叶和紧邻顶叶和枕叶的部位包含基地颞枕交界区放置电极。记录了伴有语言停止的局灶性癫痫发作,发作起始于后颞下部,并迅速传导到后颞外侧。术外语言定位电刺激确定了语言停止、命名和癫痫发作起始区位于同一部位。由于切除会导致语言障碍,我们在发作起始区进行了多软膜下横切,术中皮质电图显示,这些横切使发作间期癫痫样放电减少了 90%。

术后 2 年多时间内,癫痫发作频率从术前每天 100 次下降到大约每天 10 次。当反应性神经刺激器(RNS)可用时,将其与条形电极接触放置。3 条横过颞叶基底部覆盖发作起始区,1 条横过颞顶区覆盖早期扩散区。RNS 允许连接两条电极,我们使用了颞叶基底中、后部两条电极。在术后护理过程中的计划调整中发现,在这两条电极之间进行电刺激是最有效的。

　　在 RNS 术后的 5 年里,癫痫发作频率从每天10 次下降到通常每周 1 次,可持续 3 周无发作。个体癫痫发作的影响也有所改善。尽管发作仍持续 3 秒,表现为语言停止不伴理解或记忆障碍,无发作后失语,语言功能障碍的时间也有所减少。在癫痫发作期间和之后都没有发现异常。

影像表现

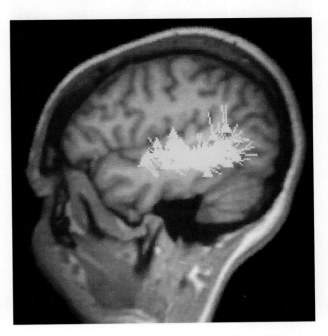

图 84.1　左侧外侧裂水平,MEG 融合矢状位 T1 序列 MRI。在颞上回,颞中回,延伸至缘上回,可见一簇密集的癫痫样偶极子

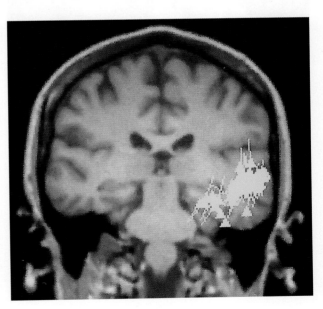

图 84.2　丘脑枕水平,MEG 融合冠状位 T1 序列 MRI。在颞上回、颞中回、颞下回、梭状回和海马旁回可见密集的簇状癫痫样偶极子

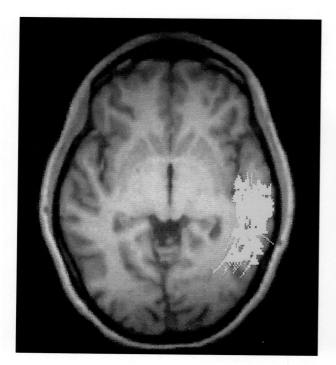

图 84.3　丘脑水平,MEG 融合轴位 T1 序列 MRI。在颞上回和颞下回可见一簇密集的癫痫样偶极子

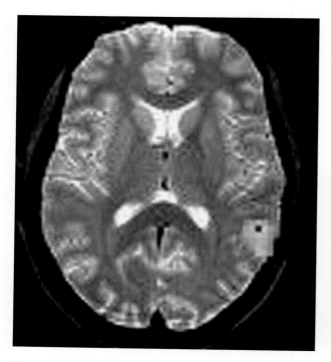

图 84.4　丘脑水平,功能 MRI 轴位视图。语言任务相关性识别了位于左侧颞上回后部的 Wernicke 区

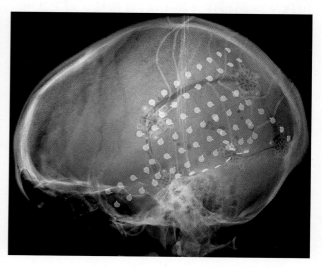

图 84.5　颅骨侧位 X 线片。在左侧颞顶区放置硬脑膜下网格电极,并有额外的硬脑膜下条状电极向上、向后和向前延伸。在上方可见网格和条状电极的引线。与植入电极的开颅术相关改变也很明显。放置电极用于住院患者术外癫痫发作和皮质功能的定位

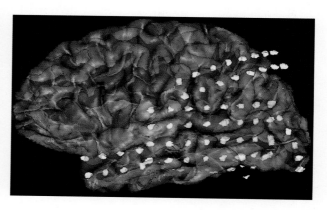

图 84.6　左半球表面显像,与头 CT 融合的 T1 序列 MRI。CT 识别的皮质表面电极放置位置在 MRI 识别的脑回解剖结构上可见。电极覆盖范围包括颞中回、颞下回、颞顶枕交界区、缘上回、角回、颞枕交界区和颞叶基底部

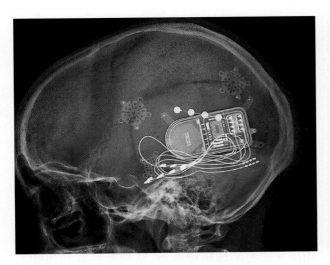

图 84.7 头颅侧位 X 线片，RNS 植入术后即刻。神经刺激器，其内部成分可见，已被放置在去除骨瓣部位的套圈上。套圈的 4 个角上各有一个卡箍，把套圈固定在头骨上。为了放置电极导线，去骨瓣术扩大到颅骨切开术，在去骨瓣术的 3 个角可以看到颅骨钻孔盖。放置 4 根条状电极，每条电极有 4 个电极触点。其中一条放置在顶叶的外侧表面，另外 3 条放置在颞叶的下表面。两条电极引线在其下边缘的后部靠近神经刺激器并与之连接。另外两根导线未与神经刺激器相连，在下方可见其游离端

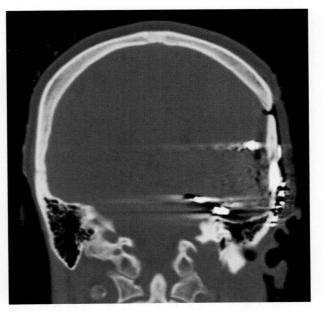

图 84.9 乳突水平，冠状位头 CT 骨窗。沿着左侧顶下皮质和左侧颞下幕，明显可见电极触点产生的条纹伪影。可见左侧颞顶颅骨切开术后改变

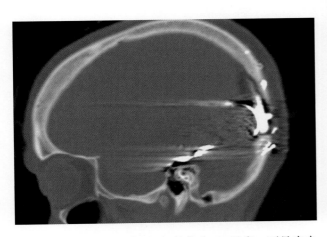

图 84.8 左侧颅中窝水平，矢状位头 CT 骨窗。可见来自电极的条纹伪影。一根电极在顶后下区突出。另外的电极在颞下与颅中窝重叠。顶骨表面的高密度与神经刺激器相对应。也可见左颞顶颅骨切开术后改变

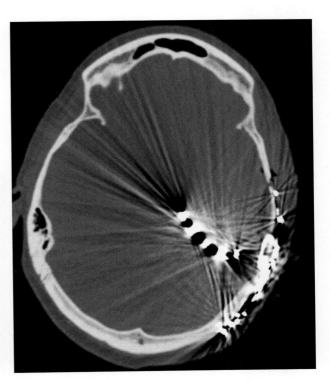

图 84.10 颅中窝水平，轴位头 CT 骨窗。从斜置的下颞电极触点可见明显的条纹伪影。可见左颞颅骨切开术后改变伴金属扣件伪影

85 脑深部刺激

临床病史

　　首次被确认的癫痫发作发生 12 岁时,表现为双侧抽搐,持续 2 分钟,不伴发作后恍惚。

　　首次惯常性发作发生在 27 岁,表现为右臂和右腿感觉丧失先兆,随后跌倒和右侧踢腿数分钟。发作时无知觉障碍,也不伴发作后恍惚。少数癫痫发作与第一次发作相似,进展为双侧抽搐,不伴发作后恍惚。治疗包括多种抗癫痫发作药物,发作频率通常为每天 5 次。

　　癫痫的危险因素为左侧脑裂畸形。

　　神经系统查体发现右侧轻偏瘫,表现为右侧手指精细运动和握力明显下降。运动不对称最初是在儿童早期被发现病态左撇子。认知发育正常。

　　发作间期脑电图显示左半球癫痫样放电,以中央、颞区和额后区域为著。发作间期左侧颞区节律性癫痫样放电。视频脑电图监测记录的局灶性发作表现为突然向左倾倒,双上肢伸展,右上肢或双上肢阵挛。在发作开始后的即时测试中,知觉和互动均正常。发作期脑电图为双侧节律性慢波。MRI 发现左半球脑裂畸形,从额叶后部到顶叶下部,包括盖部,沿脑裂边缘多微脑回。PET 在左侧脑裂畸形的异常灰质解剖中显示正常代谢。

　　病史和评估表明,基于单侧局灶感觉运动特征,在发作期间知觉保留或在引起知觉障碍的发作后立即恢复知觉,提示左侧中央区新皮质起源局灶性发作。MRI 和发作间期脑电图为该定位提供了进一步的证据。由于结构异常区域广泛以及发生术后运动障碍的风险高,未行手术切除治疗。作为一种替代方法,实施了丘脑前核脑深部刺激术。刺激术后 1 年,癫痫发作频率减少为每周 5 次,为多年来最低。

影像表现

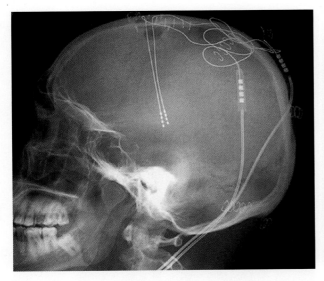

图 85.1 颅骨侧位 X 线片。从额骨钻孔到大脑的中心结构有两根电极导线,每根电极上有 4 个触点。表面电极导线沿头皮延伸,并与延伸至颈部的导线相连。因为是术后即刻 X 线片,所以导线延伸在外部,头皮内可见 U 形钉

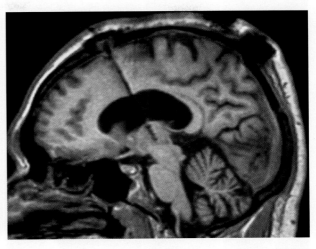

图 85.3 中线水平矢状位 T1 序列 MRI。电极导线从额骨钻孔穿过额叶和侧脑室延伸到丘脑。电极顶端有 4 个圆形电极触点,上部的触点位于丘脑前核内

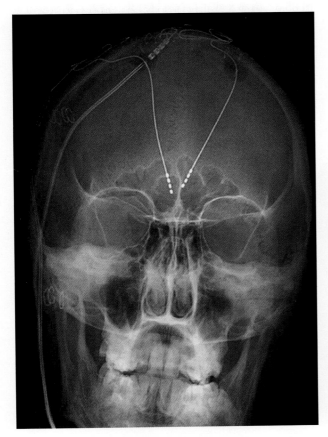

图 85.2 颅骨正位(前后位)X 线片。两个额骨钻孔清晰可见,电极导线通过头骨延伸到大脑的中心结构,每个引线的末端有 4 个电极触点。环在头骨上的电极导线很明显,导线继续延伸到右侧头部,在此处连接到继续向下延伸的部分

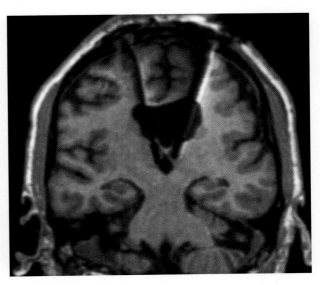

图 85.4 海马体部水平冠状位 T1 序列 MRI。两根极导线从两个额骨钻孔穿过额叶和侧脑室延伸到丘脑。在每个电极末端的 4 个触点中,右侧最高触点和左侧第二高触点位于丘脑前核内。左侧颞上回和外侧裂周围区域可见多微脑回

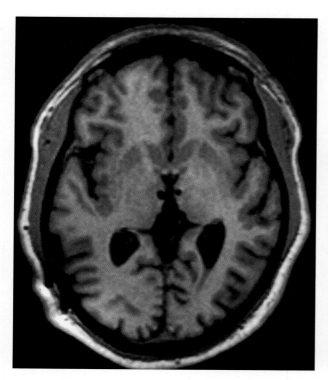

图 85.5   丘脑水平轴位 T1 序列 MRI。在丘脑前核中两根电极的每一个都表现为明显的圆形低信号,左侧颞上回可见多微脑回

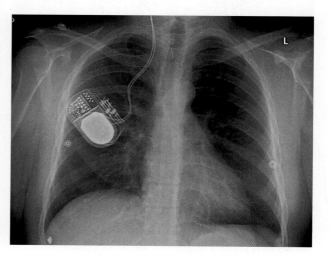

图 85.6   胸部 X 线正位(前后位)片。沿着右侧胸壁可见脑深部刺激的发生器,有两根电极延伸至右侧颈部

86检